JN238247

図解
東洋医学の
しくみと治療法が
わかる本

医学博士　日本薬科大学　教授
東京女子医科大学　特任教授
百済診療所院長

丁　宗鐵 著

漢方薬に用いられる主な生薬

東洋医学の治療法のひとつに漢方薬があります。
漢方薬とは、生薬と呼ばれる天然素材を
3種類以上組みあわせてできたものです。
生薬には、植物の根・樹皮・葉・花・実のほか、
動物の骨や皮、昆虫、鉱物などがあります。
これらの生薬の持つ成分がブレンドされて、
漢方薬の効果が生まれます。

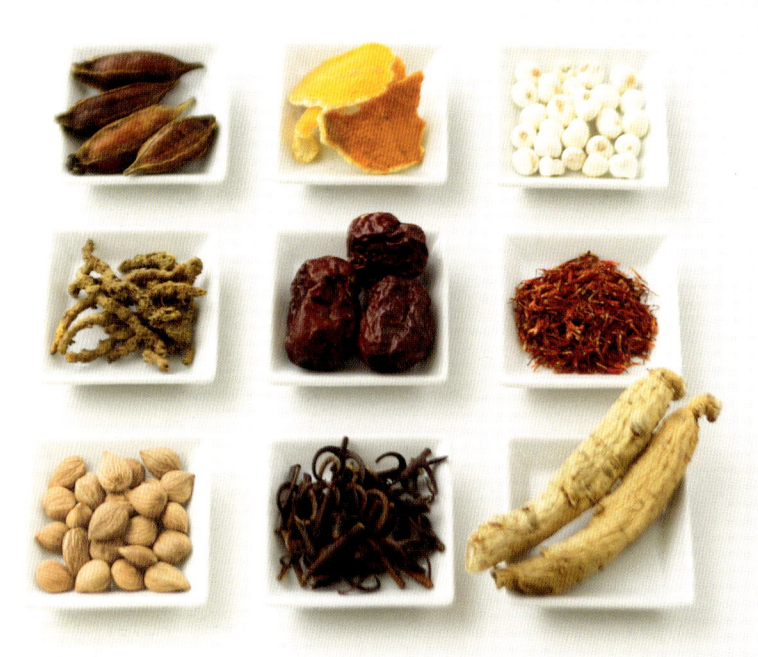

黄芩【おうごん】

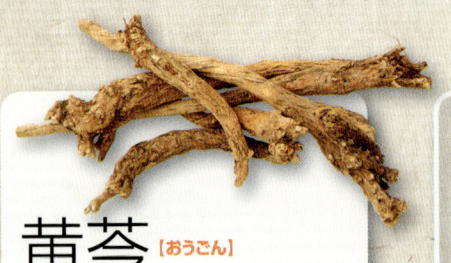

原料	シソ科コガネバナの根
効能	消炎・解熱・健胃
配合処方	黄連解毒湯（おうれんげどくとう）、小柴胡湯（しょうさいことう）など

原料	生薬（しょうやく）のもととなるもの
効能	主な効用や作用
配合処方	この生薬を含む主な漢方薬

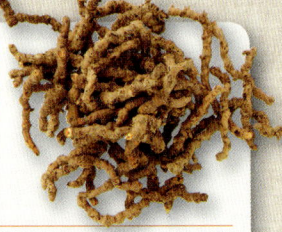

黄柏【おうばく】

原料	ミカン科のキハダまたは同属植物の樹皮
効能	消炎・解熱・健胃・止瀉（下痢を止める）
配合処方	温清飲（うんせいいん）、黄連解毒湯（おうれんげどくとう）、荊芥連翹湯（けいがいれんぎょうとう）など

あ 阿膠【あきょう】

原料	ロバなどの哺乳動物の皮や骨などから作られたゼラチン
効能	止血・補血・利尿
配合処方	温経湯（うんけいとう）、猪苓湯（ちょれいとう）など

黄連【おうれん】

原料	キンポウゲ科オウレンまたは同属植物の根茎
効能	精神安定・健胃・止瀉（下痢を止める）
配合処方	温清飲（うんせいいん）、黄連解毒湯（おうれんげどくとう）、女神散（にょしんさん）、半夏瀉心湯（はんげしゃしんとう）など

黄耆【おうぎ】

原料	マメ科キバナオウギ、または同属植物の根
効能	滋養・利尿・止汗・補気
配合処方	桂枝加黄耆湯（けいしかおうぎとう）、十全大補湯（じゅうぜんたいほとう）、半夏白朮天麻湯（はんげびゃくじゅつてんまとう）、補中益気湯（ほちゅうえっきとう）など

漢方薬に用いられる主な生薬

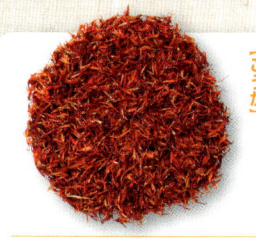

か

紅花【こうか】
- 原料：キク科ベニバナの管状花
- 効能：駆瘀血・血行改善・鎮痛
- 配合処方：折衝飲、通導散など

甘草【かんぞう】
- 原料：マメ科カンゾウまたは同属植物の根
- 効能：鎮痛・鎮咳・去痰・解熱・消炎・鎮静・健胃
- 配合処方：葛根湯、芍薬甘草湯、十全大補湯、補中益気湯 など

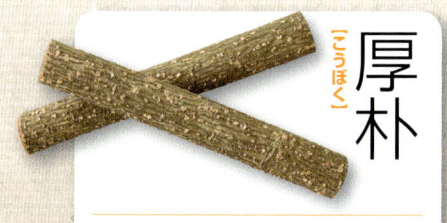

厚朴【こうぼく】
- 原料：モクレン科ホオノキの樹皮
- 効能：健胃・鎮静・利尿
- 配合処方：柴朴湯、大承気湯、半夏厚朴湯、麻子仁丸 など

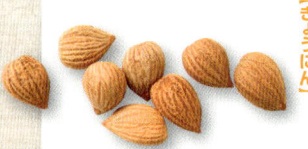

杏仁【きょうにん】
- 原料：バラ科アンズの種子
- 効能：鎮咳・去痰・整腸・通便
- 配合処方：桂枝加厚朴杏仁湯、神秘湯、麻黄湯 など

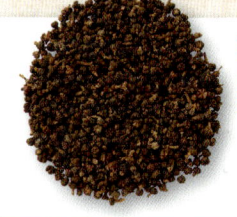

呉茱萸【ごしゅゆ】
- 原料：ミカン科ゴシュユまたは近縁種の果実
- 効能：保温・健胃・鎮痛・利尿
- 配合処方：温経湯、呉茱萸湯、当帰四逆加呉茱萸生姜湯 など

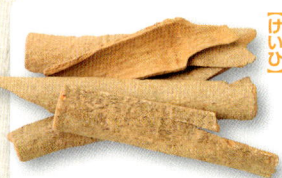

桂皮【けいひ】
- 原料：クスノキ科ケイ（ニッケイ）または同属植物の幹または樹皮
- 効能：発汗・発散・解熱
- 配合処方：桂枝人参湯、桂枝茯苓丸、五苓散、苓桂朮甘湯 など

山茱萸【さんしゅゆ】

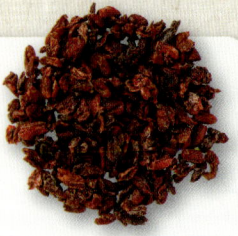

原料	ミズキ科サンシュユの果肉
効能	滋養・利尿・補血
配合処方	牛車腎気丸、八味地黄丸、六味丸 など

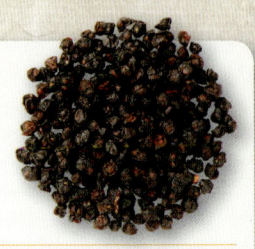

五味子【ごみし】

原料	モクレン科チョウセンゴミシの果実
効能	鎮咳・収斂・止汗・滋養・止瀉（下痢を止める）
配合処方	小青竜湯、清肺湯、苓甘姜味辛夏仁湯など

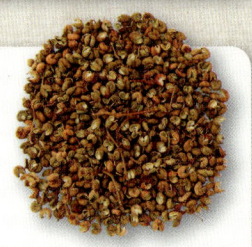

山椒【さんしょう】

原料	ミカン科のキハダまたは同属植物の樹皮
効能	滋養・健胃・保温
配合処方	大建中湯など

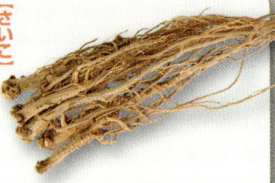

【さ】 柴胡【さいこ】

原料	セリ科ミシマサイコまたは同属植物の根
効能	鎮咳・解熱・鎮痛・消炎
配合処方	柴胡加竜骨牡蠣湯、柴胡桂枝湯、柴胡清肝湯、小柴胡湯など

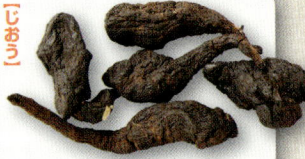

地黄【じおう】

原料	ゴマノハグサ科のアカヤジオウの根
効能	滋養・補血・鎮痛・利尿
配合処方	四物湯、十全大補湯、八味地黄丸など

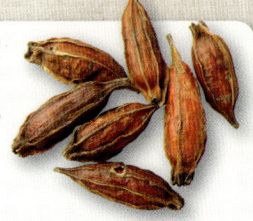

山梔子【さんしし】

原料	アカネ科クチナシまたは同属植物の果実
効能	解熱・消炎・利胆（胆汁排出促進）・鎮静
配合処方	茵蔯蒿湯、黄連解毒湯、加味逍遙散、防風通聖散など

漢方薬に用いられる主な生薬

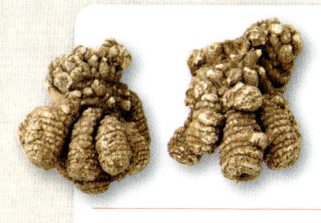

川芎 [せんきゅう]
- **原料**: セリ科センキュウの根茎
- **効能**: 補血・鎮痛・駆瘀血
- **配合処方**: 葛根湯加川芎辛夷、芎帰膠艾湯、芎帰調血飲など

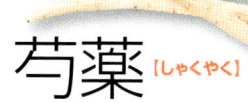

芍薬 [しゃくやく]
- **原料**: ボタン科シャクヤクまたは近縁種の根
- **効能**: 解熱・鎮静・抗痙攣・駆瘀血
- **配合処方**: 桂枝加芍薬湯、桂枝茯苓丸、当帰芍薬散など

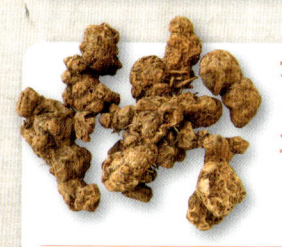

蒼朮 [そうじゅつ]
- **原料**: キク科ホソバオケラまたはその変種の根茎
- **効能**: 発散・消炎・健胃・利尿・利胆(胆汁排出促進)
- **配合処方**: 桂枝加朮附湯、啓脾湯、苓桂朮甘湯など

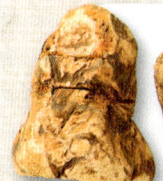

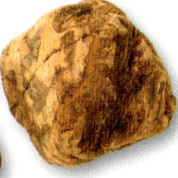

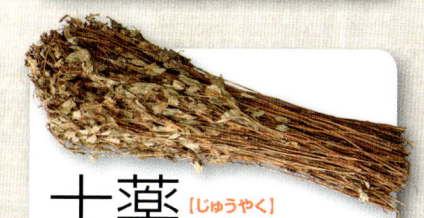

十薬 [じゅうやく]
- **原料**: ドクダミ科のドクダミの花期の地上部
- **効能**: 消化促進・整皮(皮膚を整える)・利尿・解毒
- **配合処方**: 民間薬として応用される

大黄 [だいおう]
- **原料**: タデ科ダイオウまたは同属植物の根茎
- **効能**: 瀉下(排便を促す)・消炎・駆瘀血
- **配合処方**: 大黄甘草湯、大黄牡丹皮湯、大柴胡湯、調胃承気湯など

石膏 [せっこう]
- **原料**: 天然産含水硫酸カルシウム
- **効能**: 清熱・消炎・鎮静・止渇(下痢を止める)・利尿
- **配合処方**: 五虎湯、釣藤散、白虎加人参湯、麻杏甘石湯など

陳皮【ちんぴ】

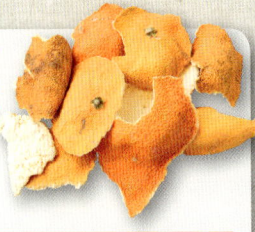

原料	ミカン科ミカンなどの成熟果皮
効能	健胃・去痰・鎮咳・消炎
配合処方	五積散（ごしゃくさん）、補中益気湯（ほちゅうえっきとう）、抑肝散加陳皮半夏（よくかんさんかちんぴはんげ）など

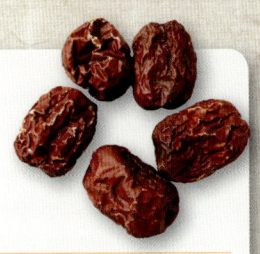

大棗【たいそう】

原料	クロウメモドキ科のナツメの果実
効能	補胃・滋養・鎮静・鎮咳（ちんがい）
配合処方	越婢加朮湯（えっぴかじゅつとう）、甘麦大棗湯（かんぞうたいそうとう）、半夏瀉心湯（はんげしゃしんとう）、六君子湯（りっくんしとう）など

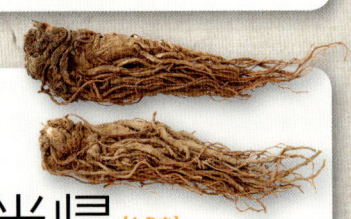

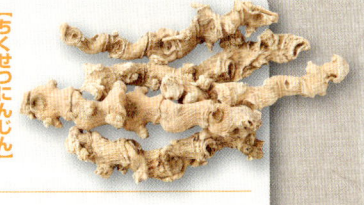

当帰【とうき】

原料	セリ科トウキの根
効能	補血・駆瘀血（くおけつ）・鎮痛・滋養
配合処方	加味帰脾湯（かみきひとう）、当帰飲子（とうきいんし）、当帰建中湯（とうきけんちゅうとう）、当帰芍薬散（とうきしゃくやくさん）など

竹節人参【ちくせつにんじん】

原料	ウコギ科のトチバニンジンの根茎
効能	鎮静・鎮痙（ちんけい）・解熱・鎮咳・去痰（きょたん）
配合処方	小柴胡湯（しょうさいことう）、半夏瀉心湯（はんげしゃしんとう）など

独活【どっかつ】

原料	セリ科シシウドの根
効能	発汗・鎮痛・鎮痙
配合処方	独活寄生湯（どっかつきせいとう）など

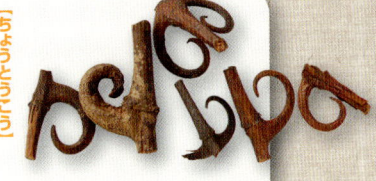

釣藤鈎【ちょうとうこう】

原料	アカネ科カギカズラの小枝の鈎（かぎ）状部
効能	鎮静・鎮痙・降圧
配合処方	釣藤散（ちょうとうさん）、抑肝散（よくかんさん）、抑肝散加陳皮半夏（よくかんさんかちんぴはんげ）など

漢方薬に用いられる主な生薬

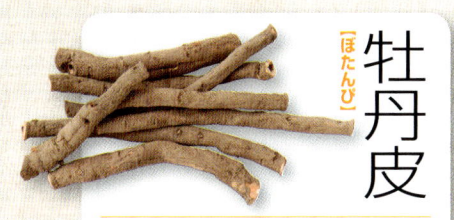

牡丹皮［ぼたんぴ］

原料	ボタン科ボタンの根皮
効能	消炎・駆瘀血・鎮痛・鎮静
配合処方	温経湯、加味逍遥散、大黄牡丹皮湯、八味地黄丸など

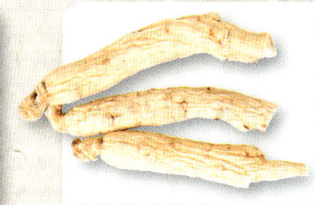

な　薬用人参［やくようにんじん］

原料	ウコギ科オタネニンジンの根
効能	健胃・補血・滋養
配合処方	人参湯、人参養栄湯など

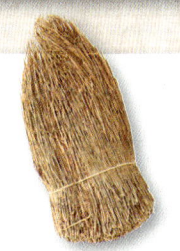

ま　麻黄［まおう］

原料	マオウ科マオウまたは同属植物の茎
効能	発汗・鎮咳・解熱・利尿
配合処方	麻黄湯、麻黄附子細辛湯、薏苡仁湯など

は　麦門冬［ばくもんどう］

原料	ユリ科ジャノヒゲの根
効能	鎮咳・去痰・解熱
配合処方	辛夷清肺湯、清暑益気湯、麦門冬湯など

ら　蓮肉［れんにく］

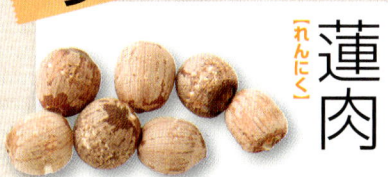

原料	スイレン科ハスの果実
効能	滋養・止瀉（下痢を止める）・鎮静・健胃
配合処方	啓脾湯、清心蓮子飲など

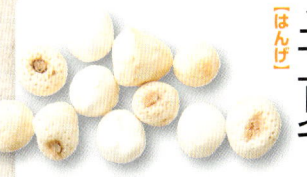

半夏［はんげ］

原料	サトイモ科カラスビシャクの塊茎
効能	鎮吐・鎮咳・去痰・駆水
配合処方	小半夏加茯苓湯、半夏厚朴湯、半夏瀉心湯、半夏白朮天麻湯など

ツボのインデックス

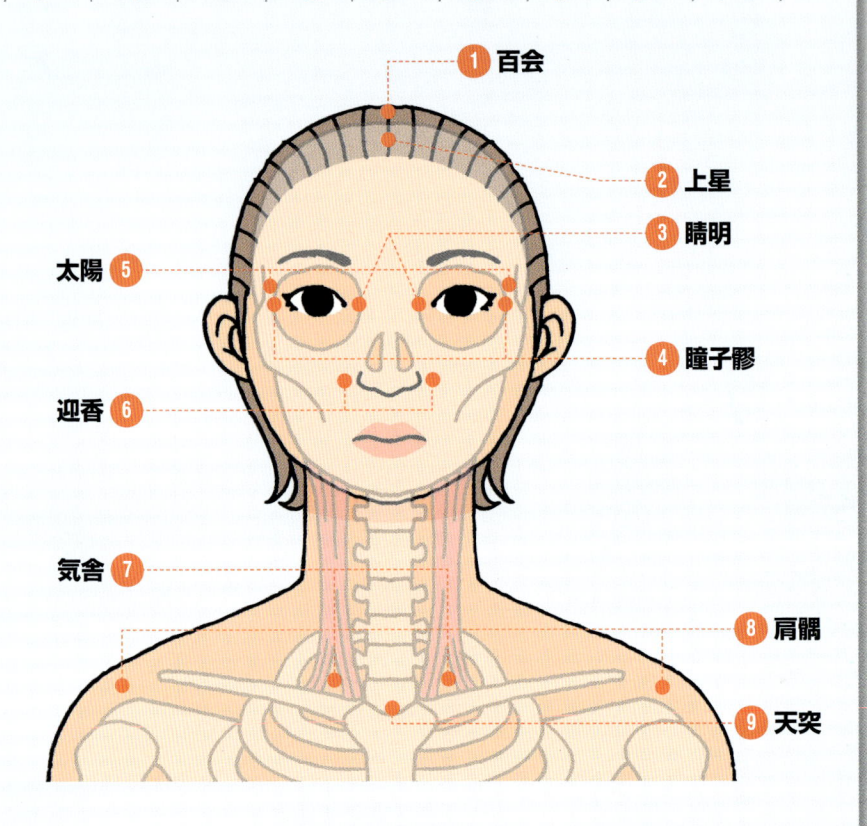

- ❶ 百会
- ❷ 上星
- ❸ 睛明
- ❹ 瞳子髎
- ❺ 太陽
- ❻ 迎香
- ❼ 気舎
- ❽ 肩髃
- ❾ 天突

❼ 気舎【きしゃ】
鎖骨の内端の上にあるくぼんだところ。嘔吐・二日酔い (P.138)。

❽ 肩髃【けんぐう】
肩先にあるくぼみ。アトピー性皮膚炎 (P.160)、尋常性乾癬 (P.181)。

❾ 天突【てんとつ】
左右の鎖骨の内側にあるくぼんだところ。咳・痰 (P.140)、気管支喘息・気管支炎 (P.166)、小児気管支喘息 (P.220)。

❹ 瞳子髎【どうしりょう】
目尻から親指1本分外側にある骨のくぼんだところ。眼精疲労 (P.136)。

❺ 太陽【たいよう】
目尻と眉尻を結んだ直線の中心から指1本分外側のくぼんだ、ちょうどこめかみのあたり。頭痛 (P.132)、眼精疲労 (P.136)。

❻ 迎香【げいこう】
鼻の張り出した部分と、すぐ脇のくぼみの間。アレルギー性鼻炎・花粉症 (P.157)。

❶ 百会【ひゃくえ】
頭頂部の中心。めまい (P.114)、うつ・精神不安 (P.128)、頭痛 (P.132)、高血圧・低血圧 (P.169)、不眠症 (P.190)。

❷ 上星【じょうせい】
額の真ん中の前髪の生え際から垂直に指1本分上のところ。のぼせ (P.118)、アレルギー性鼻炎・花粉症 (P.157)。

❸ 睛明【せいめい】
目頭と鼻のつけ根の間のくぼんだところ。眼精疲労 (P.136)。

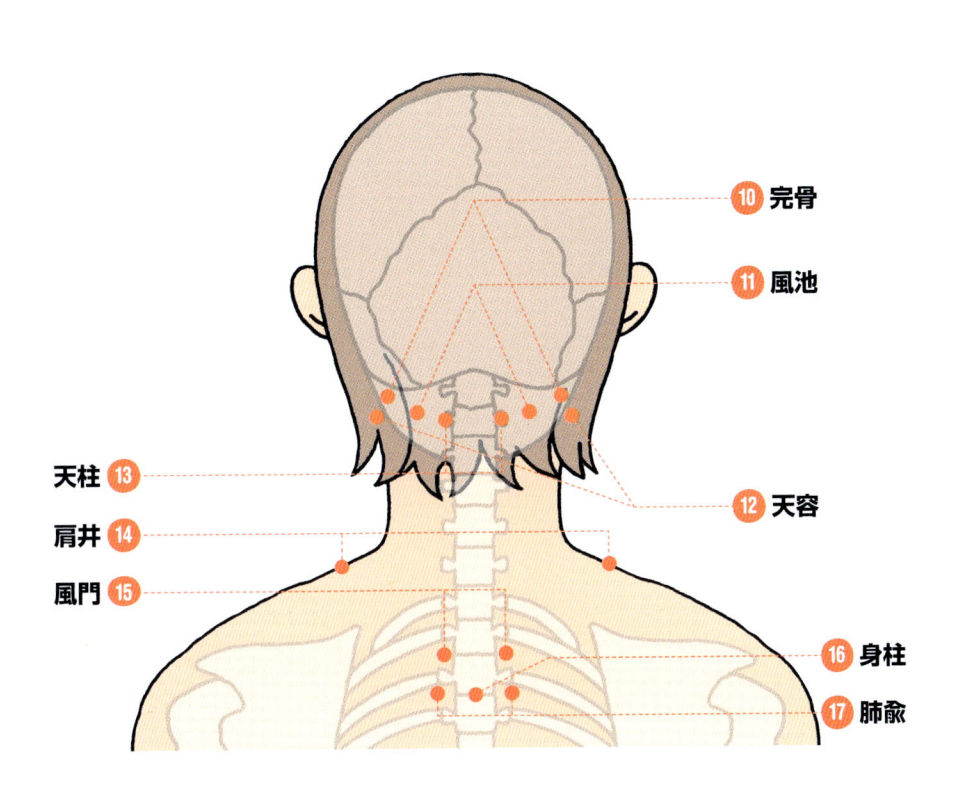

⑯ 身柱【しんちゅう】

首のつけ根にある大きな骨の突起から、3つ目の突起の背骨のところ。更年期障害（P.212）。

⑰ 肺兪【はいゆ】

首のつけ根にある大きな骨から、3つ目の突起の近くにあるくぼみから左右に親指2本分外側のところ。咳・痰（P.140）。

⑬ 天柱【てんちゅう】

⑪風池から親指1本分内側にあるくぼみ。めまい（P.114）、頭痛（P.132）、不眠症（P.190）。

⑭ 肩井【けんせい】

首骨のいちばん下にある突起と、肩山の骨の端を結んだ中央の位置。頭痛（P.132）、胃痛（P.142）、肩こり（P.144）。

⑮ 風門【ふうもん】

首のつけ根にある大きな骨から、2つ目の突起の近くにあるくぼみから左右に親指2本分外側のところ。カゼ・インフルエンザ（P.163）、小児気管支喘息（P.220）。

⑩ 完骨【かんこつ】

耳の後ろにある骨の突起のいちばん下。疲労・倦怠感（P.124）、不眠症（P.190）。

⑪ 風池【ふうち】

うなじ（後ろ髪の生え際）のくぼんだところ。頭痛（P.132）、アレルギー性鼻炎・花粉症（P.157）、カゼ・インフルエンザ（P.163）。

⑫ 天容【てんよう】

耳たぶの後ろにあるくぼみから指1本分後ろのところ。嘔吐・二日酔い（P.138）。

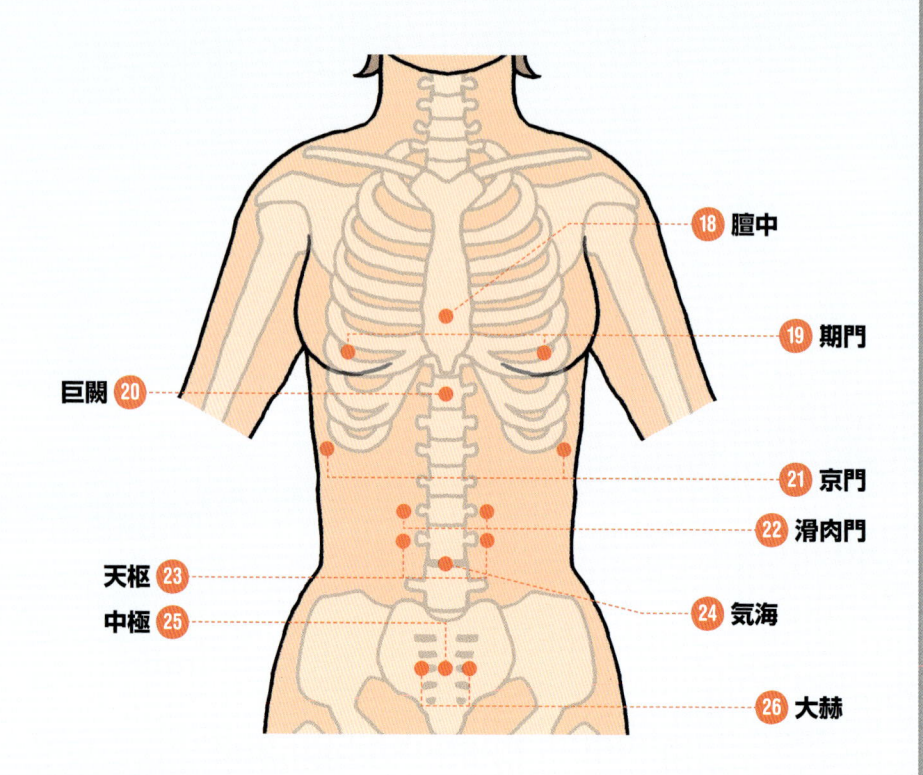

㉔ 気海【きかい】

おへそから指2本分下にいったところ。潰瘍性大腸炎・クローン病（P.178）、精力減退（P.194）。

㉕ 中極【ちゅうきょく】

おへそから指4本分下にいったところ。前立腺肥大症（P.198）。

㉖ 大赫【だいかく】

㉕中極から5mmほど外側のところ。精力減退（P.194）。

㉑ 京門【けいもん】

十二番目の肋骨の先端の下。潰瘍性大腸炎・クローン病（P.178）。

㉒ 滑肉門【かつにくもん】

おへそから指2本分外側、指1本分上のところ。便秘（P.148）、慢性腎炎ネフローゼ症候群（P.184）。

㉓ 天枢【てんすう】

おへそから指2本分外側のところ。便秘（P.148）、慢性肝炎（P.175）、前立腺肥大症（P.198）、起立性調節障害（P.218）、がん治療／予防と未病（P.226）。

⑱ 膻中【だんちゅう】

左右の胸のトップを結ぶ線と体の中心線が交差するところ。小児気管支喘息（P.220）。

⑲ 期門【きもん】

ちょうど乳首の真下にある、九番目の肋骨の内側あたり。慢性肝炎（P.175）、更年期障害（P.212）。

⑳ 巨闕【こけつ】

おへそとみぞおちを結んだ直線上で、みぞおちのとがった骨があるところ。嘔吐・二日酔い（P.138）。

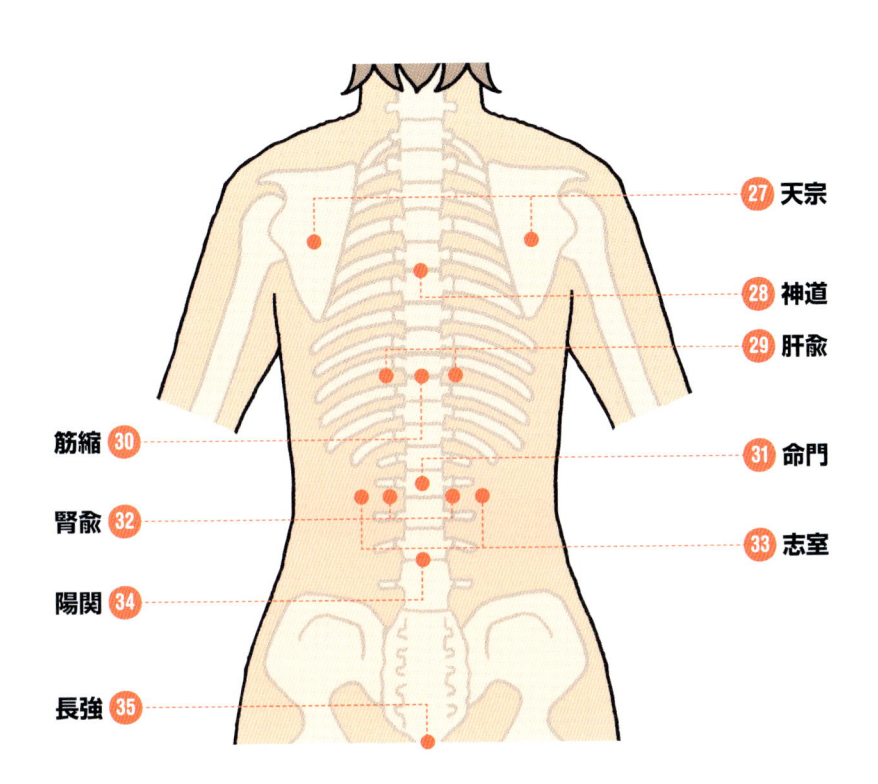

- 27 天宗
- 28 神道
- 29 肝兪
- 30 筋縮
- 31 命門
- 32 腎兪
- 33 志室
- 34 陽関
- 35 長強

33 志室【ししつ】
32 腎兪からさらに指2本分外側のところ。腰痛（P.146）。

34 陽関【ようかん】
31 命門から2つ下のくぼみ。第四腰椎の下。潰瘍性大腸炎・クローン病（P.178）。

35 長強【ちょうきょう】
おしりの上にある尾骨の先端の真下の位置。精力減退（P.194）、男性不妊（P.196）。

30 筋縮【きんしゅく】
第九胸椎棘突起と第十胸椎棘突起の間のくぼんだところ。しびれ・ふるえ（P.126）。

31 命門【めいもん】
第二腰椎の下、おへそのちょうど真後ろのところ。男性不妊（P.196）、不正出血（P.210）。

32 腎兪【じんゆ】
31 命門から指2本分外側のところ。のぼせ（P.118）、慢性腎炎・ネフローゼ症候群（P.184）、認知症（P.187）、精力減退（P.194）、男性不妊（P.196）、夜尿症（P.216）、起立性調節障害（P.218）、小児気管支喘息（P.220）。

27 天宗【てんそう】
肩甲骨のちょうど真ん中にあるくぼんだところ。ニキビ・肌荒れ（P.134）、尋常性乾癬（P.181）。

28 神道【しんどう】
第五胸椎棘突起と第六胸椎棘突起の間のくぼんだところ。夜尿症（P.216）。

29 肝兪【かんゆ】
第九胸椎棘突起の下のくぼみから指2本分外側のところ。慢性肝炎（P.175）、不眠症（P.190）。

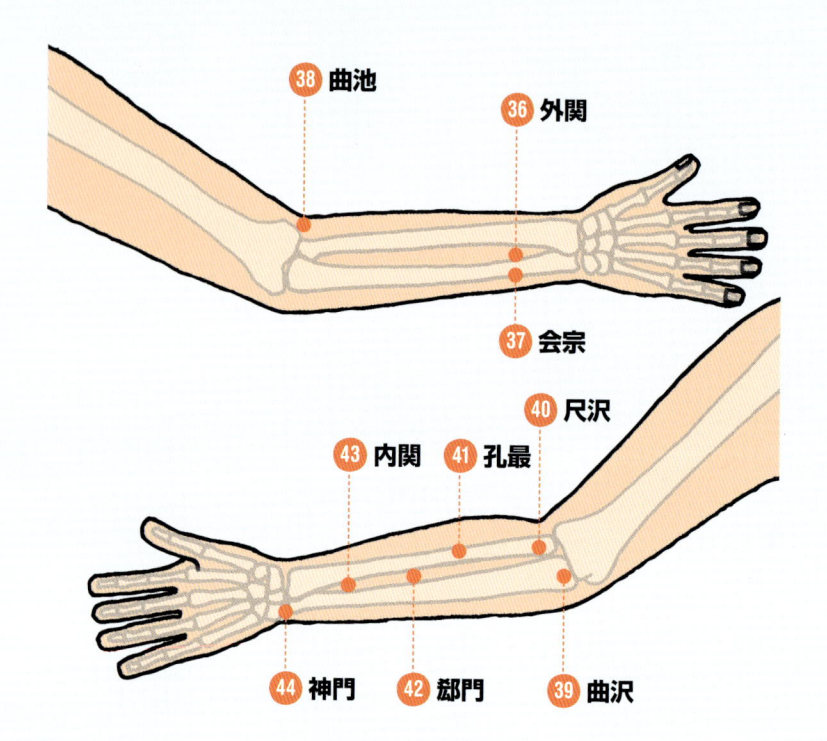

㊷ 郄門【げきもん】
前腕のちょうど真ん中の位置。動悸・息切れ（P.120）、高血圧（P.169）、認知症（P.187）。

㊸ 内関【ないかん】
手のひらを曲げたときにできるシワから指3本分の位置。食欲不振（P.122）、うつ・精神不安（P.128）、嘔吐・二日酔い（P.138）、つわり（P.206）、摂食障害（P.222）。

㊹ 神門【しんもん】
手首の小指側の端にある骨と筋の間のくぼんだところ。動悸・息切れ（P.120）、認知症（P.187）。

㊴ 曲沢【きょくたく】
肘の曲がり目の中央にあるかたい筋、上腕二頭筋の小指側の端。関節リウマチ・変形性膝関節症（P.154）。

㊵ 尺沢【しゃくたく】
㊴曲沢の反対、親指側の端。アトピー性皮膚炎（P.160）。

㊶ 孔最【こうさい】
肘の曲がり目の親指側から前腕へ指4本分のところ。咳・痰（P.140）。

㊱ 外関【がいかん】
手首を反らしたときにできるシワの中央から指3本分上のところ。めまい（P.114）、肩こり（P.144）。

㊲ 会宗【えそう】
㊱外関から指1本分小指側にいったところ。しびれ・ふるえ（P.126）、認知症（P.187）。

㊳ 曲池【きょくち】
肘を曲げたときにできるシワの親指側の端。のぼせ（P.118）、しびれ・ふるえ（P.126）、肩こり（P.144）。

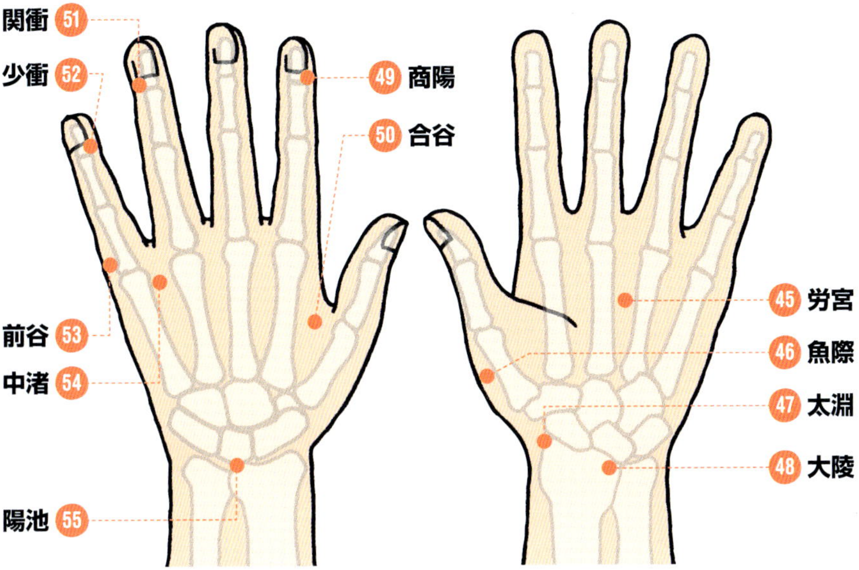
関衝 51
少衝 52
49 商陽
50 合谷
45 労宮
46 魚際
47 太淵
48 大陵
前谷 53
中渚 54
陽池 55

(53) 前谷【ぜんこく】

小指のつけ根の関節の外側のくぼんだところ。カゼ・インフルエンザ（P.163）。

(54) 中渚【ちゅうしょ】

薬指と小指の股から指2本分下のくぼんだところ。低血圧（P.169）。

(55) 陽池【ようち】

手首を反らしたときにできるシワの中央。冷え症（P.116）、女性不妊（P.204）、つわり（P.206）、子宮筋腫（P.208）、がん治療／予防と未病（P.226）。

㊾ 商陽【しょうよう】

人差し指の爪のつけ根の親指側の角あたり。がん治療／再発・転移防止（P.230）。

㊿ 合谷【ごうこく】

親指と人差し指の骨が交差する手前のくぼんだところ。ニキビ・肌荒れ（P.134）、がん治療／予防と未病（P.226）。

(51) 関衝【かんしょう】

薬指の爪のつけ根の小指側の角あたり。頭痛（P.132）、がん治療／再発・転移防止（P.230）。

(52) 少衝【しょうしょう】

小指の爪のつけ根の薬指側の角あたり。不眠症（P.190）。

㊺ 労宮【ろうきゅう】

指を曲げたときに、薬指の先があたるところ。うつ・精神不安（P.128）。

㊻ 魚際【ぎょさい】

親指のつけ根のふくらみの中央から少し外側にいったところ。糖尿病（P.172）。

㊼ 太淵【たいえん】

親指のつけ根の手首のシワの上のくぼんだところ。関節リウマチ・変形性膝関節症（P.154）、気管支喘息・気管支炎（P.166）。

㊽ 大陵【だいりょう】

手首の中央。咳・痰（P.140）、関節リウマチ・変形性膝関節症（P.154）、小児気管支喘息（P.220）、がん治療／副作用軽減（P.228）。

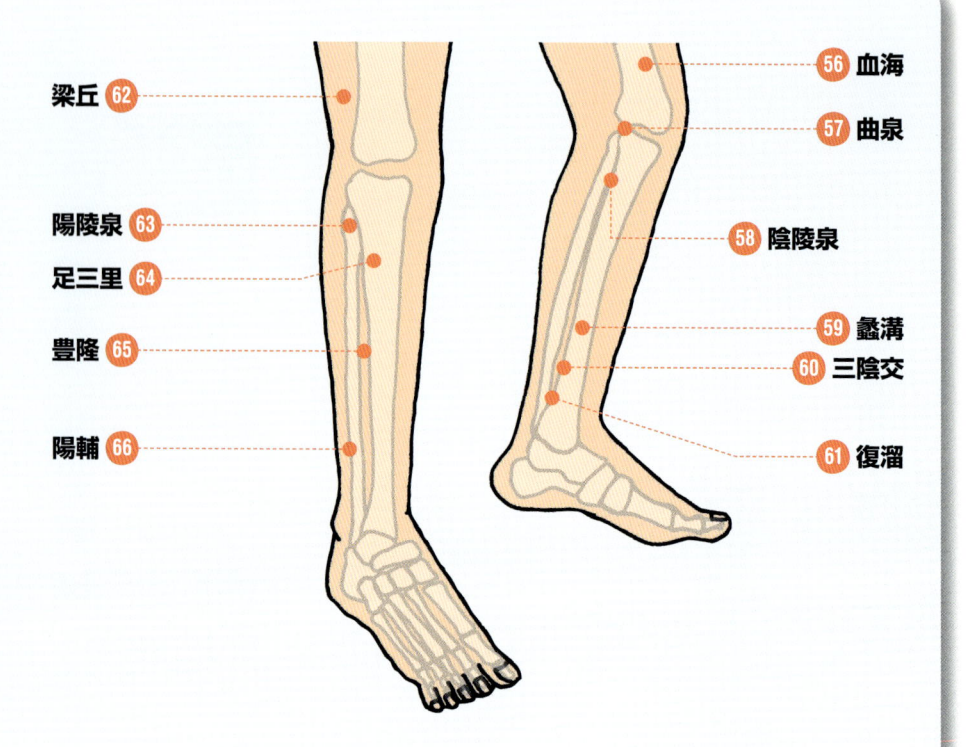

63 陽陵泉【ようりょうせん】
膝下外側の親指1本分下のくぼんだところ。肥満（P.130）、高血圧（P.169）。

64 足三里【あしさんり】
膝の皿の骨下にある突起から指3本分のところにあるくぼみ。食欲不振（P.122）、疲労・倦怠感（P.124）。

65 豊隆【ほうりゅう】
外側足首から膝のちょうど真ん中。便秘（P.148）。

66 陽輔【ようほ】
外くるぶしから指4本分上のあたり。腰痛（P.146）。

60 三陰交【さんいんこう】
内くるぶしから指4本分上の位置。冷え症（P.116）、のぼせ（P.118）、精力減退（P.194）、前立腺肥大症（P.198）、月経痛・月経不順（P.202）、女性不妊（P.204）、子宮筋腫（P.208）、更年期障害（P.212）。

61 復溜【ふくりゅう】
内くるぶしから指2本分上のくぼんだところ。認知症（P.187）、男性不妊（P.196）。

62 梁丘【りょうきゅう】
膝の皿の骨の外側から指3本分上のあたり。胃痛（P.142）、下痢（P.150）。

56 血海【けっかい】
膝の皿の骨の内側から指3本分上のところ。のぼせ（P.118）、肥満（P.130）、月経痛・月経不順（P.202）、不正出血（P.210）。

57 曲泉【きょくせん】
膝を曲げてできる内側の横ジワの端のくぼんだところ。がん治療／予防と未病（P.226）。

58 陰陵泉【いんりょうせん】
向こうずねにある骨の大きく出っ張ったところのすぐ下。がん治療／副作用軽減（P.228）。

59 蠡溝【れいこう】
内くるぶしから上に骨を辿って、最初にくぼんだところ。尋常性乾癬（P.181）。

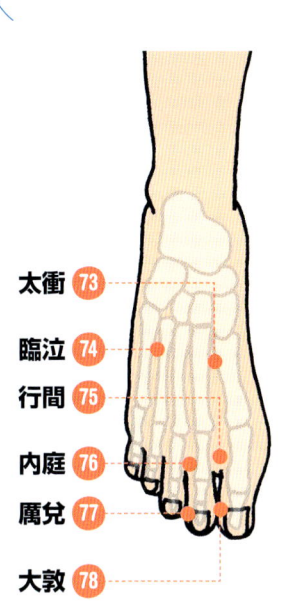

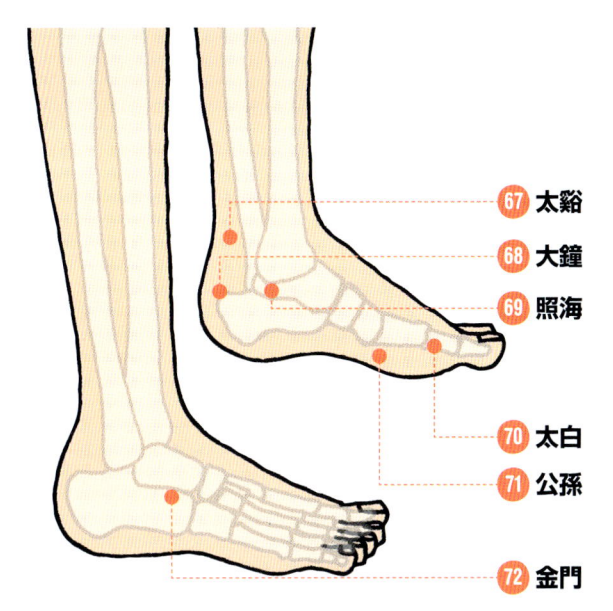

太衝 73
臨泣 74
行間 75
内庭 76
厲兌 77
大敦 78

67 太谿
68 大鐘
69 照海
70 太白
71 公孫
72 金門

75 行間【こうかん】
足の親指と人差し指のつけ根の股の位置。のぼせ（P.118）、月経痛・月経不順（P.202）、夜尿症（P.216）。

76 内庭【ないてい】
足の人差し指と中指の間の上のくぼんだところ。胃痛（P.142）、つわり（P.206）。

77 厲兌【れいだ】
足の人差し指の爪の生え際の中指側の角のあたり。糖尿病（P.172）、がん治療／副作用軽減（P.228）。

78 大敦【たいとん】
足の親指の爪の生え際の人差し指側の角のあたり。がん治療／再発・転移防止（P.230）。

71 公孫【こうそん】
足の第一中足骨底の前下縁のくぼんだところ。食欲不振（P.122）、胃痛（P.142）、下痢（P.150）。

72 金門【きんもん】
外くるぶしから指二本分前にある骨と骨の間のくぼみ。不正出血（P.210）。

73 太衝【たいしょう】
足の親指と人差し指の第一の骨と第二の骨の交わるところの前のくぼみ。慢性肝炎（P.175）、前立腺肥大症（P.198）、女性不妊（P.204）。

74 臨泣【りんきゅう】
足の薬指と小指の間から指4本分上の骨の手前のくぼみ。下痢（P.150）、月経痛・月経不順（P.202）、摂食障害（P.222）

67 太谿【たいけい】
内くるぶしとアキレス腱の間。冷え症（P.116）、関節リウマチ・変形性膝関節症（P.154）、糖尿病（P.172）、慢性腎炎・ネフローゼ症候群（P.184）。

68 大鐘【たいしょう】
67太谿から指4本分下の位置。動悸・息切れ（P.120）、気管支喘息・気管支炎（P.166）。

69 照海【しょうかい】
内くるぶしの真下のくぼんだところ。子宮筋腫（P.208）。

70 太白【たいはく】
足の第一中足骨底の後ろのくぼみ。ニキビ・肌荒れ（P.134）、便秘（P.148）、起立性調節障害（P.218）、摂食障害（P.222）。

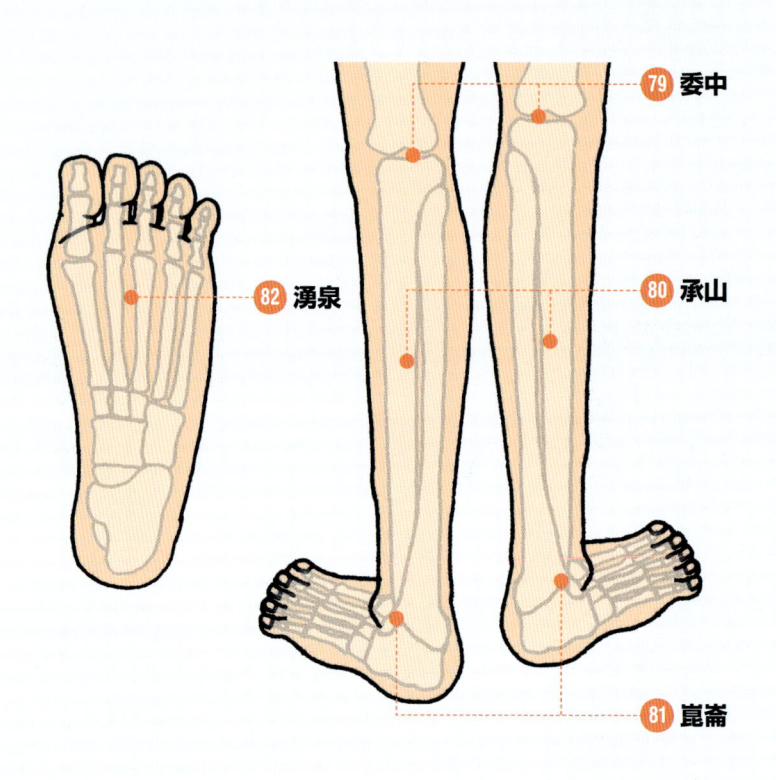

82 湧泉【ゆうせん】
足指を曲げたときに現れる「人」の字の交点にあるくぼみ。のぼせ（P.118）、疲労・倦怠感（P.124）、慢性腎炎・ネフローゼ症候群（P.184）、女性不妊（P.204）、更年期障害（P.212）、がん治療／予防と未病（P.226）。

81 崑崙【こんろん】
外くるぶしとアキレス腱の間。しびれ・ふるえ（P.126）、腰痛（P.146）。

79 委中【いちゅう】
膝の裏のくぼみのちょうど真ん中。アトピー性皮膚炎（P.160）。

80 承山【しょうざん】
ふくらはぎとアキレス腱の分かれ目のあたり。肥満（P.130）。

はじめに

今、日本の医療はかつてない危機に見舞われているといわれています。公平で自由に誰もが医療を受けられるシステムが揺らいでいるのです。その背景には、高齢化に伴う医療費の激増と医療スタッフの不足、疲弊が挙げられています。しかし、この事態をもたらしたのはそれだけでしょうか。

かつての日本では、健康は自己責任でした。しかし現在、日ごろはまったく健康を意識していないのに、体調を崩したときにだけ病院へおしかけます。つまり、健康問題を医療スタッフに丸投げしているのです。

長い歳月、歴史に淘汰され残った漢方医学には、健康に関する多くのノウハウがあります。かつては将軍や公家のみが享受できた漢方医学ですが、明治時代以降は一般の医学知識として広まり、現在、漢方薬は約70％の医師によって処方されています。せっかく漢方薬が身近になったのですから、医療の専門家がなくとも、健康を守る武器として漢方医学の知識を学びませんか。これからの健康のキーワードは、漢方医学の知識、未病(びょう)、そして自己責任です。崩壊寸前の日本の医療を立て直すのは医療の専門家ではなく、患者自身なのです。

漢方医学では、すべての病気は家族病と考えます。ひとりの病人が出たということは、その家族が病んでおり、一見健康そうな家族も〝未病〟状態と考えます。そして、家族全体を治療していくのです。

本書では、日ごろ家庭内で遭遇する未病から病気まで、症状別に初期治療の立場から漢方医学(漢方薬＋鍼(しん)灸(きゅう))、養生(ようじょう)、食養、さらには西洋医学的治療を加えて、わかりやすく解説しています。家庭の医学の統合医療版ともいうべき一冊です。広く活用し、ご家族の健康生活に役立てていただきたいと思います。

丁　宗鐡

もくじ contents

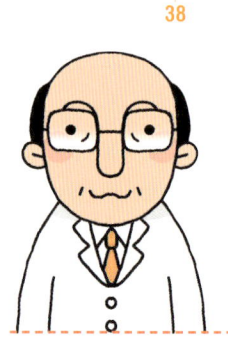

漢方薬に用いられる主な生薬 ……… 1
ツボのインデックス ……… 8
はじめに ……… 17
本書の使い方 ……… 22

一章 東洋医学の基本

西洋医学と東洋医学の違い ……… 24
日本で発展をした「漢方医学」 ……… 26
未病を治す漢方医学 ……… 28
陰陽説 ……… 32
五行説 ……… 34
似ているようで違う中医学・韓医学 ……… 36
コラム column 世界の伝統医学 ……… 38

二章 病気の原因と診察の方法

病気や不調の原因 ……… 40
◎外因 ……… 41
◎内因 ……… 42
◎不内外因 ……… 43
証を立てる ……… 44
虚実の証 ……… 46
◎実証 ……… 48
◎虚証 ……… 50
◎中庸 ……… 52
コラム column 体質から考える子育て ……… 53
陰陽の証 ……… 54
気血水の証 ……… 56
気血水の診断テスト ……… 60
◎気逆 ……… 63
◎気滞（気鬱） ……… 64
◎気虚 ……… 65
◎瘀血 ……… 66
◎血虚 ……… 67
◎水毒 ……… 68
五臓六腑の証 ……… 68
コラム column 五臓六腑と実際の臓腑の秘密 ……… 69
寒熱の証 ……… 70
表裏の証 ……… 72
三陰三陽の証 ……… 74
診察の基本 ……… 76
望診 ……… 78
問診 ……… 82
聞診 ……… 84
切診 ……… 86
コラム column 信頼できる漢方専門医の見つけ方 ……… 90

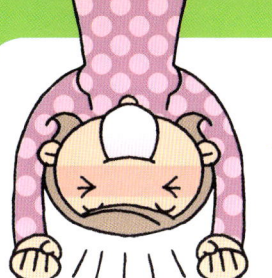

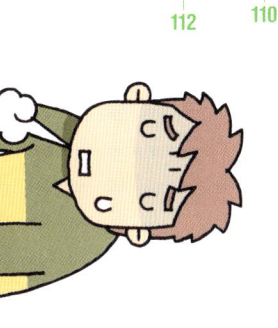

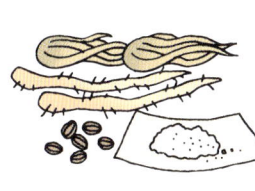

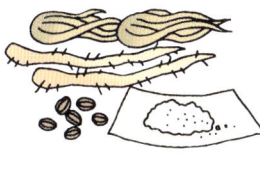

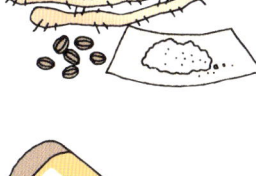

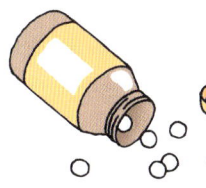

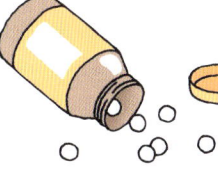

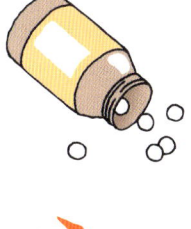

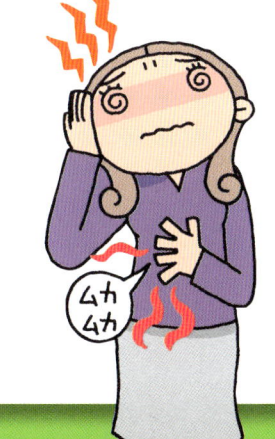

三章 漢方医学の治療 漢方薬・ツボ・食養

- 漢方薬の作用 — 92
- 同病異治と異病同治 — 96
- 漢方薬の飲み方 — 98
- ツボ療法 — 100
- 体を巡る十四の経絡 — 102
- ツボ押しのコツ — 104
- コラム column 東洋医学的な民間療法 — 107
- 食養 — 108
- 体質と食性 — 110
- コラム column 健康茶のススメ — 112

四章 症状別治療 未病

- めまい — 114
- 冷え症 — 116
- のぼせ — 118
- 動悸・息切れ — 120
- 食欲不振 — 122
- 疲労・倦怠感 — 124
- しびれ・ふるえ — 126
- うつ・精神不安 — 128
- 肥満 — 130
- 頭痛 — 132
- ニキビ・肌荒れ — 134
- 眼精疲労 — 136
- 嘔吐・二日酔い — 138
- 咳・痰 — 140
- 胃痛 — 142
- 肩こり — 144
- 腰痛 — 146
- 便秘 — 148
- 下痢 — 150
- コラム column 気になる口の臭い — 152

五章 症状別治療 病気・アレルギー

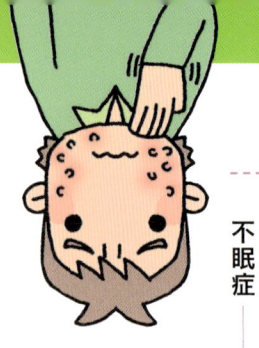

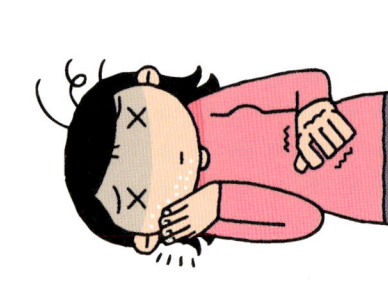

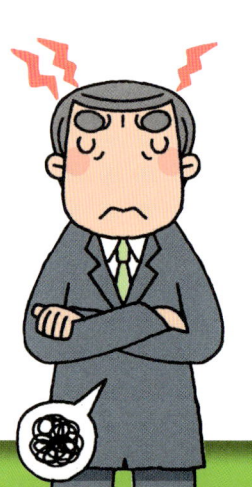

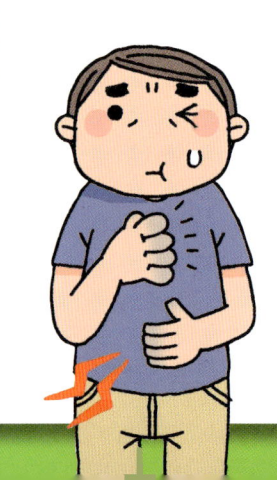

- 関節リウマチ・変形性膝関節症 154
- アレルギー性鼻炎・花粉症 157
- アトピー性皮膚炎 160
- カゼ・インフルエンザ 163
- 気管支喘息・気管支炎 166
- 高血圧・低血圧 169
- 糖尿病 172
- 慢性肝炎 175
- 潰瘍性大腸炎・クローン病 178
- 尋常性乾癬 181
- 慢性腎炎・ネフローゼ症候群 184
- 認知症 187
- 不眠症 190

六章 症状別治療 男性特有の症状

- 精力減退 194
- 男性不妊 196
- 前立腺肥大症 198
- **コラム** column 加齢臭 200

七章 症状別治療 女性特有の症状

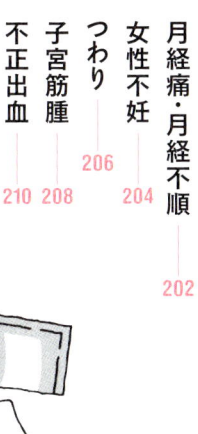

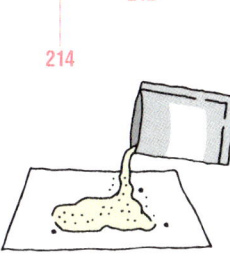

- 月経痛・月経不順 202
- 女性不妊 204
- つわり 206
- 子宮筋腫 208
- 不正出血 210
- 更年期障害 212
- コラム column 妊娠・授乳中の漢方薬 214

八章 症状別治療 小児特有の症状

- 夜尿症 216
- 起立性調節障害（OD） 218
- 小児気管支喘息 220
- 摂食障害 222
- コラム column 小児の発達障害 224

特別治療 がん治療サポート

- 予防と未病 226
- 副作用軽減 228
- 再発・転移防止 230

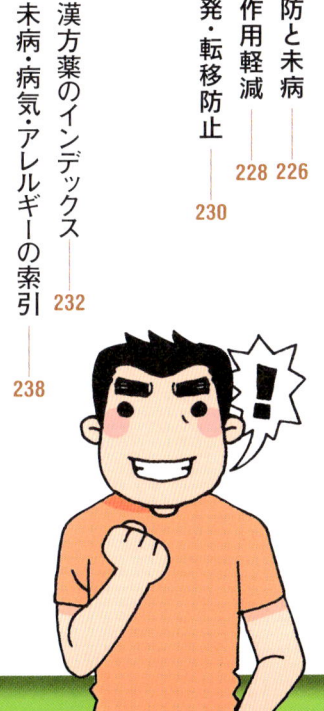

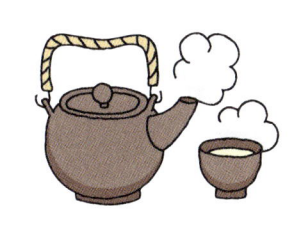

- 漢方薬のインデックス 232
- 未病・病気・アレルギーの索引 238

本書の使い方

それぞれの症状別治療のページでは、漢方薬、ツボ、食養のほか、暮らしのワンポイントアドバイスを紹介。漢方薬は❶〜❸の順に選択してください。

【❶まずはこれ！】
未病・病気に対する第一選択となる漢方薬。体質に関係なく服用できます。

【❷虚証・中間・実証】
P.47の「虚実の証」にある診断テストの結果を基に選ぶ漢方薬。虚証・実証それぞれ傾向のある体質を選び、どちらにも属さず未病・病気にかかっている人は中間を選択します。

【❸具体的な症状】
体質で2つ以上の漢方薬の選択がある場合は、現在、自覚している症状がある方を選択します。紹介されていない自覚症状がある場合は、漢方専門医の診察を受けましょう。

【漢方薬名】
体質や症状にあわせて、より効果の高い漢方薬を紹介しています。

【未病名／病気名】
東洋医学でいう病気になる前の状態である未病または、西洋医学で病気として名がつけられている病気名を紹介。

【未病に対する進行病気名／病気に対する未病名】
未病を放っておくと進行する恐れのある病気名または、病気にかかる前に現れる未病名を紹介。

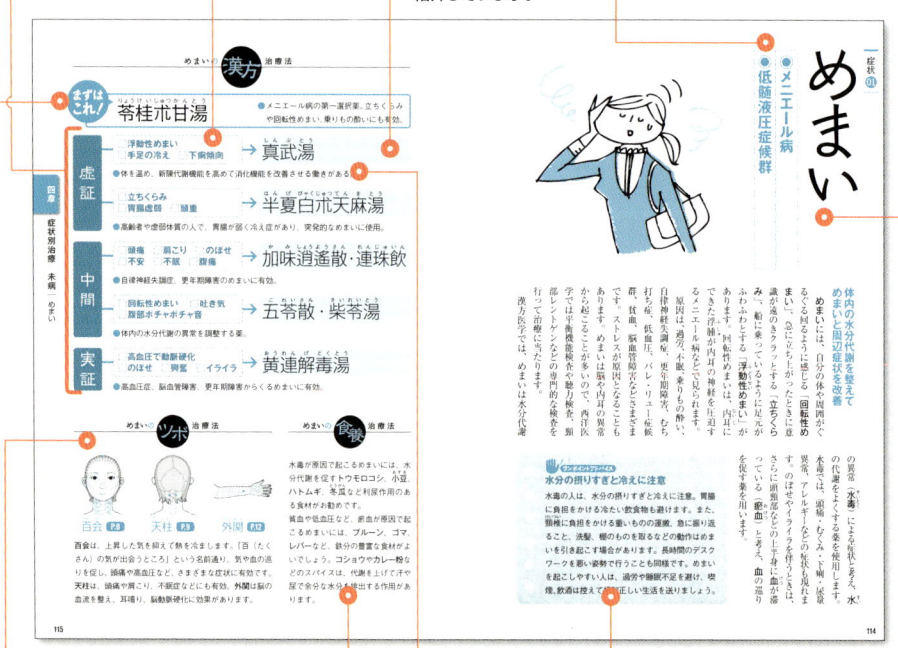

【ツボ】
症状に効果のあるツボを紹介しています。

【食養】
症状の改善にお勧めの食材を紹介しています。

【漢方薬の効能】
漢方薬が持つ効能を紹介しています。

【ワンポイントアドバイス】
日常生活のちょっとした工夫で症状が改善できるワンポイント養生を紹介しています。

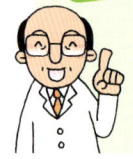

漢方薬の入手法
①多くの漢方薬は薬局でも購入可能です。薬局ではさらに錠剤や散剤など各自にあった剤型も用意されています。
②保険薬価に載っている漢方薬は一般の診療所や病院で処方してもらえます。ただし、エキス剤（顆粒または細粒）が中心となります。

それ以外の煎じ薬による処方は、漢方専門の医療機関を受診するか、漢方専門薬局で相談することが必要です。最近は自動煎じ器も普及しているので、自宅で煎じるのは以前よりも手間がかからなくなっています。

一章
東洋医学の基本

東洋医学と聞くとどんなイメージを思い浮かべますか。
「体にいいらしいけど、なんだか難しそう……」と感じている方に
その魅力を簡単に図解で解説します。
まずは東洋医学の基本から紹介しましょう。

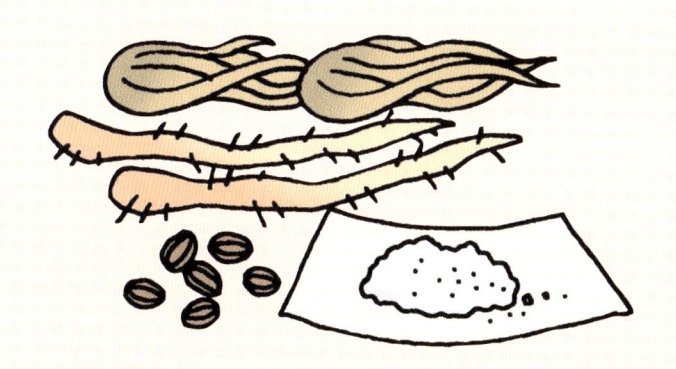

西洋医学と東洋医学の違い

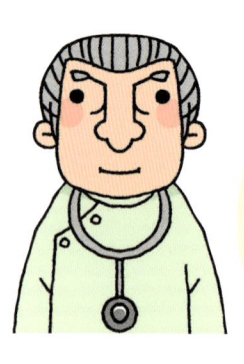

西洋医学に分類されているもの
- ギリシャ・ローマ医学
- アラビア・ユナニー医学
- アメリカ医学
- ドイツ・ヨーロッパ医学 など

東洋医学に分類されているもの
- 中医学（中国）
- 漢方医学（日本）
- 韓（東）医学（韓国）
- アーユルヴェーダ（インド）
- チベット医学　など

病気ではなく"人を診る"東洋医学

西洋医学と東洋医学はどこが違うのでしょうか？

西洋医学では、体を構成する細胞や臓器に何らかの異常が起きたときに病気になると考えます。さまざまな検査をして病気の原因を追究し、その結果から病名を決定。内科・外科・皮膚科など、体を細分化して考えて、異常が起きている局部の治療を行います。

しかし、検査の結果、検査値に異常が見つからない場合があります。すると、病気とは見なされずに気のせい、または不定愁訴（P31）とされ、感じている体の不調は改善されないままになってしまうのです。

これに対して、"個の医学"ともいわれる**東洋医学**では、体と心をひとつのものとして捉え、その人の体質や生活習慣、体内バランスの乱れが病気の原因だと考えます。病気が引き起こすさまざまな体の反応に着目し、人の持つ治癒力を高めながら、心身のバランスを整える治療を行います。既製服ではなく注文仕立て服のように、個人の体にあわせた治療を行う"テーラーメイド医療"として、現在注目が集まっています。

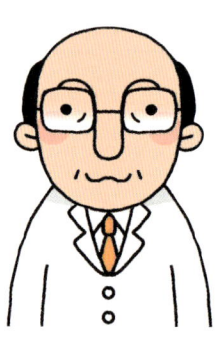

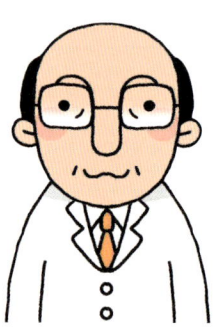

西洋医学と東洋医学の考え方

一章 東洋医学の基本 ― 西洋医学と東洋医学の違い

西洋医学

特徴：科学的、局所的、社会的
体内に侵入した細菌やウイルス、病変部位を排除する。公衆衛生・環境に留意する。

診察検査：分析的、検査所見
専門診療科目ごとに病気の部分を切り離して診察する。診断は検査の異常に対応する。

治療：理論的
精密な検査から診断された病名に従い、服薬や手術などの標準化された治療を行う。化学合成薬が中心の治療。

東洋医学

特徴：哲学的、全身的、個人的
心身のバランスを取り、恒常性が保たれた中庸（ちゅうよう）の体質になるよう体全体を治療する。健康は自己責任と考える。

診察検査：総合的、自覚症状
「心身一如（しんしんいちにょ）」で心と体すべてを統合的に診察する。検査は正常値でも、本人の自覚症状があれば診断をする。

治療：経験的
服薬のみならず、鍼灸（しんきゅう）や病気になった原因である生活習慣の改善（養生（ようじょう））も行う。天然物を利用した治療。

STUDY! 西洋医学と東洋医学が融合した新しい統合医療

医学の最先端では、医療の統合が進んでいます。東洋医学と西洋医学の融合もそのひとつで、さまざまな分野に取り入れられはじめています。西洋医学は効き目が鋭く、即効的に効果を示しますが、副作用が多いものが多数あるのも現状。また近年では、西洋医学のみの治療では効果が上がりにくい疾患も増えています。このような疾患に東洋医学が取り入れられ、相乗的に効果を上げています。がんのような重篤な病気の現場でも、その融合は盛んに行われています。抗がん剤や放射線療法などにより低下した体力や気力を、漢方薬や鍼灸、養生などにより補うのです。

東洋医学は、体質そのものを改善する医療なので、重篤な病気以外にも、高齢者の健康管理や皮膚科、産婦人科、精神科、小児科、アレルギー疾患、認知症、免疫疾患などの幅広い分野で西洋医学と併用されはじめています。

日本で発展をした「漢方医学」

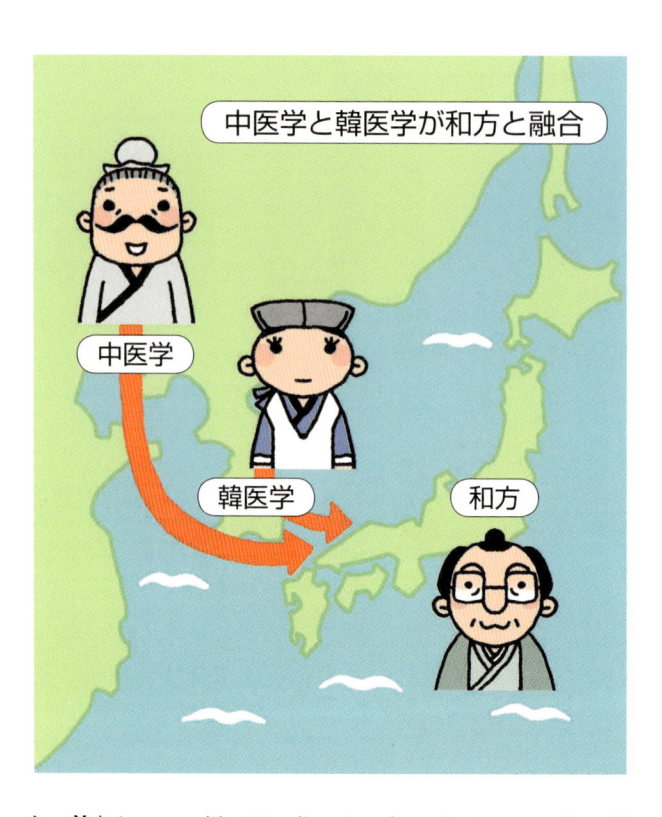

中医学と韓医学が和方と融合

中医学 → 韓医学 → 和方

多角的に治療を行う漢方医学

東洋医学には、中医学（中国）をはじめ、アーユルヴェーダ（インド）、チベット医学（チベット）、韓医学（韓国）など、さまざまなものがあります。

日本の東洋医学といえば「漢方医学」。漢方医学は、日本に昔から存在した和方に、中医学と韓医学が融合し、日本で独自の発展を遂げた医学です。

代表的な治療は「漢方薬」。病院で処方してもらうこともできますが、一般用医薬品として薬局でも入手できます。一般用の漢方薬は、剤型も種類も病院で処方される漢方薬より豊富になり、とても身近な存在になっています。自分の健康状態を常に把握し、その変化に気づいたら薬局で漢方薬を買い、自分で健康を管理する〝セルフメディケーション〟の時代に漢方薬は最適です。

また、漢方医学というと、漢方薬だけの治療だと思われがちですが、漢方薬のほかに鍼灸や按摩、指圧、養生などさまざまな治療法があります。多方面から総合的に体をケアするのが、本来の漢方医学なのです。

漢方医学の内容

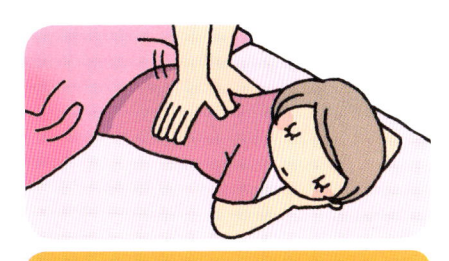

按摩
体のツボを指圧したり、経絡（P.102）に沿ってマッサージすることにより、気や血、リンパの流れを改善します。

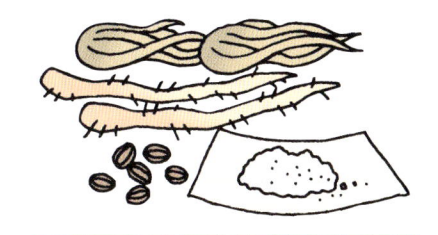

漢方薬
天然由来のさまざまな生薬（P.1）を組みあわせたもの。自ら生薬を煎じて飲むものが一般的ですが、最近では、煎じ液を乾燥させて粉末状にしたエキス剤などもあります。

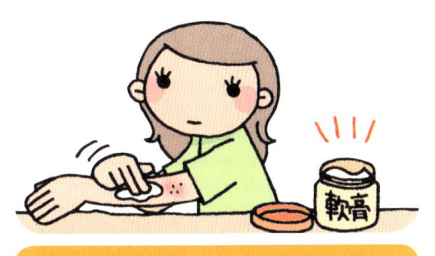

外科
世界初の全身麻酔手術は、漢方医により江戸時代の日本で行われました。現在は、生薬を配合した軟膏が受け継がれ、やけどや皮膚疾患、痔などの治療に用いられています。

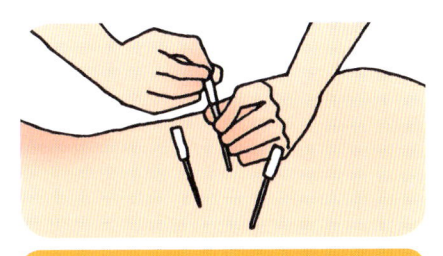

鍼
体中にあるツボ（P.100）に鍼で刺激を与え、気や血の巡りを改善する手技。極めて細い鍼で皮膚を浅く刺してツボを刺激します。

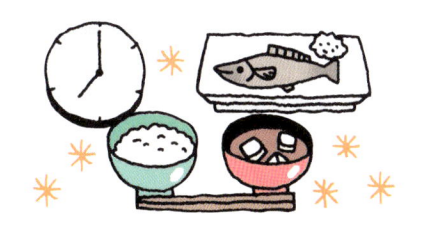

養生
病気の回復、または病気にならないよう健康に留意して、食事や日常生活を規則正しいものに改善すること。なかでも食養が最も重要とされています。

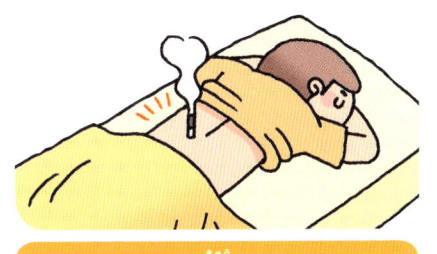

灸
鍼と同様に、体中にあるツボに刺激を与え、気や血の乱れを正す手技。ツボの上に、小さく丸めたもぐさを乗せて火をつけ、熱でツボを刺激します。

未病を治す漢方医学

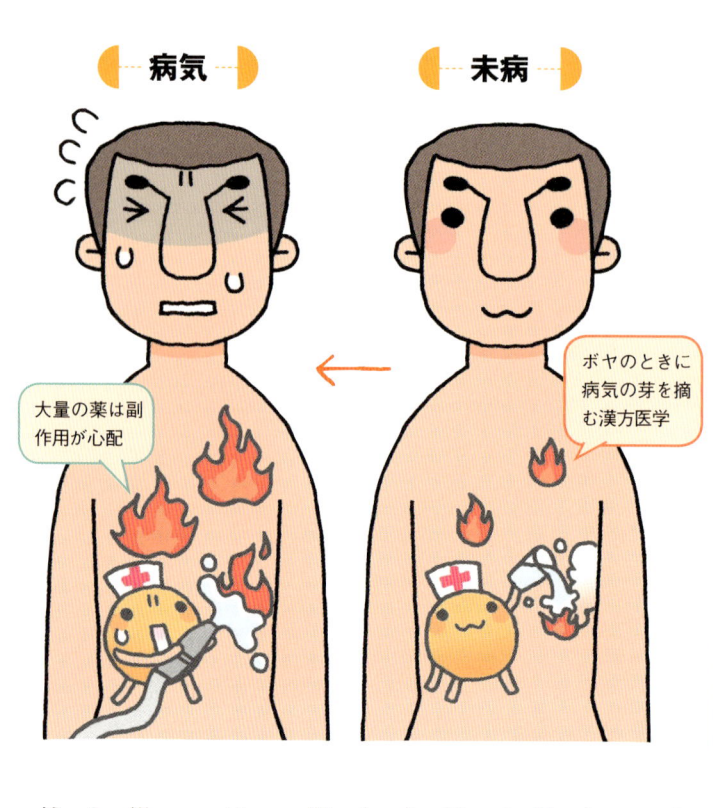

病気 / **未病**

大量の薬は副作用が心配

ボヤのときに病気の芽を摘む漢方医学

ボヤで火事を消し止める未病治療

漢方医学が最も得意とする治療は、病気になる前の治療です。健康と病気の間には、「病気にはなっていないが健康ではなく、病気に向かっている状態」があります。これを漢方医学では「**未病**」と呼びます。

健康を火事になる前、病気を燃え広がった火事に例えると、未病は〝ボヤ〟の状態です。火事になると大量の水が必要ですが、ボヤであれば、コップ1杯の水で鎮火できます。つまり、余分な薬を使わず、病因を摘むのが漢方医学で、そのためにも診断を的確にはじめれば、病気は進行せず、長期療養も必要ありません。未病のうちに漢方薬や鍼灸などの治療を的確にはじめれば、病気は進行せず、長期療養も必要ありません。

漢方医学は体質から改善し、病気の芽を摘むのです。

また、燃え上がる火を大量の水で鎮火すると、家中が水浸しになり、住めない状態になってしまいます。つまり、西洋薬では強すぎて、かえって健康を損ねる場合もあるのです。漢方医学なら、万が一火事になったとしても、副作用が少なく、穏やかに作用して体を健康な状態に戻すことができます。

未病の第二段階

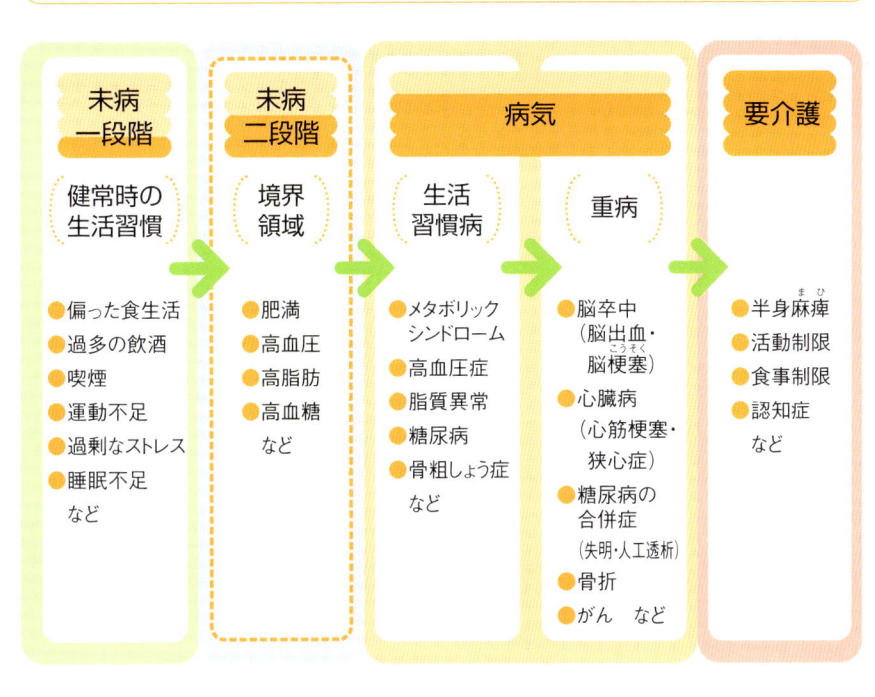

未病一段階	未病二段階	病気		要介護
健常時の生活習慣	境界領域	生活習慣病	重病	
●偏った食生活 ●過多の飲酒 ●喫煙 ●運動不足 ●過剰なストレス ●睡眠不足 など	●肥満 ●高血圧 ●高脂肪 ●高血糖 など	●メタボリックシンドローム ●高血圧症 ●脂質異常 ●糖尿病 ●骨粗しょう症 など	●脳卒中（脳出血・脳梗塞） ●心臓病（心筋梗塞・狭心症） ●糖尿病の合併症（失明・人工透析） ●骨折 ●がん　など	●半身麻痺 ●活動制限 ●食事制限 ●認知症 など

未病と生活習慣病の境界線

　未病には二段階あります。第一段階の未病は、偏った食生活や運動不足、ストレスなどの「**生活習慣そのもの**」です。ただし、まだ生活習慣の範囲なので、この段階で改善すれば、病気になることはありません。

　しかし、この第一段階を改善せずに過ごしてしまうと、未病の第二段階「**境界領域期**」に入ります。体に異変を感じたり、検査の数値に異常が現れ、肥満や高血圧など「生活習慣病予備軍」になってしまいます。

　さらに放っておくと、メタボリックシンドロームや糖尿病など、いよいよ病気のエリアに突入。そして対処が遅れると、症状はどんどん悪化して命に関わる状態に進み、ついには要介護状態に……。症状が重くなれば、健康を取り戻すのに膨大な時間と費用がかかり、生活にもさまざまな支障や制約が生まれます。

　ですから、漢方医学では未病の段階で治すことを重視しています。未病の段階で治療すれば体質から治り、命に関わるような病気になることもなく、高齢になっても自立した生活を送ることができます。

医療の技術が進むと未病(みびょう)が増える

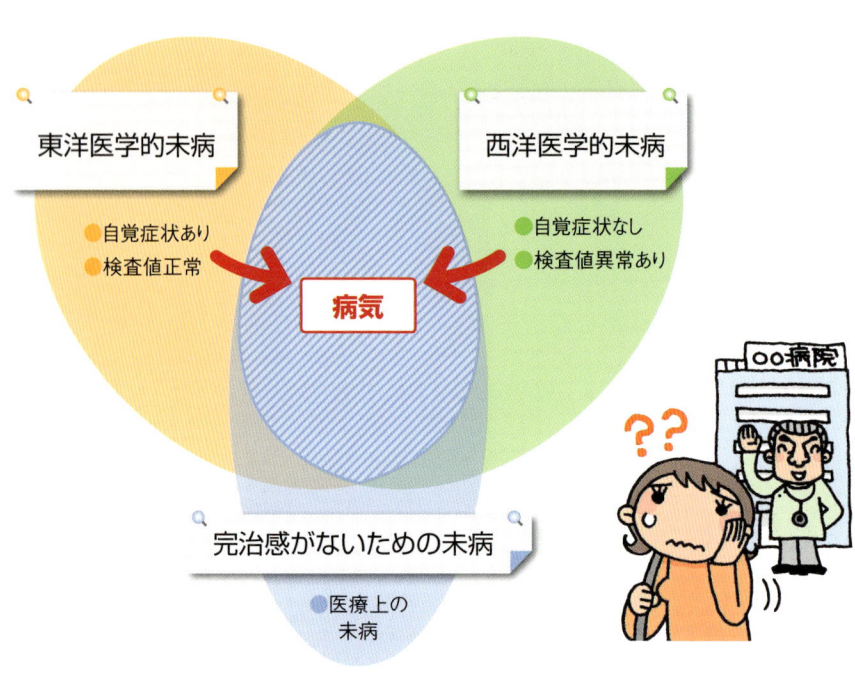

- 東洋医学的未病
  - 自覚症状あり
  - 検査値正常
- 西洋医学的未病
  - 自覚症状なし
  - 検査値異常あり
- 病気
- 完治感がないための未病
  - 医療上の未病

ひと口に未病といっても3タイプある

未病には3種類あります。

❶ 検査値に異常が見られないが自覚症状がある。

❷ 自覚症状はないが検査値に異常がある。

❸ 医学的には治療を終えたが、完治した感じがない。

これらはすべて未病です。

❶は、**東洋医学的な未病**。頭痛やめまい、不眠など、自覚症状に悩まされているものの、検査結果に現れず、西洋医学の病院では病気として扱ってもらえません。

❷は、**西洋医学的な未病**。検査をして血圧や血糖値が高くても、本人に病気だという自覚症状がないため治療が行われず、そのまま放置されてしまいます。そのため、未病から病気に進行してしまいがちです。

そして最近新たな未病の概念として登場したのが、❸の未病です。病気が治る見通しがたっても、本人に**完治感がない状態**をいいます。手術も成功して、退院が決まっていても、「治った」と思えずに退院させられるケースが増えているようです。この状態も未病であり、漢方医学で治すことができます。

未病の症状

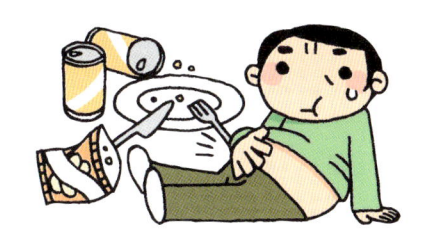

生活習慣病
生活の不摂生で起こる症状。検査値では異常が発見されますが自覚症状は乏しく、悪化してしまう場合も。脂質異常、高血圧、高血糖値、メタボリックシンドローム、骨粗しょう症など。

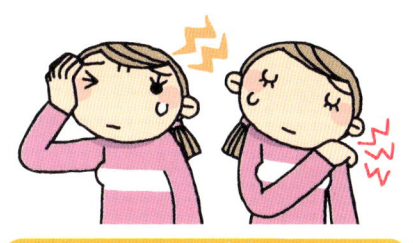

不定愁訴（ふていしゅうそ）
自覚症状はあるけれど、病院で検査すると検査値に異常が見られないこと。頭痛、めまい、むくみ、肩こり、冷え症、不眠、動悸（どうき）など。

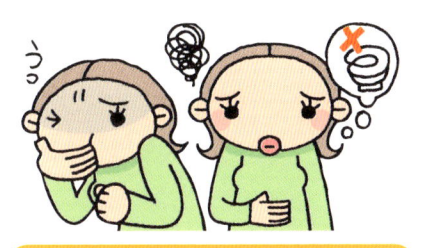

ストレス
長期・短期にわたる精神的、肉体的ストレスによって現れる症状。人によって個人差が大きいことも特徴です。下痢、便秘、頭痛、腹痛、吐き気、不眠、冷え症、食欲不振など。

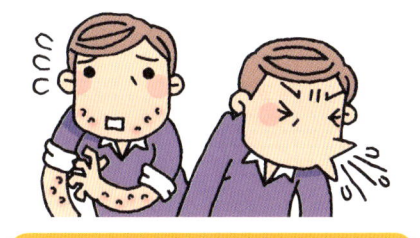

アレルギー症状
環境が清潔になりすぎ、何にでも過敏になってしまう状態。花粉やハウスダスト、カビ、食べものなどに反応します。花粉症、アトピー性皮膚炎、食物アレルギー、喘息（ぜんそく）など。

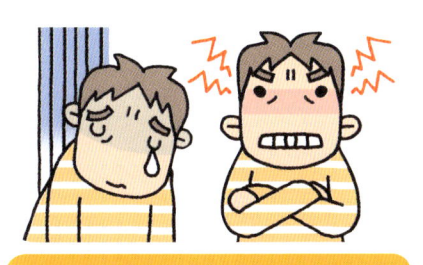

精神の乱れ
人間関係がうまく築けない、人前で話せない、実力が出せないなどのことで精神が乱れている状態。抑鬱感、食欲不振、やる気が起こらない、倦怠感（けんたい）、イライラなど。

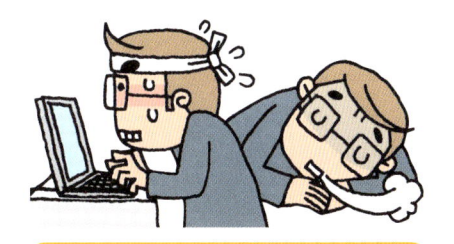

体質
親からのDNAや遺伝、本来持っている体質や気質による症状。虚弱、代謝低下、低血圧など。逆に疲れを知らずに働きすぎたり、運動しすぎるのも体質からきています。

陰陽説

陰 水 月
陽
熱 火 寒
静
太陽 動

常に入れ替わり、変化する陰陽

陰陽説は、全宇宙に存在するものすべてを陰と陽に分け、対立する関係であると考える古代中国思想の中心を成すものです。

例えば、1日のうち昼間は陽ですが、夜になると陰となり、陰陽が毎日入れ替わります。1日の行動は、活動しているときが陽、睡眠中が陰となります。つまり、陰陽は単に対立するものではなく、一定のリズムで入れ替わり、バランスを取っています。

私たちの体の中にも陰陽は存在し、五臓は陰で六腑は陽、お腹は陰で背中は陽です。人間も、子どものころは陽が強いのですが、歳を取るにつれて陰に変化します。漢方医学では、常に体内で変化する陰陽のバランスが崩れたときに病気が起こると考えます。

ただし、一度陰や陽とされたものが、ずっとその状態であることはありません。磁石をS極とN極に分けても、さらにその両側にS極とN極が生まれるように、陰と陽は固定してとどまっているのではなく、時と場所、関係性に応じて常に変化します。

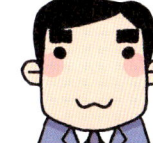

陰陽相対表

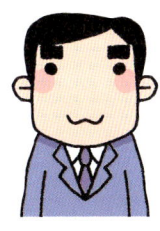

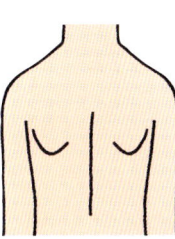

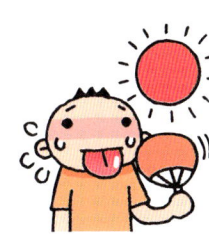

陰	陽
夜	昼
女性	男性
秋・冬	春・夏
お腹	背中
五臓	六腑
血	気
下(地)	上(天)
体内	体表
寒い	暑い

STUDY! 陰のパワーが女性を魅力的にする

美しい満月の光を全身に浴びる女性。王様の側室の一人である彼女は、女性の魅力を高めるために"満月の力"を全身に取り込んでいるところなのです……。

これは、日本でも大ヒットした韓国ドラマ『チャングムの誓い』のワンシーン。主人公のチャングムが王様づきの医女になるまでの波乱に満ちた人生を描いたドラマで、チャングムが学ぶ食養や鍼、湯薬なども大きな話題となりました。側室の女性が月の力を取り込むのも、陰陽の考え方に準じたもの。同じ「陰」に属する月の力は、女性の魅力を高めると考えられていました。

月の輝く夜は陰が強く、副交感神経が優位になり、女性ホルモンの分泌も活発になります。ときには心を静かに、月光浴をしてみてはいかがでしょうか。

五行説(ごぎょうせつ)

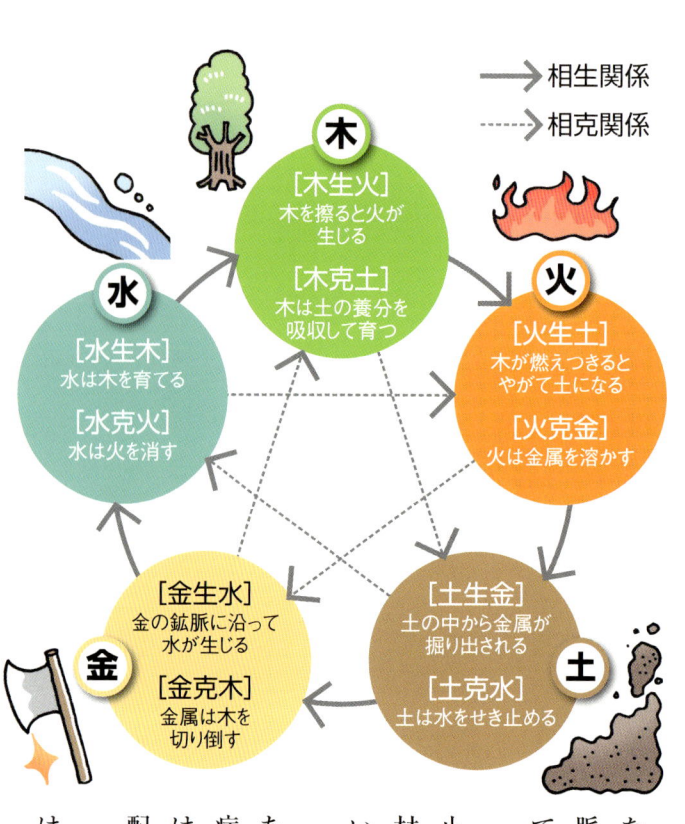

相互に影響しあう五行の関係

中国古代哲学に、**五行説**があります。宇宙、物質世界を限られた要素で説明しようとする考え方です。それが**木・火・土・金・水**の5つです。

木が燃えて火が生まれ、火で燃えた木はやがて土になり、土から金の鉱脈が生まれ、金の鉱脈に沿って水脈が生まれ、水で木は育つ……と考え、この世のすべてのものが循環している関係を「**相生**(そうせい)」といいます。

これに対して、木は土に根を伸ばし、土は水をせき止め、水は火を消し、火は金を溶かし、金は木を切る材料となる……というように、お互いを打ち滅ぼしていく関係を「**相克**(そうこく)」といいます。

それぞれが意味を持ち、対応する臓器や季節などがあります。左表から読み解くと、春は肝(かん)が病みやすく、病気になると目が充血する……となります。中医学(ちゅういがく)では、五行説が食事や生活習慣などの養生(ようじょう)、治療、薬の配合の基本となる考え方のひとつになっています。

しかしその後、現実との矛盾点もあり、漢方医学では、五行説は限られた場合でのみ応用しています。

→ 相生関係
--→ 相克関係

木
[木生火] 木を擦ると火が生じる
[木克土] 木は土の養分を吸収して育つ

火
[火生土] 木が燃えつきるとやがて土になる
[火克金] 火は金属を溶かす

土
[土生金] 土の中から金属が掘り出される
[土克水] 土は水をせき止める

金
[金生水] 金の鉱脈に沿って水が生じる
[金克木] 金属は木を切り倒す

水
[水生木] 水は木を育てる
[水克火] 水は火を消す

五行の配当表

	木	火	土	金	水
五臓 対応する臓	肝	心 （心包）	脾	肺	腎
五腑 対応する腑	胆	小腸 （三焦）	胃	大腸	膀胱
五竅 病気が現れやすいところ	目 （充血）	舌 （色・形の変化）	口 （口内炎・口角炎）	鼻 （鼻炎）	耳 （聞こえにくい）
五主 五臓から栄養を補うところ	筋	血脈	肌肉	皮	骨
五支 臓が弱っていることを知らせるところ	爪 （もろくなる）	面色 （顔が赤くなる）	唇 （荒れる）	息 （異臭がする）	髪 （抜ける）
五季 病気が悪化しやすくなる季節	春	夏	土用	秋	冬
五方 病気の性質と関係する方向	東	南	中央	西	北
五色 病気のときの顔色	青	赤	黄	白	黒
五味 病気のときに好む味	酸	苦	甘	辛	鹹 （塩からい）
五悪 病気になりやすい気候	風 （春の強風）	熱 （暑さ）	湿 （湿気）	燥 （乾燥）	寒 （寒さ）
五志 臓が弱ったときに変化する感情	怒	喜	思 （思い悩む）	悲	恐

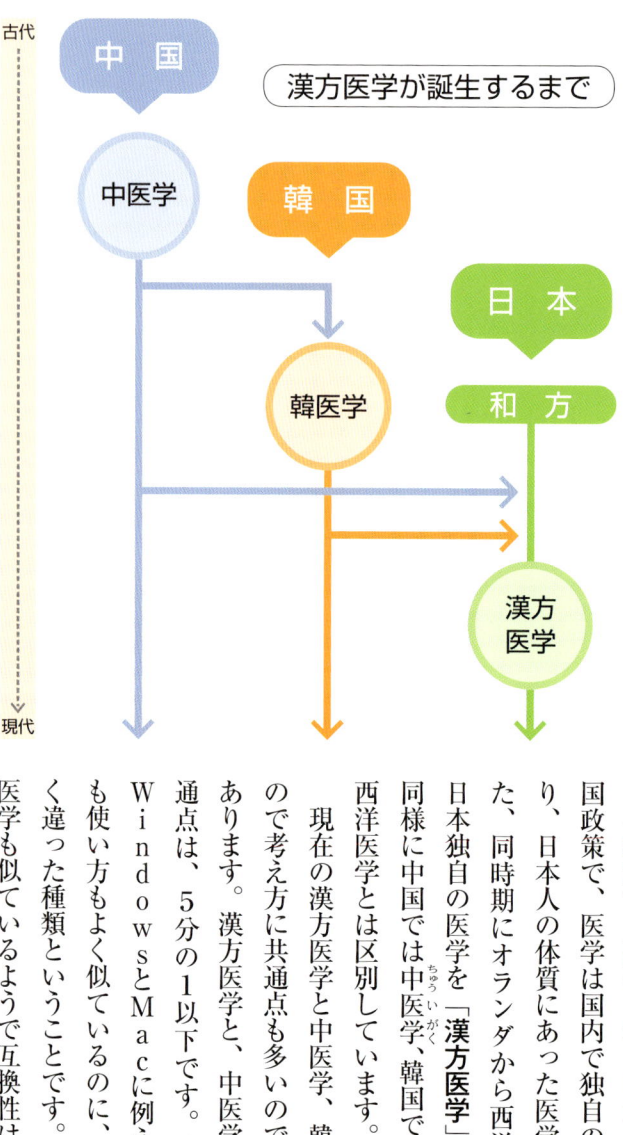

似ているようで違う中医学・韓医学

漢方医学が誕生するまで

古代 → 現代

- 中国 → 中医学
- 韓国 → 韓医学
- 日本 → 和方 → 漢方医学

源流が同じでも異なる3種の医学

その昔、中国大陸や朝鮮半島から、さまざまな交流を通じて、現代の漢方医学の基となるものが〝最先端の医学〟として日本に伝わり、従来の日本の医学である「和法(わほう)」と融合されました。その後、江戸時代の鎖国政策で、医学は国内で独自の発展を遂げることとなり、日本人の体質にあった医学に集大成しました。また、同時期にオランダから西洋医学が伝わったため、日本独自の医学を「漢方医学(かんぽういがく)」と呼び、区別しました。同様に中国では中医学、韓国では韓(かん)(東)医学(いがく)と呼び、西洋医学とは区別しています。

現在の漢方医学と中医学、韓医学は、源流が同じなので考え方に共通点も多いのですが、大きく違う点もあります。漢方医学と、中医学で常用される処方の共通点は、5分の1以下です。その違いはパソコンのWindowsとMacに例えられるでしょう。原理も使い方もよく似ているのに、互換性は低く、まったく違った種類ということです。漢方医学と中医学、韓医学も似ているようで互換性は少ないのです。

漢方医学と中医学・韓医学の異なる点

	漢方医学	韓医学	中医学
治療の対象	未病の治療 病気の治療 （専門の大学はない）	病気の治療 （専門の大学がある）	病気の治療 （専門の大学がある）
治療の基礎	陰陽（P.54）・虚実（P.54）の証を中心に、理論を重んじず、実用的医療	実用的であり、医学的理論も整っている	陰陽（P.32）五行説（P.34）を基に、緻密な医学的理論で病因を分析する
治療方法	漢方薬は必要最小限の量を使う（20～30g/日） 鍼治療は、細い鍼を浅く何本も刺す	薬の使用量は中等度（50～100g/日）、長く煎じる 鍼治療は、やや太い鍼を深く刺す	薬の使用量は多め（200～300g/日）長く濃く煎じる 鍼治療は、太い鍼を深く刺す
薬の組みあわせ方（出典）	方剤をむやみにいじらない（傷寒論、金匱要略に準拠した方証相対）	方剤を尊重（広く古典に求める） 郷薬（地元の薬）を使う	症状を弁証し、一人ひとりに異なった処方を作る（弁証論治）
使われる薬の剤型	エキス剤など近代的な製剤が主流（エキス剤は日本の健康保険可）	エキス剤と煎じ薬（エキス剤は韓国の健康保険可）	煎じ薬が中心
医師資格について	すべての医師のほか薬剤師も漢方を扱うことができる 鍼灸は鍼灸師が担当	韓医学の医師と西洋医学の医師は免許が別 韓医師が鍼灸を行う	中医学の医師と西洋医学の医師は免許が別 中医師が鍼灸を行う
共通点	薬物療法は生薬をブレンドした煎じ薬を主に用い、鍼灸などの手技療法も同時に行う。		

COLUMN

世界の伝統医学

西洋医学も注目しはじめた医療分野 気候や風土にあった独自の医学体系を構築

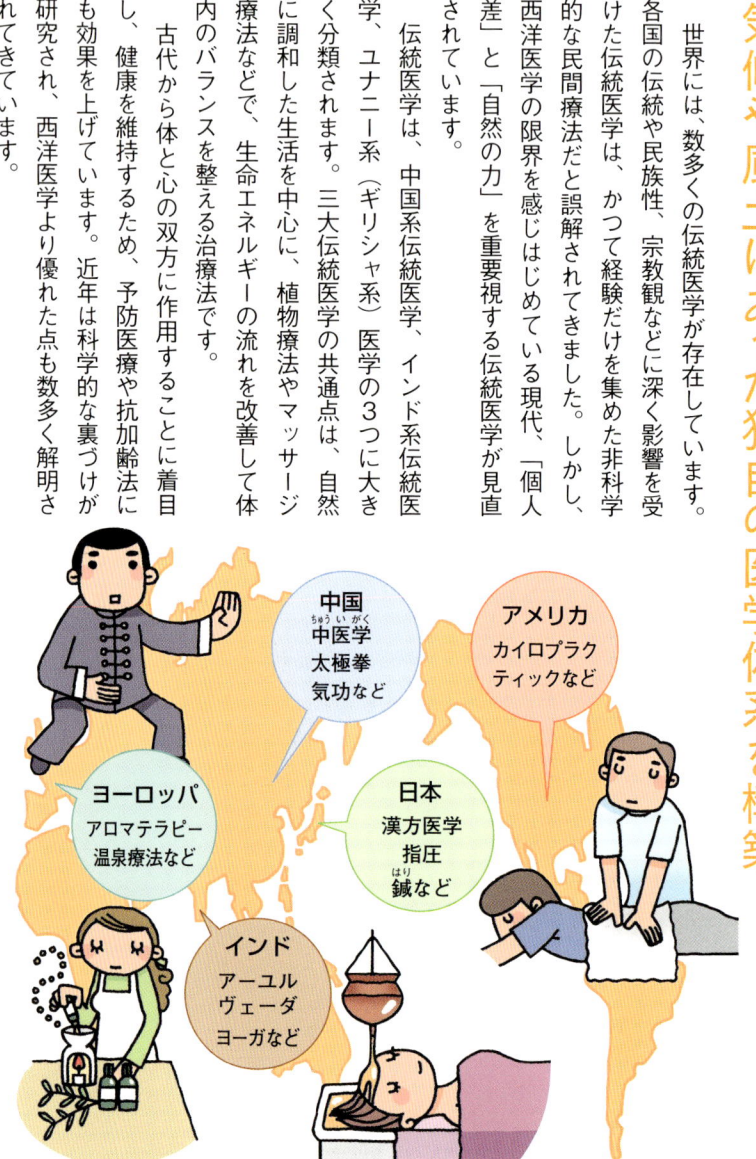

世界には、数多くの伝統医学が存在しています。

各国の伝統や民族性、宗教観などに深く影響を受けた伝統医学は、かつて経験だけを集めた非科学的な民間療法だと誤解されてきました。しかし、西洋医学の限界を感じはじめている現代、「個人差」と「自然の力」を重要視する伝統医学が見直されています。

伝統医学は、中国系伝統医学、インド系伝統医学、ユナニー系（ギリシャ系）医学の3つに大きく分類されます。三大伝統医学の共通点は、自然に調和した生活を中心に、植物療法やマッサージ療法などで、生命エネルギーの流れを改善して体内のバランスを整える治療法です。

古代から体と心の双方に作用することに着目し、健康を維持するため、予防医療や抗加齢法にも効果を上げています。近年は科学的な裏づけが研究され、西洋医学より優れた点も数多く解明されてきています。

中国
中医学
太極拳
気功など

アメリカ
カイロプラクティックなど

ヨーロッパ
アロマテラピー
温泉療法など

日本
漢方医学
指圧
鍼など

インド
アーユルヴェーダ
ヨーガなど

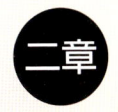

二章
病気の原因と診察の方法

漢方医学では、病気になる原因を
内因、外因、不内外内の3つで考えます。
体からのサインを五感で感じ取り、病気の原因を探ります。
これを「証を立てる」といいます。

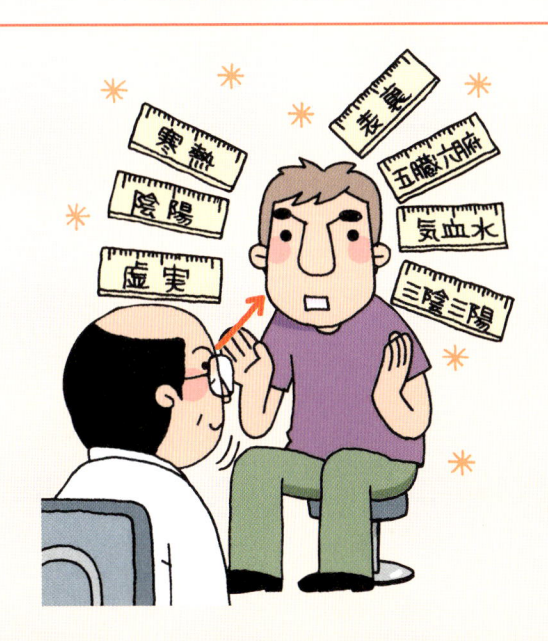

病気や不調の原因

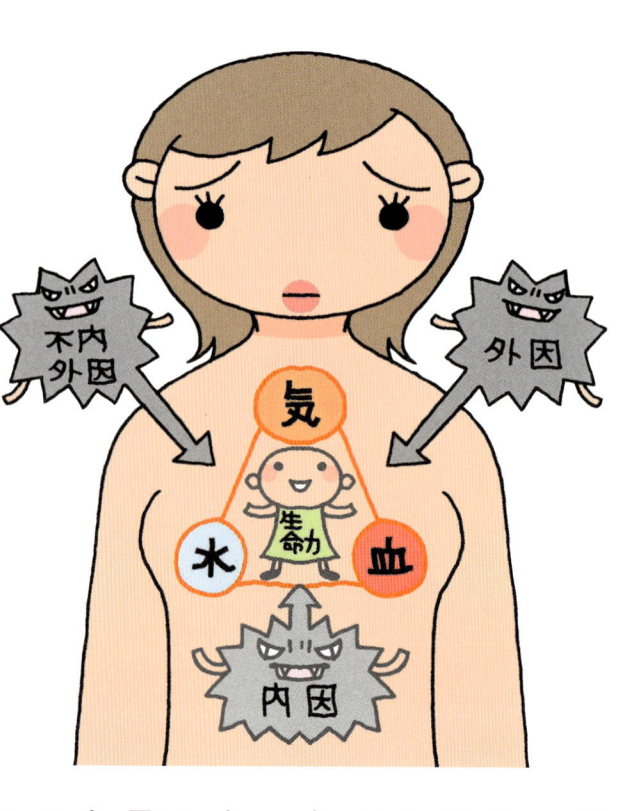

バランスの乱れが病気を生む

人は、健康な状態では抵抗力に満ちています。しかし体内のバランスが崩れると抵抗力が弱くなり、病気につけ入る〝スキ〟を与えてしまいます。漢方医学では、「気血水」（P56）のバランスが乱れたときに病気が起こると考えます。

「気血水」とは、自律神経を司る「気」と、体内循環を司る「血」と、免疫を司る「水」に分かれ、互いが影響しあって全身を絶えず巡り、人の生命活動のもとになるものです。「気血水」のうち、ひとつが乱れている状態ではまだ未病ですが、それ以上乱れてしまうと病気となります。

この「気血水」のバランスを乱す原因は3つあります。季節の変化や環境など外的な要因「外因」、感情やストレスなどの体の内側から引き起こされる「内因」、偏食や運動不足などの不摂生な生活習慣が原因となる「不内外因」に分類されます。漢方医学では、これらの要因が複雑に組みあわさって、病気の原因をつくっていると考えます。

外因

● 季節や生活の環境による要因 ●

季節や環境などによる要因を「外因」といいます。漢方医学では、気候の変化による要因を「風」「寒」「暑」「湿」「燥」「火」の「六淫」で考えます。風（空気の対流）、寒さ、熱、湿度、乾燥、暑さが病気をもたらし、季節によって起こりやすい病気が異なります。このほか、自然や生活環境、大気汚染なども外因にあたり、「気血水」に変調を及ぼします。外因は、個人的にコントロールすることは困難で、改善するには環境保全などの社会的な取り組みが必要です。

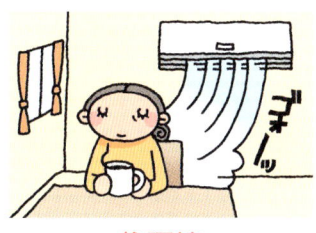

住環境

住環境の変化も外因のひとつです。気密性の高い鉄筋コンクリートの住宅では、湿気がたまりやすく、リウマチや神経痛などが引き起こされます。冷房によって、夏でも冷え症に悩む人も増えています。

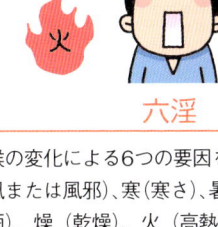

六淫

気候の変化による6つの要因を指します。風（季節風または風邪）、寒（寒さ）、暑（暑さ）、湿（湿気・梅雨）、燥（乾燥）、火（高熱）と、それぞれ要因によって引き起こされる症状が異なります。

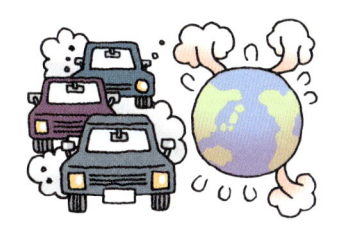

地球環境

大気汚染による喘息、ヒートアイランド現象による重度の熱中症など環境破壊による影響も問題です。アレルギー症状を引き起こす花粉や黄砂、海の生物の重金属汚染、環境ホルモンなどの内分泌かく乱物質も外因になります。

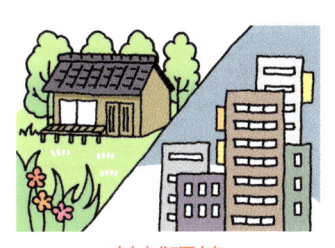

地域環境

海や湖など水辺の地域ではリウマチや関節痛、山岳地域では高血圧などが起こりやすくなります。また、都市部では、田舎に比べて圧倒的に排気ガスが多く、大気汚染などによって喘息で悩まされたりします。

内因

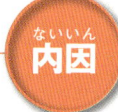

過剰な感情が体を傷つける

適度の喜怒哀楽といった感情の変化は、人生にハリを与えてくれます。しかし、激しい感情の変化や、長期間ある感情に支配された場合は、大きなストレスとなり、気の変調を起こす原因のひとつになります。これを「**内因**」といい、喜・怒・思・憂・悲・恐・驚の7つの感情を「七情」といいます。過度な七情は体の内側から刺激するため、臓腑を直接傷つけて病気を引き起こします。内因は個人的なものですが、性格や気質を変えることは難しく、これもコントロールしにくいのです。

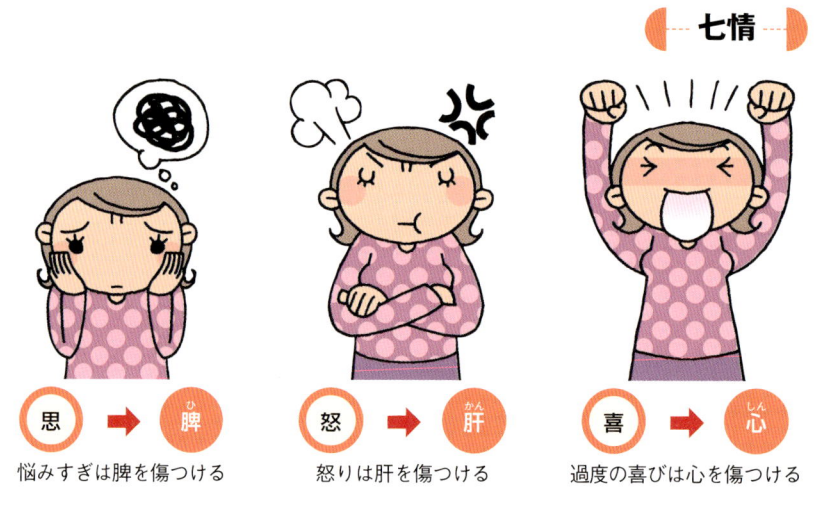

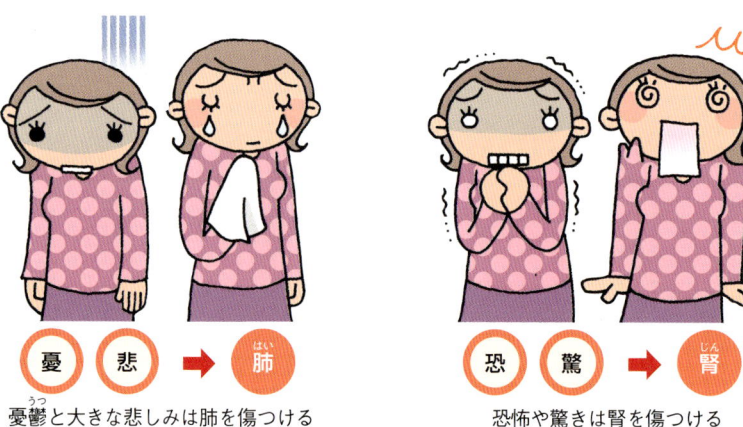

七情

思 → 脾
悩みすぎは脾を傷つける

怒 → 肝
怒りは肝を傷つける

喜 → 心
過度の喜びは心を傷つける

憂・悲 → 肺
憂鬱と大きな悲しみは肺を傷つける

恐・驚 → 腎
恐怖や驚きは腎を傷つける

病気や不調の原因

不内外因

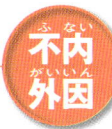

●自分次第で病気を未然に防げる●

外因と内因に分けられない病気の原因を「**不内外因**」といいます。不内外因には、切り傷や骨折などのケガ、食中毒や薬物中毒、事故、生活習慣の不摂生など、自分で予防することができる原因もあります。外因や内因に比べ、不内外因は自分である程度コントロールできます。特に、食生活に気をつけましょう。食べすぎや好きなものに偏った食事、飲酒、不規則な食事時間は、「気血水」に変調をもたらし、心身に大きな負担をかけて生命力を衰退させることに繋がります。

不規則な生活
過労、睡眠不足、運動不足、激しい運動など。

不摂生な食生活
暴飲暴食、過多の飲酒、無理な食事、偏食など。

体に負担をかける出産
多産、無産、高齢出産、若年出産。

性生活
過度・過少のセックス、性病など。

その他
中毒、過度な薬剤、体質にあわないサプリメントなど。

外傷
事故によるケガややけど、虫刺されなど。

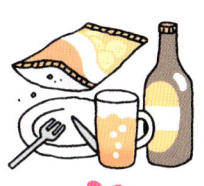

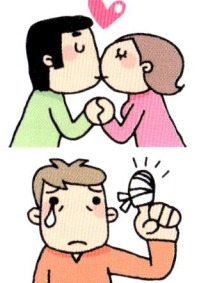

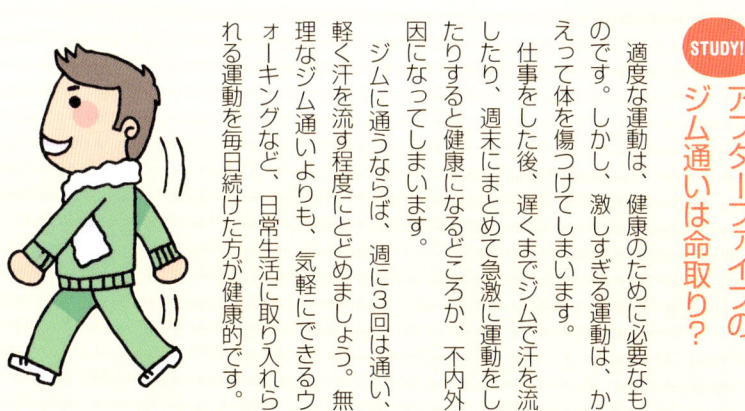

STUDY! アフターファイブのジム通いは命取り?

適度な運動は、健康のために必要なものです。しかし、激しすぎる運動は、かえって体を傷つけてしまいます。仕事をした後、遅くまでジムで汗を流したり、週末にまとめて急激に運動をしたりすると健康になるどころか、不内外因になってしまいます。

ジムに通うならば、週に3回は通い、軽く汗を流す程度にとどめましょう。無理なジム通いよりも、気軽にできるウォーキングなど、日常生活に取り入れられる運動を毎日続けた方が健康的です。

二章　病気の原因と診察の方法　病気や不調の原因

証を立てる

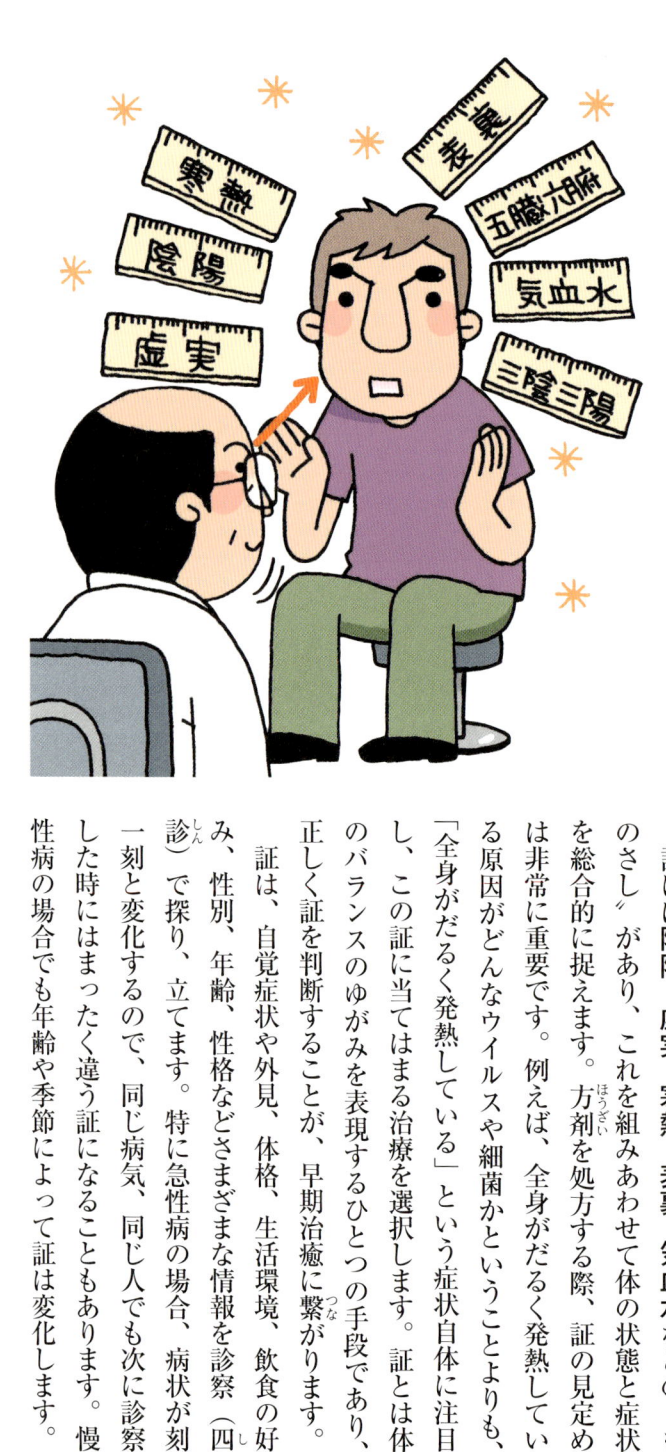

全身の状態を診て治療を進める

漢方医学では体力や病気に対する反応、経過、病気の起こり方を見定め、治療方針を決めます。これを「証を立てる」といい、漢方医学の診断の基本となります。

証には**陰陽**・**虚実**・**寒熱**・**表裏**・**気血水**などの"ものさし"があり、これを組みあわせて体の状態と症状を総合的に捉えます。方剤を処方する際、証の見定めは非常に重要です。例えば、全身がだるく発熱している原因がどんなウイルスや細菌かということよりも、「全身がだるく発熱している」という症状自体に注目し、この証に当てはまる治療を選択します。証とは体のバランスのゆがみを表現するひとつの手段であり、正しく証を判断することが、早期治癒に繋がります。

証は、自覚症状や外見、体格、生活環境、飲食の好み、性別、年齢、性格などさまざまな情報を診察（四診）で探り、立てます。特に急性病の場合、病状が刻一刻と変化するので、同じ病気、同じ人でも次に診察した時にはまったく違う証になることもあります。慢性病の場合でも年齢や季節によって証は変化します。

二章　病気の原因と診察の方法｜証を立てる

漢方医学の診断から治療までの流れ

漢方医学ではまず四診と呼ばれる診察が行われます。専門医が**目・鼻・口・耳・手**の五感を使ってその人の証を立てるための情報を集めます。証は四診により多方面から診察を行って立てられ、その証により、その人だけの治療方法を導き出します。そして証を立てたら、漢方薬や鍼灸などの治療に入ります。つまり証とは、治療のための指示のことです。

STEP 1　四診

- **望診（P.78）**
  顔や体、舌など、目でわかる症状を診る診察。

- **問診（P.82）**
  症状などを詳しく質問する診察。問診票を書く場合もある。

- **聞診（P.84）**
  耳と鼻で見極める診察。声や咳の音、口臭などをチェック。

- **切診（P.86）**
  脈や腹部など、患者に直接触れて診断する診察。

STEP 2　証

- **虚実（P.46）**
  主に体力や体質、新陳代謝、抵抗力を示す。

- **陰陽（P.54）**
  主に慢性病の状態や自律神経の偏りなどを示す。

- **気血水（P.56）**
  全身を巡る気血水のバランスを示す。

- **五臓六腑（P.68）**
  五臓六腑のどの部分に異常があるかを示す。

- **寒熱（P.70）**
  主に慢性的な症状の温度感覚を示す。

- **表裏（P.72）**
  症状が現れている部位を示す。

- **三陰三陽（P.74）**
  急性病の進行具合を示す。

STEP 3　治療

- **漢方薬**
  いくつかの生薬を配合した薬を服用する。

- **鍼灸**
  鍼や灸でツボを刺激して体内の巡りを調整する。

- **養生**
  毎日の生活や食事で体質を改善する。

虚実の証（きょじつのしょう）

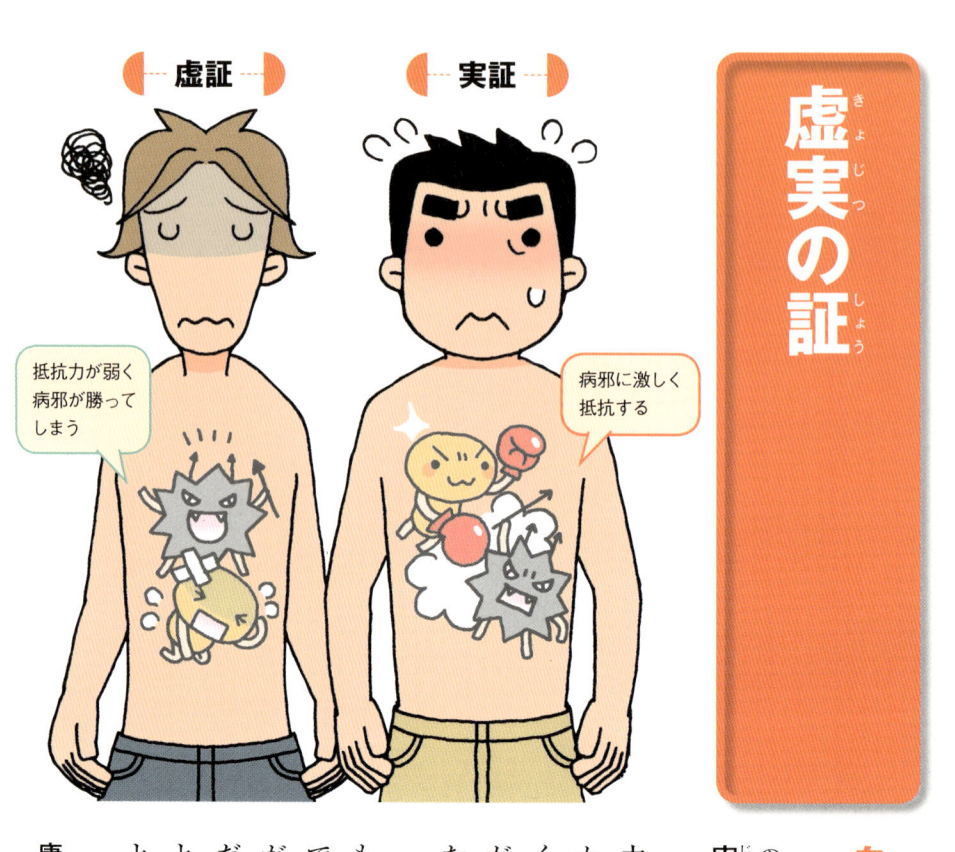

自分の体質を知ることが大切

体力の充実度や体質、病気に対する抵抗力・反応性の強さを表すのが「**虚実の証**」です。その強さにより**実証・虚証・中庸**に分けられます。

実証の人は体力や気力が過剰で、病気に対する抵抗力が強いタイプ。病気への反応性も高く、カゼなどにかかると高熱が出ますが回復が早く、いつまでも寝つくことはありません。しかし病気を感知するセンサーが鈍いために病気に気づかないことも多く、病院に行ったときにはすでに重病になっていることも多いのです。

一方**虚証**の人は、体力や気力が弱く、少しの無理でも疲れを感じます。病気に対する抵抗力も弱いタイプです。病気への反応性も低く、カゼを引いても、微熱が続き、長々と寝ついてしまうのは虚証の人です。ただし、病気に対するセンサーが鋭く、少し体調を崩すと体を休め、病院へもすぐに行くため、重病になることは少ないという傾向があります。

実証、虚証は共に未病（みびょう）の状態にあり、中間である**中庸**が健康な状態です。

虚証：抵抗力が弱く病邪が勝ってしまう

実証：病邪に激しく抵抗する

CHECK! 今の体の状態をチェックしてみましょう!

虚証か実証かを正確に判定するには、漢方専門医の診察が必要ですが、自分でもある程度の傾向はつかめます。当てはまる項目にチェックしてみましょう。また虚実は、体調や時間などそのときどきで変わっていくものなので、ずっと虚証・実証というわけではありません。

質問	実証	✓	どちらともいえない	虚証	✓
[体型]	筋肉質	☐	☐	やせ型 or 水太り	☐
[声の出方]	大きい・力強い	☐	☐	小さい・弱い	☐
[顔の色つや]	よい	☐	☐	青白い	☐
[食欲]	旺盛で食事は早い	☐	☐	少食で食事は遅い	☐
[疲労]	感じない	☐	☐	疲れやすい	☐
[体力]	自信がある	☐	☐	自信がない	☐
[疲労回復]	早い	☐	☐	遅い	☐
[栄養状態]	良好	☐	☐	不良	☐
[抵抗力]	あり	☐	☐	なし	☐
[脈/血圧]	力強い/高め	☐	☐	細く弱々しい/低め	☐
[活動性]	積極的	☐	☐	消極的	☐
[着衣状況]	薄着	☐	☐	厚着	☐
[手足の冷え]	なし・冷えに強い	☐	☐	あり・冷えに弱い	☐
[飲食]	冷たいものを好む	☐	☐	温かいものを好む	☐
[生活]	不規則で寝食を忘れることがある	☐	☐	極めて規則的	☐
[徹夜]	翌日もほぼ平気	☐	☐	できない 翌日寝込む	☐

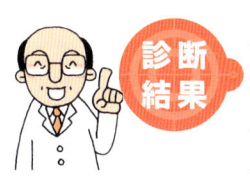

診断結果 実証か虚証にチェックした数が10個以上の場合は、その証の傾向にあります。さらに、12個以上の場合はその証に傾いた未病です。10個以下なら中庸の状態です（ただしほかの証の要素もあるので必ずしも中庸とはいえません）。

虚実の証

実証

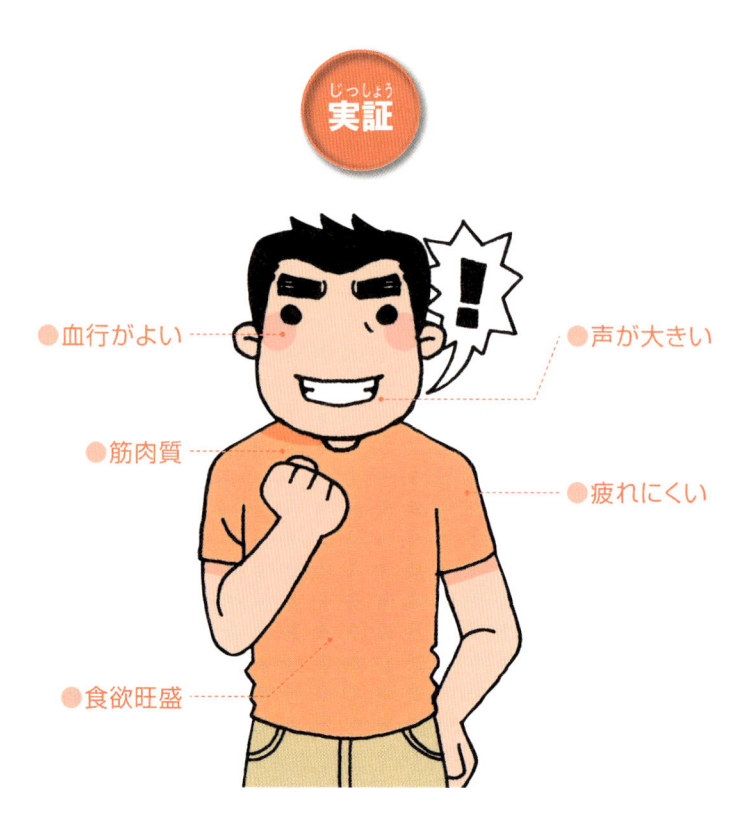

- 血行がよい
- 筋肉質
- 食欲旺盛
- 声が大きい
- 疲れにくい

「体力に自信あり」が危険な実証

　実証の人は、エネルギッシュで声が大きく、顔の色ツヤがよいのが特徴です。筋肉質でガッチリした小太りの人が多いですが、必ずしも全員が大柄というわけではなく、小柄でやせている実証の人も大勢います。

　血圧、体温共に高めで、副腎皮質ホルモンや甲状腺ホルモンなどの分泌が多く、新陳代謝が活発です。

　パワフルで、一見健康の象徴と思えますが、実証の人は、もともと体に無理がきくこともあり、寝食を忘れて仕事や勉強に集中し、1食くらい食事を抜いても平気なため、不規則な生活や無理な労働をしがち。健康に自信があり、病気とは無縁だと思っているため、糖尿病や脂質異常などの生活習慣病、メタボリックシンドローム、がん、心筋梗塞など、命に関わる病気にかかっていても、重症になって初めて気がつきます。

　実証の人は、虚証の人よりも危険な状態です。実証の傾向があると感じたら、自分は疲れのセンサーが鈍いことを自覚し、ブレーキをかけるくらいの気持ちで生活をすることが大切です。

●実証のカルテ●

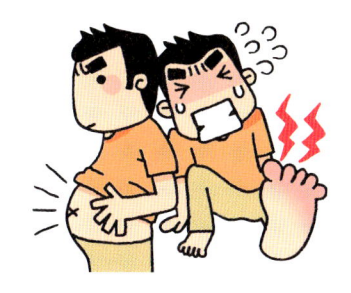

二章 病気の原因と診察の方法｜虚実の証

かかりやすい病気

気がつかないうちに、動脈硬化、糖尿病などの生活習慣病、痛風、認知症、脳梗塞、心筋梗塞、がんなどの重篤な疾患にかかっているケースが多いです。

かかりやすい未病

脂質異常、血圧異常、高血糖、メタボリックシンドロームなど。自覚症状が出るときには、かなりの重症になっていることが多いタイプです。

【実証の特徴】

病気には無縁だと思い、体調の変化に鈍感。放っておくと過労死などの突然死を招く場合があります。虚証に比べて短命の傾向。

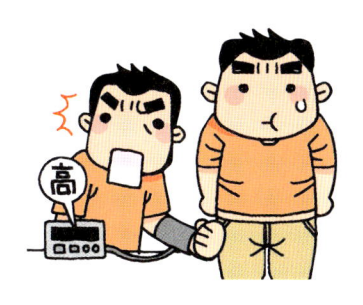

治療方針

体から余分な力を取り除き、体調を安静にする漢方薬を処方します。規則正しい生活、適度な飲食、充分な睡眠を心がけましょう。

STUDY! 間違ったサプリメントは体に害を与えるだけ！

「最近話題だから」「雑誌やテレビで紹介されていたから」など、安易にサプリメントを選んでいませんか？ サプリメントは食品に分類されますが、薬のように強い効果を示すものも多く、体質にあわないものを飲んでいると、効果が期待できないばかりか、逆に健康を害してしまう可能性もあります。サプリメントも体質にあわせて選ばなくてはなりません。

実証タイプの人は、食物繊維やポリフェノール、茶、海藻、プロポリス、胚芽や玄米など、体から余分なものを出す瀉剤（P93）の効果があるサプリメントがよいでしょう。

虚証の人や、病後、術後の体力増強には、体力を補う、補剤（P93）の効果があるサプリメントが適しています。人参やビタミン・ミネラル類、アミノ酸タンパク質分解酵素、ホルモン様物質、発酵食品、酵母、乳酸菌類を使ったものがよいでしょう。

虚実の証

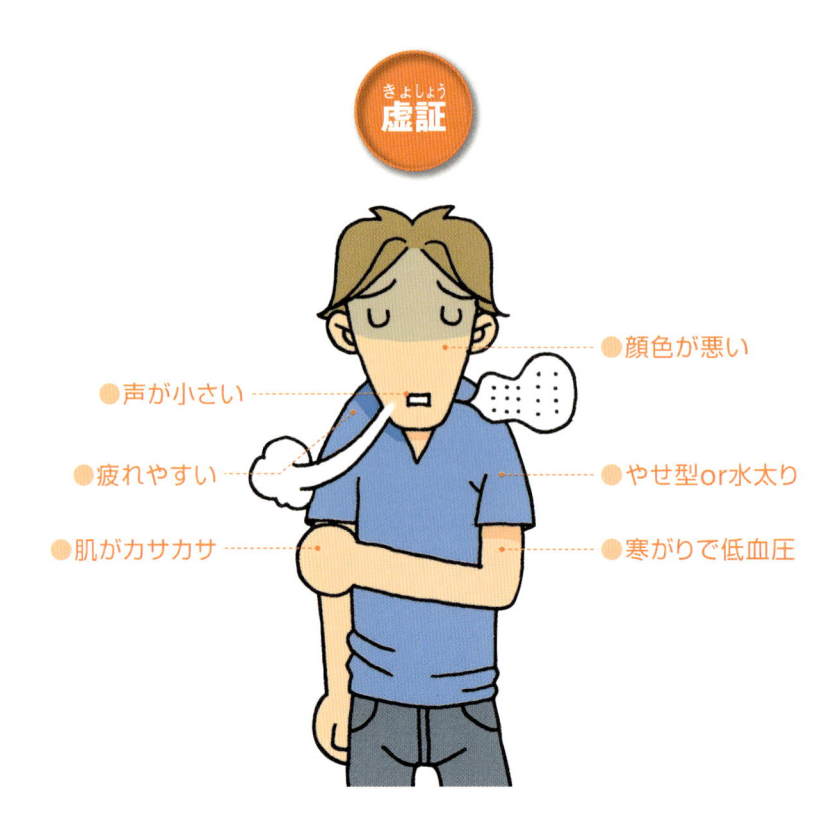

きょしょう 虚証

- 声が小さい
- 疲れやすい
- 肌がカサカサ
- 顔色が悪い
- やせ型or水太り
- 寒がりで低血圧

体質が弱く無理がきかない虚証

　虚証の人は、病気に対して抵抗力がなく、いつも体調不良を訴えがちです。顔色は青白く、すぐにカゼを引き、疲れやすいため、徹夜などはもってのほか。少し無理をして仕事をしたり、徹夜などをしたりすると、その後しばらくは寝込んでしまいます。神経を使ったりすると、性格的にもおとなしくて人見知りをしやすく、繊細で傷つきやすい傾向にあります。食も細く、食べるのが遅く、消化機能も低いのですが、3食きちんと食べないと空腹で体調が悪くなってしまいます。

　体温も新陳代謝も低いため、汗をかきにくいのが特徴。特に冷えやすく、低血圧で、免疫機能も低いため、季節の変わり目に体調を崩してしまいます。

　病気になりやすいのですが、体調の変化に敏感なため重病にはなりません。ただし、病院に行っても体調不良は、検査値には、現れず、西洋医学的には病気と診断されないことも多々あります。そのため、病院をいくつも梯子(はしご)して通う"ドクターショッピング"をしてしまうのも、虚証の人です。

虚証のカルテ

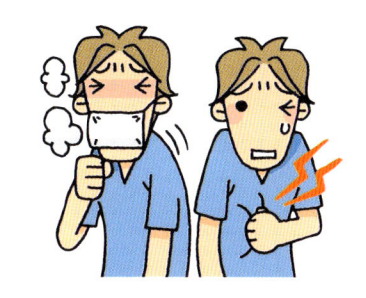

かかりやすい病気
病気に対する抵抗力・免疫力が弱いため、カゼやインフルエンザ、腸炎、結核など、感染症にかかりやすいです。

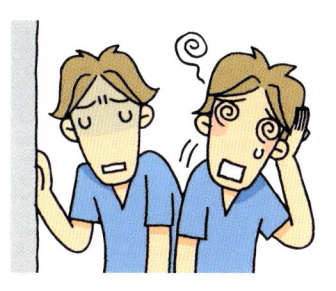

かかりやすい未病
冷えや冷えによる消化不良、低血圧、貧血、頭痛、不眠、倦怠感、めまい、動悸、吐き気、肩こりなど。精神的ストレスにも弱いタイプです。

【虚証の特徴】
体調の変化に敏感で、異変を感じるとすぐに薬を飲み、病院にも行きます。重病になりにくく、長生きするタイプ。薬の副作用に注意。

治療方針
漢方薬では主に体力を補う補剤（P.93）を処方し、気血を補って体を温めます。薬の副作用も出やすいので、少量から飲みます。温かい飲食物とたっぷりの休養を取り、規則正しい生活を心がけましょう。

STUDY!
マクロビオティックと体質　玄米食は虚証には荷が重い!?

世界的に流行している食事療法のひとつに、マクロビオティックがあります。マドンナやトム・クルーズなどのハリウッドセレブが取り入れていることで一躍有名になり、日本でもマクロビオティックの料理本が書店に並び、レストランも流行しています。

実は、マクロビオティックは日本生まれの食事療法で、玄米菜食を中心とした食事は日本人には適した食事です。特に、メタボリックシンドロームの実証の人には適しています。

しかし、玄米食は虚証の人には負担が重いのです。玄米には食物繊維が多く含まれていますが、それは言い換えれば消化が悪いということ。玄米を食べるときは実証の人も噛む回数を増やすことが必要ですが、虚証の人は消化吸収力が弱いため、玄米は胃腸に負担になります。マクロビオティックを試すのであれば、せめて五分づき、七分づきの米にしてください。

虚実の証

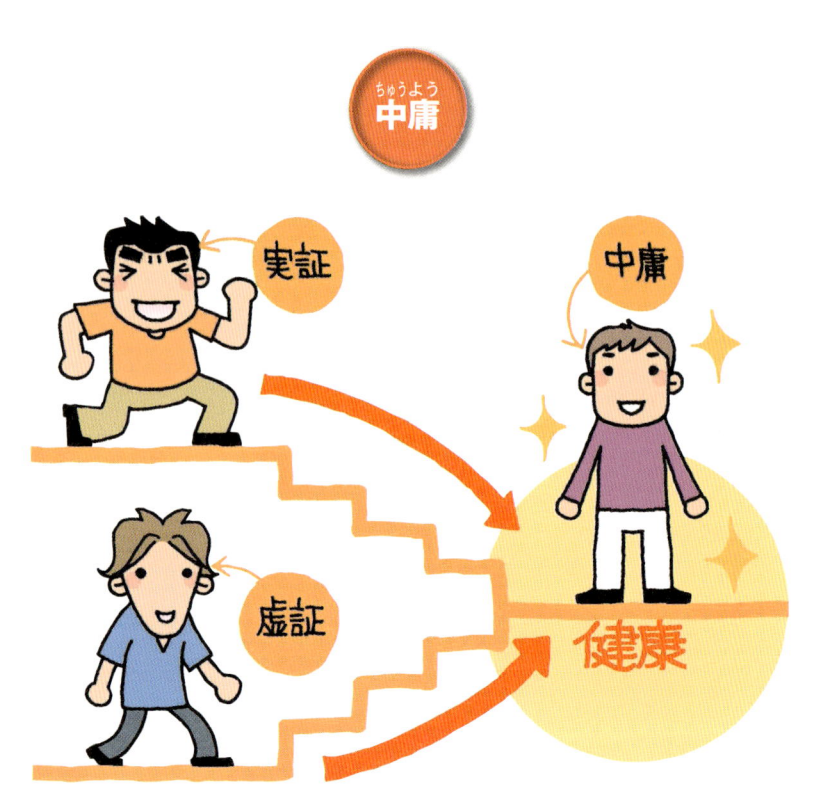

体内バランスがよい理想の健康体

実証と虚証の中間にあるのが**中庸**で、漢方医学では中庸が最も理想的な健康体と考えます。血圧、体温共に高すぎず低すぎず、ホルモンバランス、代謝機能も正常で、最も病気にかかりにくい状態です。生活習慣も規則正しく、暴飲暴食をしたり、食べなかったりすることもなく、規則正しく食事を摂ることができ、きちんと排泄もあります。

例えるならば、中庸は回っているコマのようで、力の入り加減が適度で常にバランスが保たれているため、多少の衝撃を受けても安定して回転できます。

しかし現代人は、競争社会において実証に傾きがちです。現在中庸の人でも、自分の体調や健康状態に気を使わずに、そのまま忙しく社会生活を送っていると、徐々に実証に傾いてしまいます。

中庸の人は規則正しい生活を守り、適度な飲食、適度な運動を心がけて健康体をキープしましょう。体調の変化にも気をつけ、少し無理をしたなと思ったら、回復できるように養生を心がけることが大切です。

COLUMN

体質から考える子育て

現代の競争社会に有利なのは実証
虚証は人間国宝になるような大器晩成型

子どもにも虚実があります。幼いころはほとんどの子が実証に見えますが、小学校高学年になると次第に虚実が現れます。毎日、子どもの顔色や声色、行動パターン、性格や気質、かかる病気などを観察し、傾向を探りましょう。食べるのが早いと実証、遅いと虚証、短時間の睡眠でも目覚めがよいと実証、長時間の睡眠でも目覚めが悪いと虚証の傾向。また、第二次性徴が早い子は実証の傾向です。

実証は、幼いころから勉強もスポーツもできる、親にとっては自慢の子ども。体力があり、徹夜で受験勉強をしても平気で、現代の競争社会は実証に有利なシステムといえます。何ごとにも打ち込む力がありますが、そのパワーが非行や暴力に走らないよう注意して、のびのびと育ててください。

虚証の子どもは、体質が弱く、徹夜の受験勉強は体力が続きません。競争社会で遅れることもありますが、強要すると負担が蓄積され、心身を追い詰めてしまいます。子どもの集中力や体力の目安を把握し、効率よく勉強に取り組める工夫をすることが大切です。一方で虚証は大器晩成型。ひとつのことに根気よく取り組む力があるので、晩年に大成することが多いのです。晩年、人間国宝になるような人は、往々にして虚証体質です。

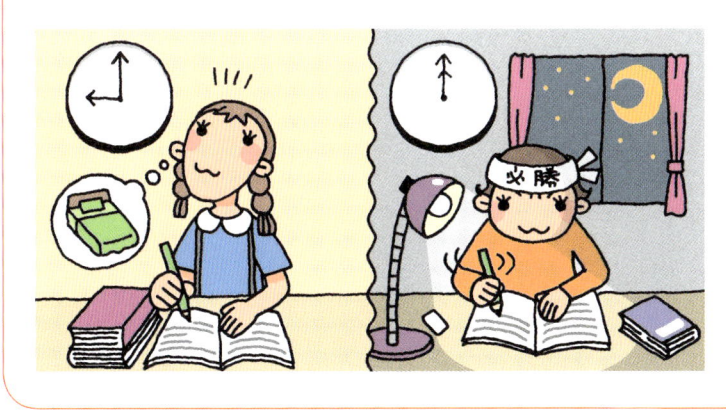

陰陽の証

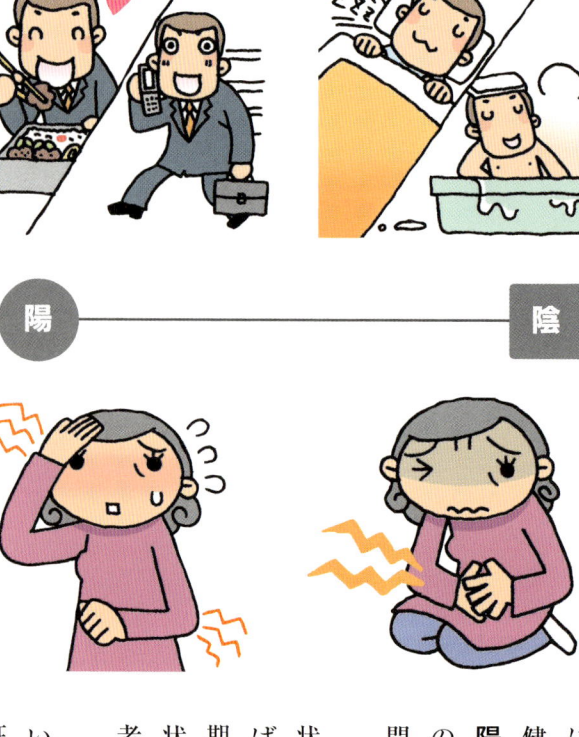

陰陽の入れ替わりは自律神経に関係あり

陰陽は、交感神経と副交感神経からなる自律神経の切り替わりのバイオリズムを表します。昼は食事や運動するための交感神経（陽）が活発に、夜はエネルギーを備蓄して疲れを癒すための副交感神経（陰）が活発になります。この陰陽が円滑に入れ替わっているのが健康な状態です。陽が強すぎて陰が高まりにくい人は**陽証**、陰が強すぎて陽が高まりにくい人は**陰証**。陽証の人は活動的で気の早いタイプが多く、陰証の人は時間を気にせずのんびりしたタイプが多く見られます。

また、陰陽は病気の経過も示します。病気の初期症状を陽証とし、進行した症状を陰証と考えます。例えばカゼでは、熱が出て、体の節々が痛み、汗をかく初期症状が陽証。症状が進行して、下痢など消化管の症状が出てくると陰証の状態です。体力が低下した高齢者では初期から陰証の状態で発病する傾向があります。

このほか、症状が明確なときは陽証、はっきりしないときは陰証、症状が顕著に現れるのが昼の場合は陽証、夜の場合は陰証と判断します。

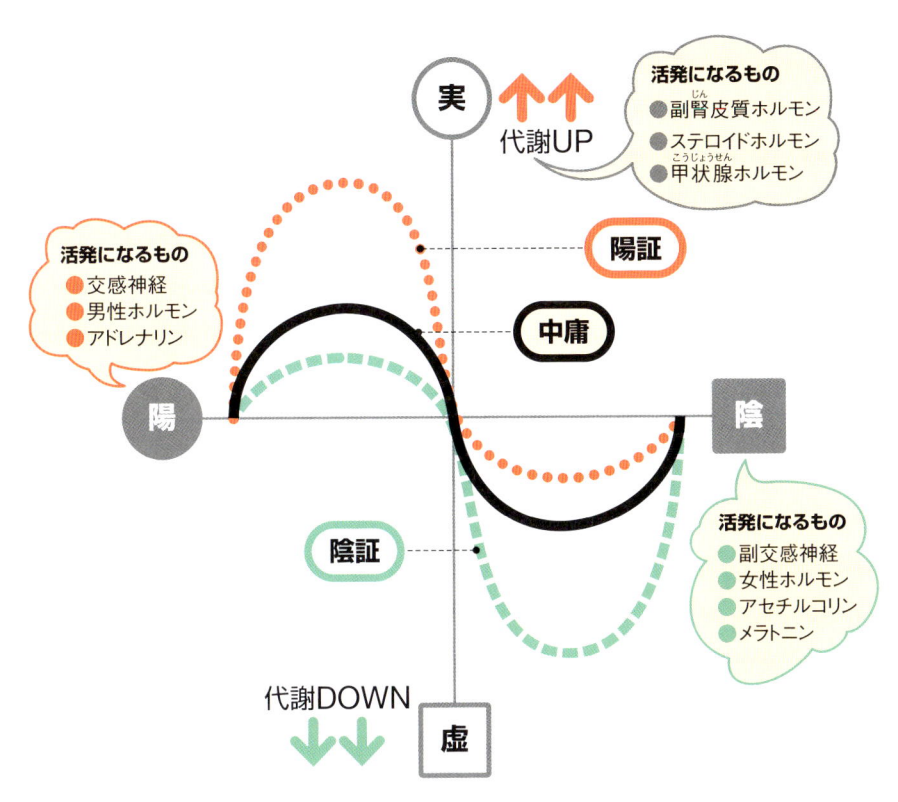

陰陽と虚実の関係性

自律神経のバランスを表す「陰陽」と、体質の強さを表す「虚実」は、深く関係しあっています。

「陰陽」は、上のグラフのように、1日の中で昼は陽が強くなり、夜になると陰が強くなるというサイクルを繰り返しています。このサイクルが円滑に働いているのが中庸であり、健康な状態です。

このサイクルが陽に傾くと、男性ホルモンやアドレナリンの分泌が活発で交感神経が優位な陽証となり、心身共に活動的な状態になります。さらに陽が強くなると、体質そのものが実証に近づきます。この状態を**陽実証**といい、一見健康に見えますが、実は心身の緊張度が非常に高くなった状態です。

逆に陰に傾くと、女性ホルモンやアセチルコリン、メラトニンなどのホルモンの分泌が活発な陰証となり、副交感神経の優位な状態になります。さらに陰が強くなると、体質が虚証に近づきます。これを**陰虚証**といい、心身共に活動度が低い状態になります。

これらはどちらも未病の状態です。

図中テキスト：

- 実 代謝UP
- 活発になるもの：副腎皮質ホルモン／ステロイドホルモン／甲状腺ホルモン
- 陽証
- 中庸
- 活発になるもの：交感神経／男性ホルモン／アドレナリン
- 陽
- 陰
- 陰証
- 活発になるもの：副交感神経／女性ホルモン／アセチルコリン／メラトニン
- 代謝DOWN 虚

気血水の証

気血水の概念は神経・内分泌・免疫と対応

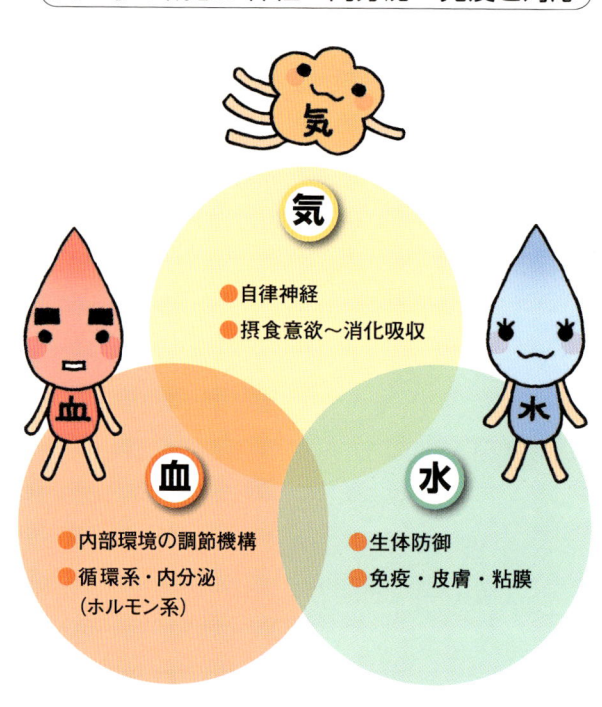

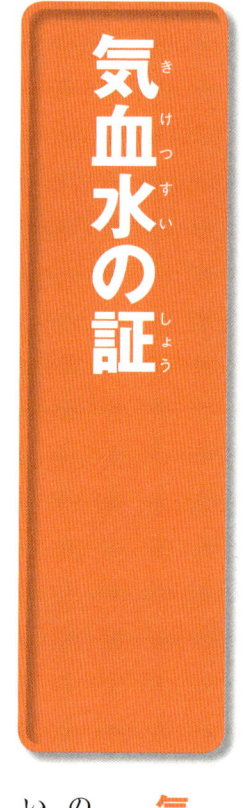

気
- 自律神経
- 摂食意欲～消化吸収

血
- 内部環境の調節機構
- 循環系・内分泌（ホルモン系）

水
- 生体防御
- 免疫・皮膚・粘膜

気血水は生命活動の柱

漢方医学で最も重要としている証が、人の生命活動のもとである「気血水」です。「気」「血」「水」が互いに影響をしあってバランスを保ち、体を動かし、頭を働かせ、心を安定させます。この「気血水」に乱れが生じると病気になると考え、どれがどのように乱れているかを探るのが「気血水の証」です。

「気血水」の働きは、西洋医学の概念「神経・内分泌・免疫」に当てはめて考えることができます。

気は、血と水を運ぶ役割をし、全身をくまなく巡らせる「自律神経系」。血は、栄養を運んだり、老廃物を押し流したりして体内環境の調節を行う「内分泌（血液やホルモンなどを含めた体液系）」。水は、体に潤いを与え、ウイルスや細菌から体を守る「免疫系」に相当します。

「気血水」が過不足なくバランスのよい状態が、理想的な健康状態である中庸です。「気血水」の乱れは相互に影響しあいます。「気血水」の乱れがひとつなら未病、それ以上乱れると病気と判断します。

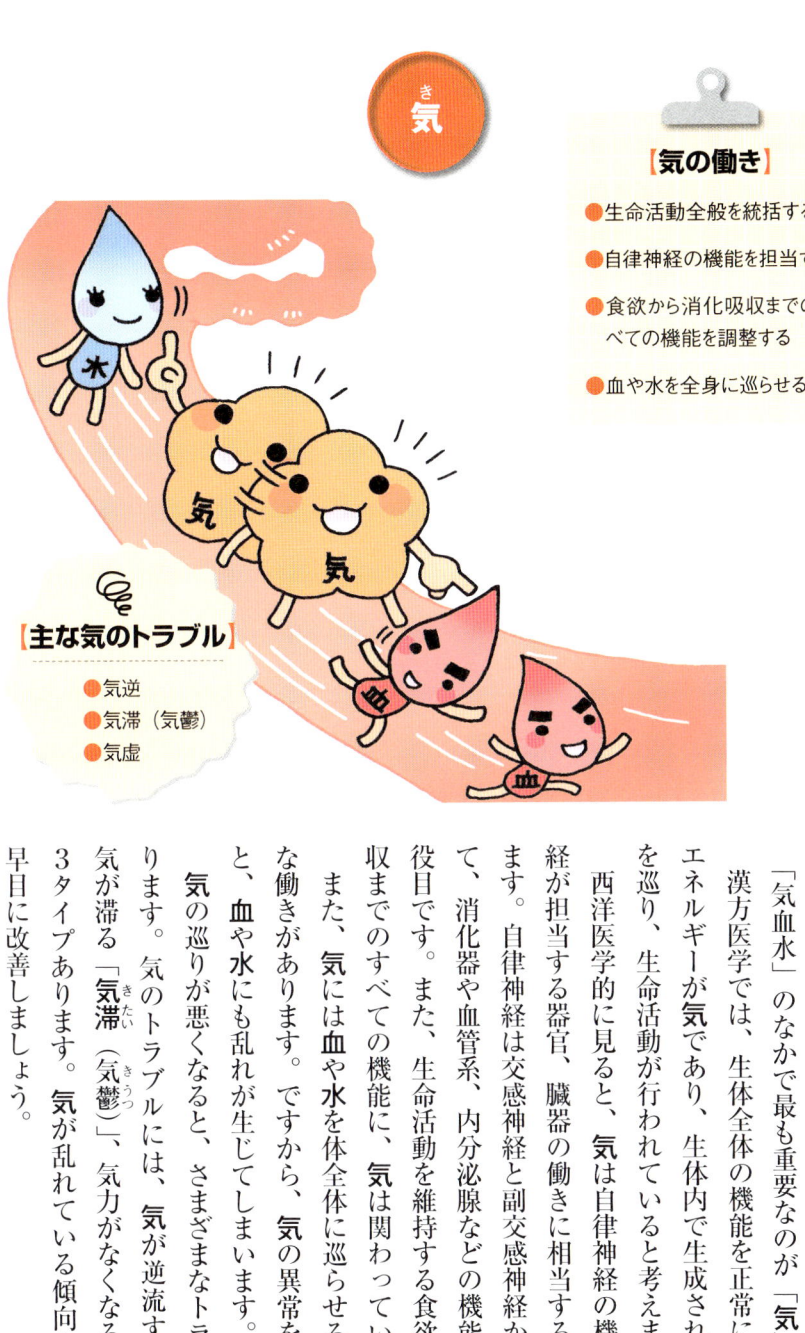

気

[気の働き]
- 生命活動全般を統括する
- 自律神経の機能を担当する
- 食欲から消化吸収までのすべての機能を調整する
- 血や水を全身に巡らせる

[主な気のトラブル]
- 気逆
- 気滞（気鬱）
- 気虚

生命エネルギーの源"気"

「気血水」のなかで最も重要なのが「気」です。

漢方医学では、生体全体の機能を正常に保つためのエネルギーが気であり、生体内で生成された気が体内を巡り、生命活動が行われていると考えます。

西洋医学的に見ると、気は自律神経の機能と自律神経が担当する器官、臓器の働きに相当すると考えられます。自律神経は交感神経と副交感神経からなっていて、消化器や血管系、内分泌腺などの機能を調節する役目です。また、生命活動を維持する食欲から消化吸収までのすべての機能に、気は関わっています。

また、気には血や水を体全体に巡らせるという大きな働きがあります。ですから、気の異常を放っておくと、血や水にも乱れが生じてしまいます。

気の巡りが悪くなると、さまざまなトラブルが起こります。気のトラブルには、気が逆流する「気逆」、気が滞る「気滞（気鬱）」、気力がなくなる「気虚」の3タイプあります。気が乱れている傾向を感じたら、早目に改善しましょう。

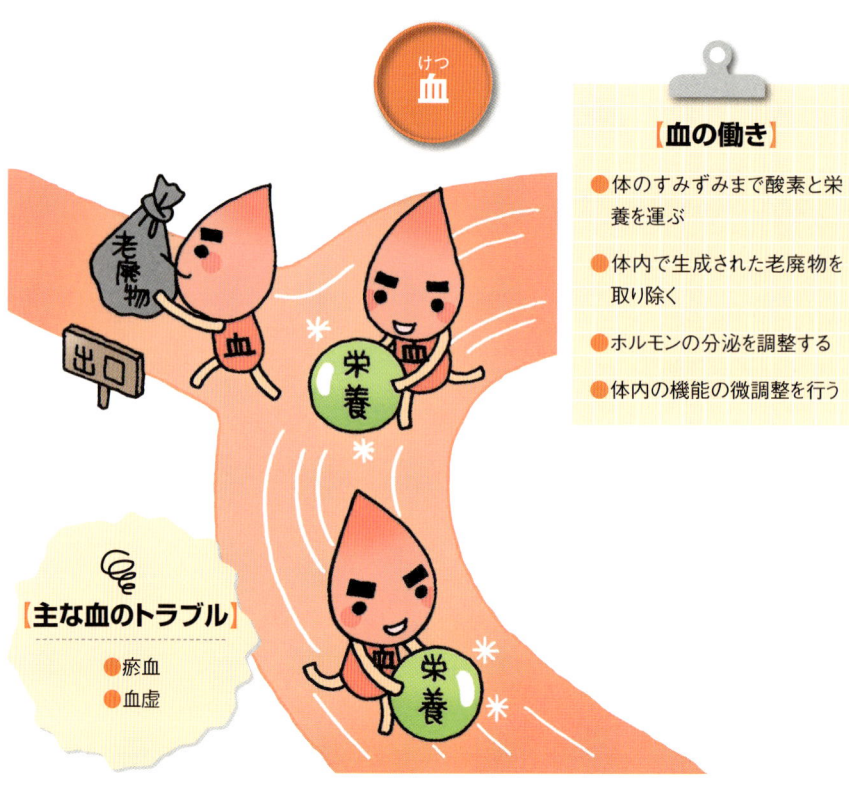

気血水の証

血

【血の働き】
- 体のすみずみまで酸素と栄養を運ぶ
- 体内で生成された老廃物を取り除く
- ホルモンの分泌を調整する
- 体内の機能の微調整を行う

【主な血のトラブル】
- 瘀血
- 血虚

体を循環して栄養を運び、体内の微調整をする"血"

漢方医学でいう「血」は、単に血液を指すものではなく、血の循環や血により現れる機能の総称です。血液の働きやホルモンなど、内分泌系の働きも含みます。

血は気と共に全身を巡り、体内の微調整をしながら体のすみずみまで酸素と栄養を運びます。

西洋医学的に見ると、血の働きは全身に血液や栄養素を配給し、血液中の老廃物を取り除き、ホルモンの分泌の微調整をして全身の活動力を高める働きということになります。「循環器系・内分泌系」の機能の総称が血です。

血の巡りが滞った状態を「瘀血」、血が不足した状態を「血虚」といいます。血に異常をきたすと、脳梗塞、心筋梗塞など循環器系の病気をはじめ、出血傾向などの血液疾患、月経異常などのホルモン異常、特に婦人科系の病気にかかりやすくなります。また、肝臓病などの内臓の病気でも、血の異常が起こる場合があります。

水(すい)

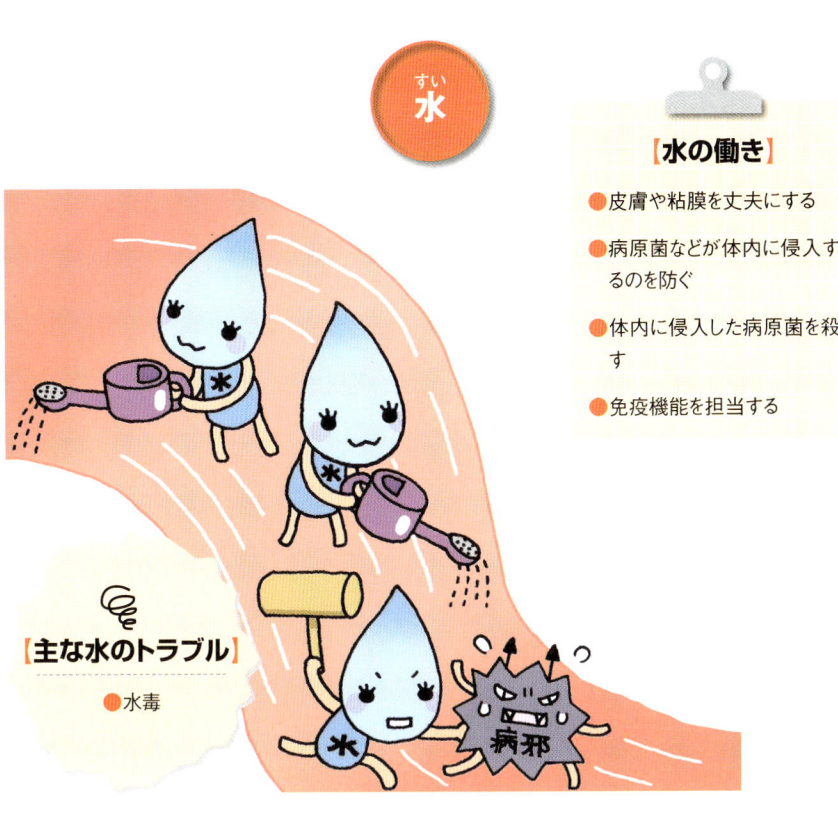

【水の働き】
- 皮膚や粘膜を丈夫にする
- 病原菌などが体内に侵入するのを防ぐ
- 体内に侵入した病原菌を殺す
- 免疫機能を担当する

【主な水のトラブル】
- 水毒

二章 病気の原因と診察の方法 ｜ 気血水の証

体の表面と内面の両面で外敵から身を守る"水"

「水」は、生体を防御する機能と器官の働きに関係するものの総称です。

西洋医学の考え方から見ると、水は皮膚や粘膜を丈夫にして外敵から身を守り、白血球として血と共に全身を巡り、体内に侵入した病原菌から体を守る役割になります。

また、生体防御機能の要となるリンパ球は、水の一部であるリンパ液中に存在しています。リンパ球は免疫機能を担い、全身に張り巡らされたリンパ管の中を流れ、病原体という抗原に対して抗体というタンパク質をつくり、病原体を破壊し、生体を病原体から守るという重要な役割を持っています。

そのため、水に異常をきたすと、「水毒(すいどく)」といわれます。感染症や、膠原病(こうげん)などの自己免疫疾患にかかりやすくなります。

また、水が不足してしまうと、肌の乾燥や便秘、粘膜の乾きなどが起こります。

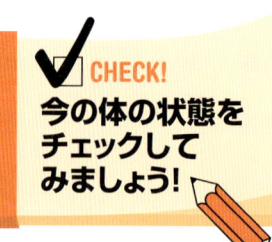

✓ CHECK! 今の体の状態をチェックしてみましょう!

あなたの今の「気血水(きけつすい)」のトラブル傾向をチェックしてみましょう。A〜Fの診断表に当てはまる項目すべてにチェックをしてください。気血水の乱れの傾向がわかります。

C

- ☐ 元気がない
- ☐ 活発に活動できない
- ☐ 疲れやすい
- ☐ カゼを引きやすい
- ☐ 食欲がない
- ☐ 集中力がない
- ☐ 会話がない
- ☐ 顔色が悪い
- ☐ 汗をかきやすい
- ☐ 性欲が低下した

A

- ☐ 手足は冷たいのにのぼせている
- ☐ 頻繁にめまいがある
- ☐ ちょっとした動作でも動悸(どうき)がする
- ☐ 頭痛がある
- ☐ 顔が紅潮しやすい
- ☐ 最近眠れないときがある
- ☐ イライラしている
- ☐ 強い不安感
- ☐ パニック発作
- ☐ 焦燥感があったり驚きやすい

D

- ☐ 目の下にクマができやすい
- ☐ おへその周りを押すと圧痛がある
- ☐ 肌荒れしやすい
- ☐ 舌や歯茎が紫色っぽい
- ☐ 内出血(あざ)しやすい
- ☐ 口が渇きやすい
- ☐ 痔(じ)がある
- ☐ 月経異常がある
- ☐ 感情の起伏が激しい
- ☐ 冷えがある

B

- ☐ 不安を感じている
- ☐ 息が深く吸えないと感じる
- ☐ 何かがのどにつかえていたり、締められている感じがする
- ☐ 憂鬱(うつ)な気分
- ☐ 頭が帽子をかぶっているように重い
- ☐ 無気力である
- ☐ イライラして怒りやすい
- ☐ 寝起きが悪い
- ☐ お腹が張る(腹部膨満感)
- ☐ おならやげっぷがよく出る

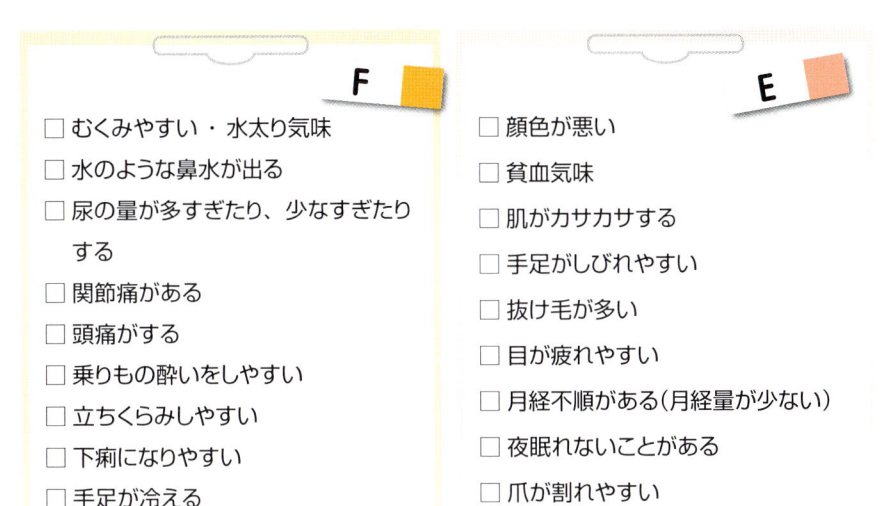

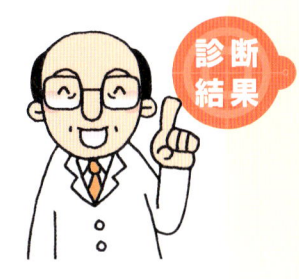

二章 病気の原因と診察の方法 ― 気血水の証

F
- □ むくみやすい・水太り気味
- □ 水のような鼻水が出る
- □ 尿の量が多すぎたり、少なすぎたりする
- □ 関節痛がある
- □ 頭痛がする
- □ 乗りもの酔いをしやすい
- □ 立ちくらみしやすい
- □ 下痢になりやすい
- □ 手足が冷える
- □ 動悸や息切れを起こしやすい

E
- □ 顔色が悪い
- □ 貧血気味
- □ 肌がカサカサする
- □ 手足がしびれやすい
- □ 抜け毛が多い
- □ 目が疲れやすい
- □ 月経不順がある（月経量が少ない）
- □ 夜眠れないことがある
- □ 爪が割れやすい
- □ 冷えがある

診断結果

A～Fの項目に、各6個以上チェックが入ると「気血水」で何らかのトラブルが考えられます。6個以上ついた項目は次ページからのトラブル別症状へ！「気血水」の乱れが1つのときは未病、2つ以上は、病気か状態が慢性化していると考えられます。

- **A** 気逆タイプ → P.62
- **B** 気滞（気鬱）タイプ → P.63
- **C** 気虚タイプ → P.64
- **D** 瘀血タイプ → P.65
- **E** 血虚タイプ → P.66
- **F** 水毒タイプ → P.67

気逆(きぎゃく)

● 気が逆上して起こるのぼせや強い不安感 ●

本来、全身にくまなく巡っている**気**の流れに何らかの異常が起こり、上半身と下半身の気の流通が不良となり、**気**が上半身に突き上げるように上昇したり、下半身に流れるべき**気**が上半身に逆流してしまったりすることを、**気逆**といいます。**気**が上半身、特に頭部に偏ってしまい、下半身に**気**が巡らなくなります。

気血水の証

- **めまいや頭痛**
  ふらふらした感じがして、不安になる。

- **動悸(どうき)**
  強い不安感が支配し、救急車を呼んでしまうことも。

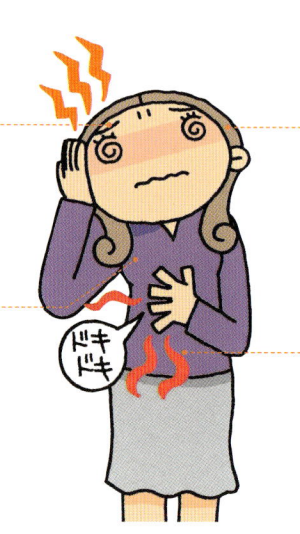

- **目の充血や顔面紅潮**
  人前に出ることが苦痛になる。

- **イライラ**
  パニックを起こすほどの強い不安感。

- **腸のガス**
  腸のガスが多くなると動悸が起こりやすくなる。

原因

自律神経が不安定になると、発作を起こしやすくなります。最近は特に乳がんの手術を受けた後に、気逆の発作を起こす女性が多くなっています。

起こりやすい症状

気が上半身に上り、のぼせや動悸、頭痛、めまい、焦燥感などが起こります。気逆特有の「奔豚気(ほんとんき)」という強い不安感が胸に突き上げる感覚は、パニック障害の症状のひとつ。また、下半身にも気が巡らなくなり、足の冷えも。

養生(ようじょう)

下半身が冷えるとさらに気が頭に上りやすくなるため、半身浴やフットバスなどで、足元を温めるようにします。また、上がってしまった気を下ろし、精神を落ち着かせるような漢方薬を飲みます。

代表的な生薬(しょうやく)と漢方薬

- **生薬**:桂枝(けいし)、呉茱萸(ごしゅゆ)、黄連(おうれん)、竜骨(りゅうこつ)、牡蠣(ぼれい)など
- **配合される代表的方剤**:桂枝加竜骨牡蠣湯(けいしかりゅうこつぼれいとう)、柴胡加竜骨牡蠣湯(さいこかりゅうこつぼれいとう)など

気滞（気鬱）

気の滞りが心身の滞りを生む

全身の**気**の流れが滞り、停滞してしまうと**気滞**や**気鬱**が起こります。気は全身を滞りなく巡っているのが正常な状態です。それが体のどこかで滞ってしまうと、膨満感やつかえた感じが起こります。また、気持ちもふさぐためにイライラしたり、憂鬱な感じがしたりします。気の流れを改善する治療をします。

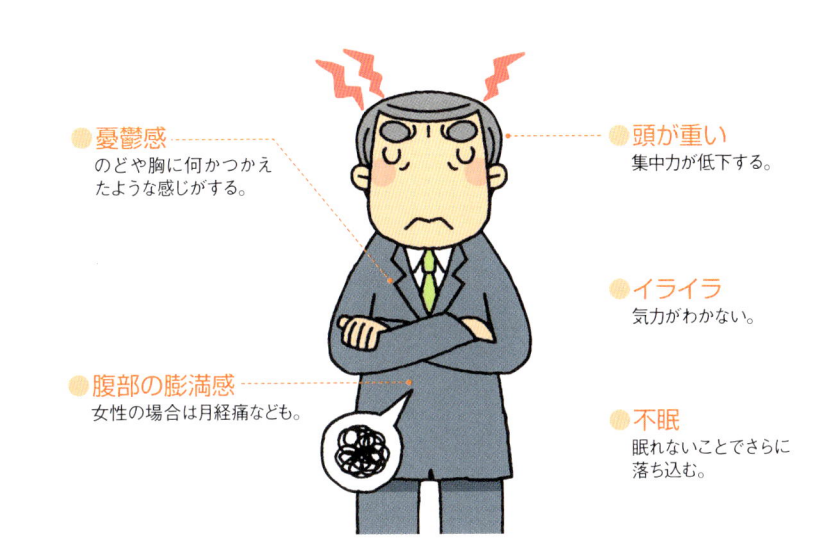

- **憂鬱感**
  のどや胸に何かつかえたような感じがする。
- **頭が重い**
  集中力が低下する。
- **イライラ**
  気力がわかない。
- **腹部の膨満感**
  女性の場合は月経痛なども。
- **不眠**
  眠れないことでさらに落ち込む。

原因

ストレスや心身の疲労により全身の気の流れが滞ると、体のさまざまな部分につかえ感や重苦しい不快感が現れます。これは気がのどや胸、腹部、頭部など、体のさまざまな部位で停滞し、そこでつかえ感が起こると考えられます。

起こりやすい症状

のどの奥に何かつかえているような感覚（梅核気）や胸の苦悶感、息が深く吸えない、腹部の膨満感、頭にいつも帽子が乗っているかのような頭重感、不眠、無気力、体が重い、抑鬱状態になります。

養生

レモンや**みかん**などの柑橘類や、**ミント**や**レモングラス**などのハーブ、**シソ**や**ミョウガ**などのスッとするいい香りには、気を巡らせる作用があります。また、普段から気分転換を図り、ストレスをためないよう心がけましょう。

代表的な生薬と漢方薬

- **生薬**：半夏、厚朴、木香、枳実、檳榔子、香附子などの気剤
- **配合される代表的方剤**：半夏厚朴湯、香蘇散など

気虚(ききょ)

●気の不足により生命力の低下した状態●

生命活動の源である**気**が全体的に不足している状態が**気虚**です。**気**が不足してしまうと、気力が落ち込み、無気力感、抑鬱感が現れます。また、**気**は主に食物よりつくられるのですが、**気**が不足すると食欲や消化吸収能力が低下し、さらに**気**の不足を招くという悪循環に陥ってしまいます。

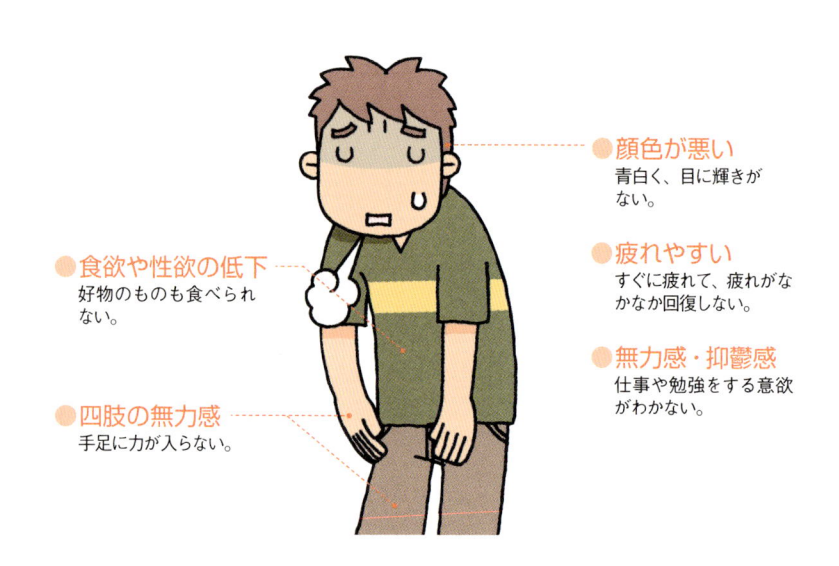

●顔色が悪い
青白く、目に輝きがない。

●疲れやすい
すぐに疲れて、疲れがなかなか回復しない。

●無力感・抑鬱感
仕事や勉強をする意欲がわかない。

●食欲や性欲の低下
好物のものも食べられない。

●四肢の無力感
手足に力が入らない。

原因

消化機能の低下により気の生産量が減少してしまったり、病気や過労、不規則な生活習慣や、ストレスにより気を過剰に消耗してしまったりして、気が全体的に不足してしまうと、気虚が起こります。

起こりやすい症状

胃腸機能の低下により消化吸収が悪くなる、無気力感や抑鬱感、元気が出ない、全身倦怠感(けんたい)、疲れやすくなる、手足に力が入らなくなる感じがする、食欲や性欲の低下、冷え、胃下垂などの内臓の下垂などが起こります。

養生(ようじょう)

消化吸収のよい、**温かい料理**を食べましょう。生野菜や果物、冷たい飲みものなどは体を冷やし、胃腸の負担になるのでNG。**穀類**や**イモ類**など自然な甘味のある食材は、**気**を補う作用があります。睡眠を充分に取り休養しましょう。

代表的な生薬(しょうやく)と漢方薬

- **生薬**：人参(にんじん)、黄耆(おうぎ)、甘草(かんぞう)、大棗(たいそう) など
- **配合される代表的方剤(ほうざい)**：補中益気湯(ほちゅうえっきとう)、六君子湯(りっくんしとう) など

気血水の証

瘀血（おけつ）

血の滞りは万病の元

全身を巡っている**血**の流れが滞ってしまっている状態を**瘀血**といいます。これは、漢方医学特有の考え方です。女性では、月経異常などの婦人科系疾患やホルモン系の異常のときに見られやすくなる状態です。

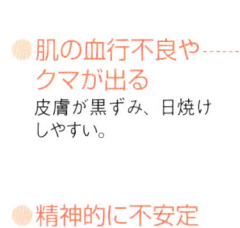

- **肌の血行不良やクマが出る**
  皮膚が黒ずみ、日焼けしやすい。

- **精神的に不安定になる**
  月経周期にイライラが出る。

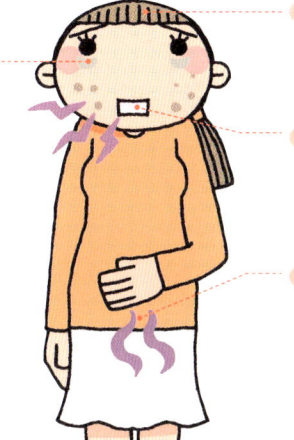

- **頭痛や肩こり**
  首から肩がこる。

- **あざができやすく、毛細血管が浮き出る**
  特に舌や舌の下が紫色をしている。

- **月経痛や月経異常**
  経血量が多く、長引く。

原因

瘀血は冷えや暑さ、打撲や手術などの外的要因、精神的ストレス、喫煙や高脂肪の食事、睡眠不足などの不摂生、動脈硬化症や脂質異常などの血管系の異常、便秘などが原因となって起こるといわれています。

起こりやすい症状

皮膚粘膜の紫斑点、唇や歯茎、舌の暗紫色化、口が乾燥する、お腹の張り（膨満感）や圧痛、全身や局所のほてり（煩熱感）、冷え症、出血傾向、月経異常、便秘、頭痛、頭重感、めまい、痔、不眠、精神不穏、腰痛、集中力低下など。

養生

血の巡りを滞らせる原因となる生野菜や果物、冷たい料理は避けます。高脂肪の食事も控え、**食物繊維**や**不飽和脂肪酸**を多く含む**野菜**や**青魚**など、和食中心の食生活に切り替えます。適度に体を動かし、血行をよくすることも大切です。

代表的な生薬と漢方薬

- **生薬**：桃仁（とうにん）、牡丹皮（ぼたんぴ）、川芎（せんきゅう）、紅花（こうか）など
- **配合される代表的方剤**（ほうざい）：桂枝茯苓丸（けいしぶくりょうがん）、当帰芍薬散（とうきしゃくやくさん）、桃核承気湯（とうかくじょうきとう）など

血虚(けっきょ)

● 血が不足して、栄養不良になる ●

血虚とは、血が不足して、血の機能が衰えた状態です。特に女性は、月経で毎月多くの血を失います。失った血を補うことができればよいのですが、食の不摂生による栄養不良や睡眠不足など不規則な生活を送っていると、血の産出が間にあわず、血虚になってしまいます。

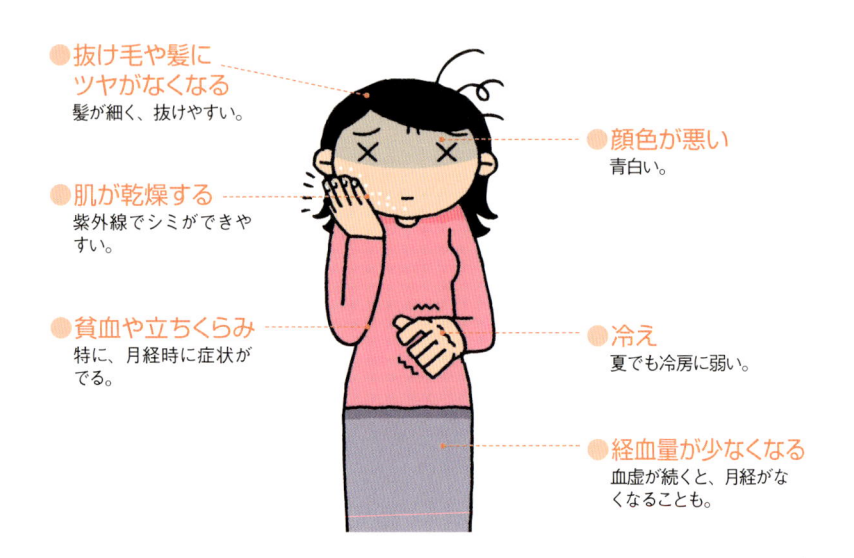

気血水の証

- **抜け毛や髪にツヤがなくなる**
  髪が細く、抜けやすい。
- **肌が乾燥する**
  紫外線でシミができやすい。
- **貧血や立ちくらみ**
  特に、月経時に症状がでる。
- **顔色が悪い**
  青白い。
- **冷え**
  夏でも冷房に弱い。
- **経血量が少なくなる**
  血虚が続くと、月経がなくなることも。

原因

疲労や栄養不足などにより血の産出量が低下したり、月経やケガなどの出血によって血の消費量が多くなったりしたときに起こります。また、感染症やがんなどの慢性疾患時にも起こりやすくなります。

起こりやすい症状

抜け毛や白髪、肌荒れ、唇の荒れ、顔色や皮膚の血色不良、爪のひび割れ、ささくれ、動悸(どうき)、やせ、めまい、不眠や眠りが浅い、不安感、集中力低下、こむら返り、立ちくらみ、手足のしびれ、経血量の減少、貧血、冷えなど。

養生(ようじょう)

青魚や棗(なつめ)など血を補う食材を多く摂りましょう。緑茶に多く含まれるカテキンは鉄分の吸収を阻害するので、食事中に緑茶を飲むのは避けます。また、睡眠不足も血虚の原因となるので、ゆっくり眠り、疲労を回復しましょう。

代表的な生薬(しょうやく)と漢方薬

- **生薬**：当帰(とうき)、地黄(じおう)、芍薬(しゃくやく)、川芎(せんきゅう)、阿膠(あきょう)、何首烏(かしゅう)、艾葉(がいよう)、丹参(たんじん)など
- **配合される代表的方剤(ほうざい)**：四物湯(しもつとう)、十全大補湯(じゅうぜんたいほとう)、芎帰膠艾湯(きゅうききょうがいとう)など

水毒

● 水の流れの滞りや分泌異常は毒になる ●

水毒には、水の貯留異常によるものと、水の排泄異常によるものとがあります。水の貯留異常は、水が局所に滞り、むくみや、胃に消化液が異常にたまる状態、関節に水がたまるなどの状態です。水の排泄異常は、リンパ液の貯留や排尿障害や鼻水や唾液、汗などの分泌異常を指します。排尿障害は、膀胱炎や老化現象、男性では前立腺肥大など。鼻汁や唾液などの分泌は、アレルギー疾患、自律神経失調症などで見られます。

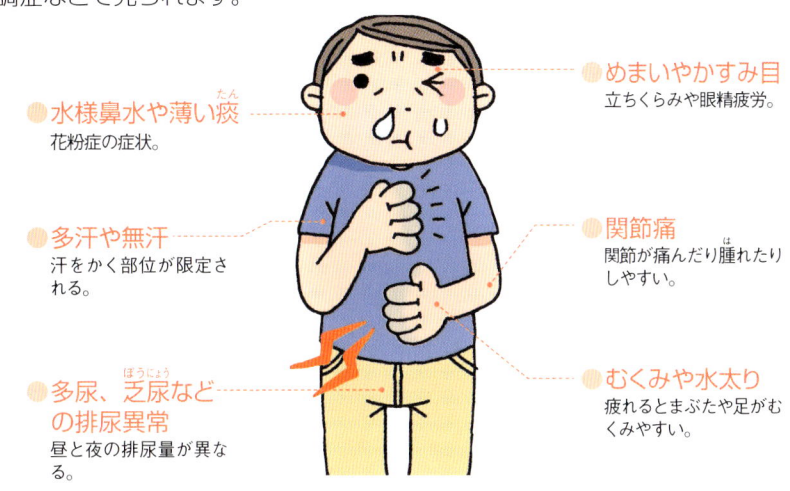

- **水様鼻水や薄い痰**
  花粉症の症状。
- **多汗や無汗**
  汗をかく部位が限定される。
- **多尿、乏尿などの排尿異常**
  昼と夜の排尿量が異なる。
- **めまいやかすみ目**
  立ちくらみや眼精疲労。
- **関節痛**
  関節が痛んだり腫れたりしやすい。
- **むくみや水太り**
  疲れるとまぶたや足がむくみやすい。

原因

水毒とは正常な状態では全身を巡っている水が滞り、水の分布や代謝、分泌などに異常が起こり、停滞して局所に偏在してしまった状態をいいます。水毒は免疫系の異常ももたらします。アレルギーや膠原病にもなります。

起こりやすい症状

むくみ、下痢、嘔吐、便秘、多尿、乏尿、動悸、めまい、立ちくらみ、耳鳴り、頭痛、倦怠感、唾液の分泌過多、関節痛や関節に水がたまる、リウマチ、喘鳴、口渇、多汗、無汗、水様鼻水、冷えなど

養生

体に余分な水が滞っているときは、**小豆**や**トウモロコシ**、**冬瓜**、**ハト麦**など利水作用のあるものを食べます。また、体を動かして汗をかくことも重要です。水分の摂りすぎに注意して、温かい飲みものを少しずつ飲むようにしましょう。

代表的な生薬と漢方薬

- **生薬**：茯苓、麻黄、葛根 など
- **配合される代表的方剤**：五苓散、防已黄耆湯、小青竜湯、麻黄附子細辛湯、真武湯 など

二章　病気の原因と診察の方法 ― 気血水の証

五臓六腑の証

```
→ 相生関係
┄→ 相克関係
```

- 肝 → 怒る（胆）
- 心 → 喜ぶ（小腸）
- 脾 → 思い悩む（胃）
- 肺 → 悲しむ（大腸）
- 腎 → 恐れる（膀胱）

影響しあって働く五臓と六腑

漢方医学では人体を肝・心・脾・肺・腎の五臓と、胆嚢・小腸・胃・大腸・膀胱・三焦の六腑から構成されていると考え、それぞれ西洋医学でいう臓器とは異なった働きをしていると考えます。

五臓と六腑は、非常に深く関係しあっており、六腑は食べものから栄養を消化吸収するところ、五臓は給した栄養から「気血水」を生み出し蓄えるところとされています。胆は肝、小腸は心、胃は脾、大腸は肺、膀胱は腎というように影響しあいます。

また、五臓には脳に相当する臓器がありません。古代中国には、まだ脳という概念はなく、各臓器がそれぞれの感情や思考を司っていると考えていました。

そのため、五臓にはそれぞれ「心」の機能もあり、体と心が密接で不可分の相関関係にあるという「心身一如」という、漢方医学独自の重要な考えが生まれました。つまり、怒りは肝を、恐れは腎を傷つけるというように、精神状態に不調があると、それに対応する五臓にも不調が現れると考えたのです。

COLUMN

五臓六腑と実際の臓腑の秘密

本当は知っていた人体の仕組み 密かに受け継がれた裏技

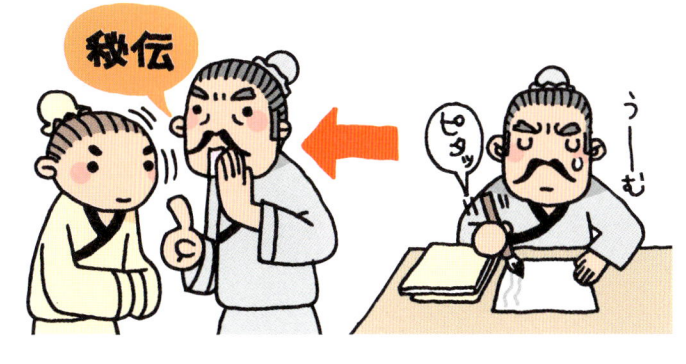

戦争などで亡くなる人の多かった古代中国では、人体の解剖が頻繁に行われていました。ですから実は、現在の西洋医学のように内臓の実際の位置や形状が正確に知られていたのです。しかし、古代中国の医学書にはそれらに関する記述はなく、内臓は「五臓六腑」として概念的な機能を説明されて伝えられ、中医学の基礎理論の柱として伝えられ、実際の医学に応用されています。では、実際の内臓を知りながら、それを医学書で伝えなかったのはなぜでしょうか。

実は日本も含め、東洋では真実をすべて本に記載する習慣がなく、大事なことは往々にして直接弟子に教えられました。流派というのは、こうして存在し得たのです。一部の医師のみが本当の人体の仕組みを知っていましたが、それは「秘伝」でした。師匠から弟子へと、密かに受け継がれていく裏技だったのです。

当然、一般に出回っている医学書にはその「秘伝」を載せることはありません。秘伝を隠すため、現在伝わっている「五臓六腑の理論」が当時の医学書に記されたとも考えられます。漢方薬の配合内容や比率にも、秘密がある場合があります。

幸い日本では、江戸時代末期から明治時代になって漢方医学が衰えかけたときに、各流派の秘伝が公になり、医学書も西洋医学と同様に公開が原則となっています。

二章 病気の原因と診察の方法 ― 五臓六腑の証

寒熱の証

カゼのときの症状

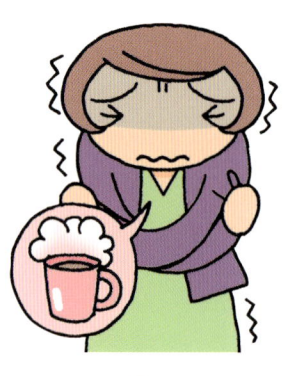

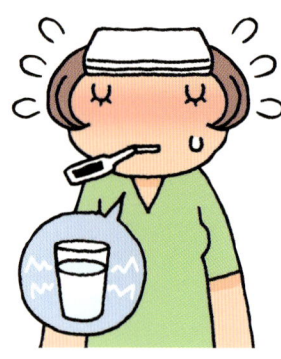

寒証
- 顔色が青白い
- 悪寒がする
- 手足が冷える
- 温かい飲食物を好む

熱証
- 顔がほてる
- 高熱が出る
- 汗をかく
- 冷たい飲食物を好む

自覚症状を重視する寒熱の証

寒熱は、実際の体温ではなく、自覚症状による病気の性質が、熱なのか寒なのかを判断する証です。

熱証は熱感を伴うため、冷やすと症状が改善します。例えばカゼのときに、高熱が出て暑がり、頭や脇などを冷やすと心地よく感じます。反対に寒証は悪寒を伴い、温めると症状が改善。高熱でも寒気があり、服を何枚も重ね着する状態は寒証です。

寒熱は上半身と下半身で異なる場合もあります。熱が上半身にあると頭痛、目の充血、のどの痛みや渇きが起こり、下半身にあると足のむくみや便秘が起こります。寒が上半身にあると消化不良や胸のつかえ感、下半身にあると下痢や腹痛、手足の冷えが起こります。

また、体表と体内で寒熱が異なることもあり、体の表面が熱いのに服を着込みたいと感じる場合は、表に熱あり裏に寒ありと、逆に体表面は冷たく感じるのに服を脱ぎたいと感じる場合は、表に寒あり裏に熱ありと判断します。実証や陽証の人は熱証になりやすく、虚証や陰証の人は寒証になりやすい傾向があります。

寒熱の相対表

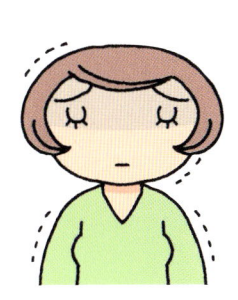

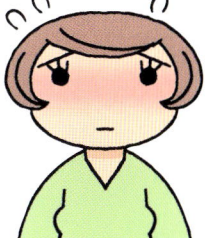

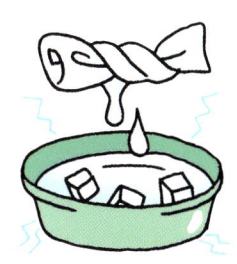

寒	熱
顔色が青白い	顔色が赤い
寒気	熱感
発汗なし	発汗あり
温めると気持ちがいい	冷やすと気持ちがいい
温かい飲食物を好む	冷たい飲食物を好む
服を重ね着したい	服を脱ぎたい
口が乾かない	口が渇く
尿の色が薄い	尿の色が濃い
下痢気味	便秘気味
主に補剤（ほざい）(P.93)の漢方薬を用いる	主に瀉剤（しゃざい）(P.93)の漢方薬を用いる

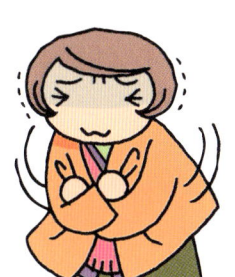

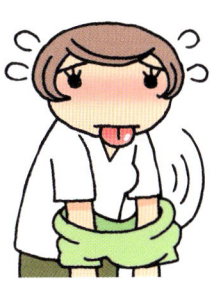

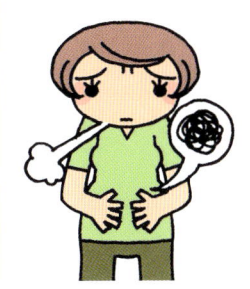

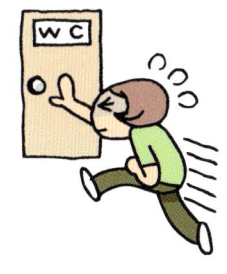

二章　病気の原因と診察の方法｜寒熱の証

表裏の証

病気は体の表面から深部に進行

病気の症状が体のどこに現れるかを把握するのが「表裏の証」です。漢方医学では、人の体を3つの層に分け、体表である皮膚や関節、筋肉、頭部、骨などを「表」、体の中心にある呼吸器系、胃や腸など中空の内臓を「裏」、表と裏の中間にある実質臓器を「半表半裏」といいます。病気は表→裏→半表半裏へと進行していきます。

例えばカゼのとき、初期段階では表に症状が現れ、寒気や発熱、肩こり、関節のこわばりなどが起こります。病気が進行すると裏である気管に咳や痰などの症状や、食欲不振や嘔吐、下痢や腹痛、便秘などが起こります。そしてさらにこじらせると、腎臓や心臓、肝臓など半表半裏、症状が表れます。

同じカゼでも、漢方医学では症状が表にあるか、裏にあるかで、病気の進行度に応じて漢方薬を使い分けて治療を行います。

表裏を見分けることで病気の時期を判断することができ、治療の重要なポイントになります。

カゼのときの症状

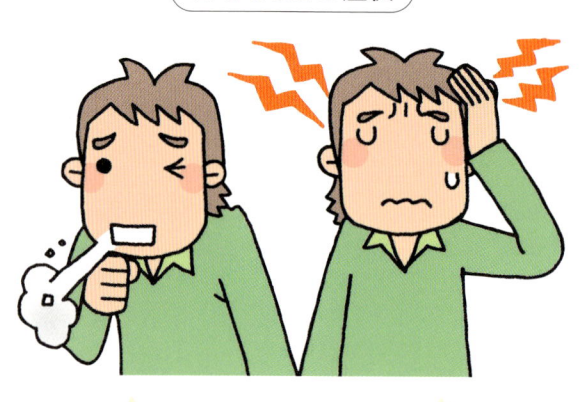

裏証
- 咳や痰が出る
- 食欲がない
- お腹が痛む
- 吐き気がある

表証
- 頭が痛い
- のどが痛い
- 発熱する・悪寒がする
- 関節がこわばる

病気の進行を表す表裏

STEP 1 表

外胚葉(がいはいよう)（皮膚・中枢神経系など）の症状

- 皮膚の炎症・かゆみ
- 発熱・寒気
- のどの痛み・頭痛
- 神経、筋肉、関節などの痛み
- むくみ　など

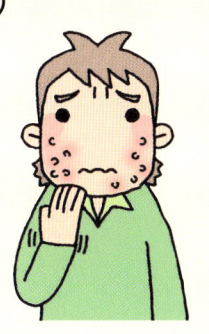

STEP 2 裏

内胚葉(ないはいよう)（消化管・肺・気管支など）の症状

- 嘔吐
- 咳・痰
- 胃痛・食欲不振
- 下痢・便秘
- 腹部膨満など

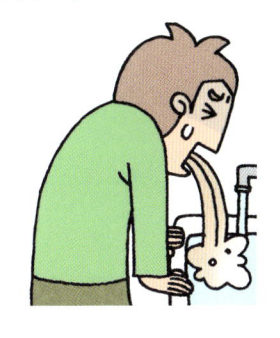

STEP 3 半表半裏

中胚葉(ちゅうはいよう)（膀胱(ぼうこう)・腎臓・心臓など）の症状

- 免疫系異常
- 狭心症などの心疾患
- 肝炎
- 腎炎　など

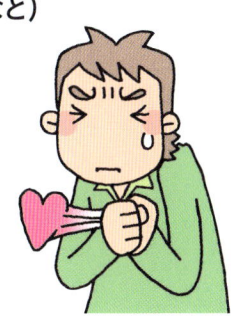

二章　病気の原因と診察の方法　表裏の証

三陰三陽の証

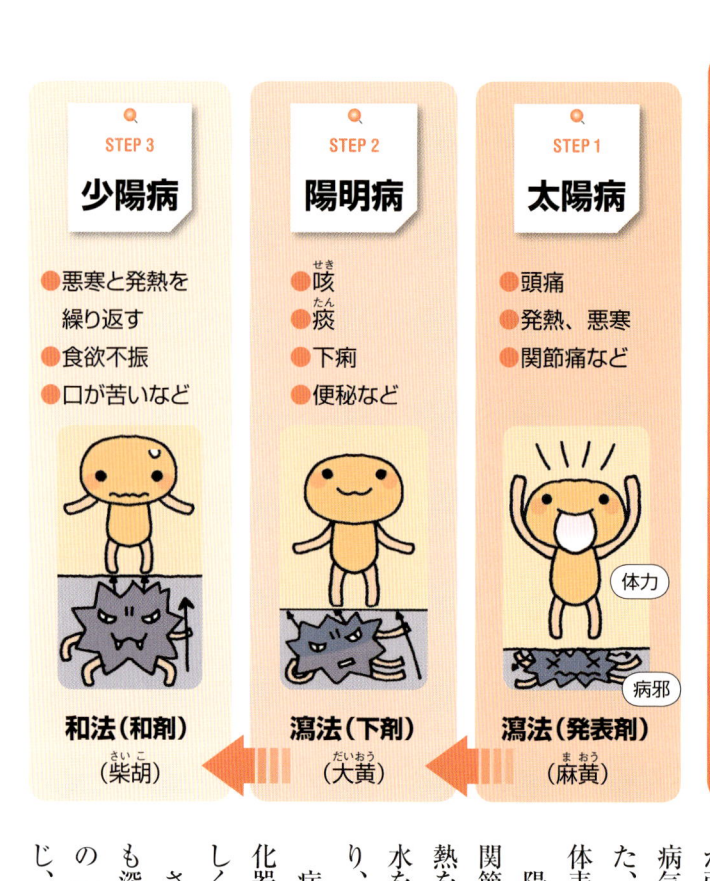

症状は時間と共に陽から陰に移行

STEP 1 太陽病
- 頭痛
- 発熱、悪寒
- 関節痛など

瀉法(発表剤)
(麻黄)

STEP 2 陽明病
- 咳
- 痰
- 下痢
- 便秘など

瀉法(下剤)
(大黄)

STEP 3 少陽病
- 悪寒と発熱を繰り返す
- 食欲不振
- 口が苦いなど

和法(和剤)
(柴胡)

漢方医学では、急性病の進行の場合「病気に対する抗病反応が強い時期＝陽証」、「病気に対する抗病反応が弱い時期＝陰証」と捉えます。さらに三段階ずつに病気の経過状況を表したのが「三陰三陽の証」です。また、病邪は体表面(表)から侵入し、内臓(裏)を経て体表と内臓の間の深部(半表半裏)に至ると考えます。

陽証の初期段階を「太陽病」といい、病勢は体表や関節、筋肉などの「表」に現れます。頭痛、悪寒、発熱をはじめ、筋肉や関節のこわばり、のどの痛みや鼻水を伴うこともあります。陽証のときには発汗させたり、熱を下げたりして病を攻める瀉法を用います。

病勢が進行して「陽明病」になると、呼吸器系や消化器系などの「裏」へ病邪が侵入。腹部は膨満して苦しく、便秘や腹痛、高熱で口が渇くようになります。

さらに進行すると「少陽病」になります。病勢は最も深い位置にある肝臓や腎臓など内臓や循環器系などの「半表半裏」に到達。口の乾きや粘つき、苦味を感じ、悪寒と発熱を交互に繰り返すようになります。

症状が陰証に進んだら体を温める

陽証で病気が改善されなければ、病気は陰証へ進んでいきます。陰証に至ると、治療は、弱った体を補い、体を温める**補法**に替えられます。

陽病から陰病への移行期である「**太陰病**」になると体力が低下して病勢が勝り、実際に熱があっても、悪寒のみが自覚されるようになります。腹部の膨満感や下痢、食欲不振、胃の辺りが重く、胃腸が動いていないような不快感が自覚されます。

「**少陰病**」になると病勢はますます進みます。体力はさらに低下してわずかとなり、悪寒は自覚されるが発熱は見られず、下痢、手足の強い冷えや顔色は青くなります。全身の倦怠感のため、ただ眠い状態になります。

さらに病勢が進行し、体力が燃え尽きようとする直前の時期を「**厥陰病**」といい、未消化の激しい下痢と手足の強い冷えが認められ、死に至る直前となり、手の施しようがなくなります。病気は、陽証のうちに芽を摘むことが大切です。

STEP 4 太陰病
- 腹部膨満感
- 嘔吐
- 胃もたれ

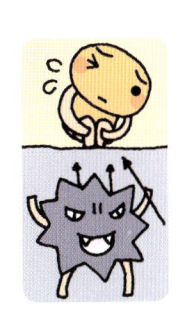

補法（人参、芍薬）

STEP 5 少陰病
- 悪寒のみ
- 倦怠感
- 手足の冷えなど

温法（附子、呉茱萸）

STEP 6 厥陰病
- 激しい下痢
- 死の直前となる

温補法（附子、人参）

補法に切り替える

四診

望診 P.78
聞診 P.84
問診 P.82
切診 P.86

診察の基本

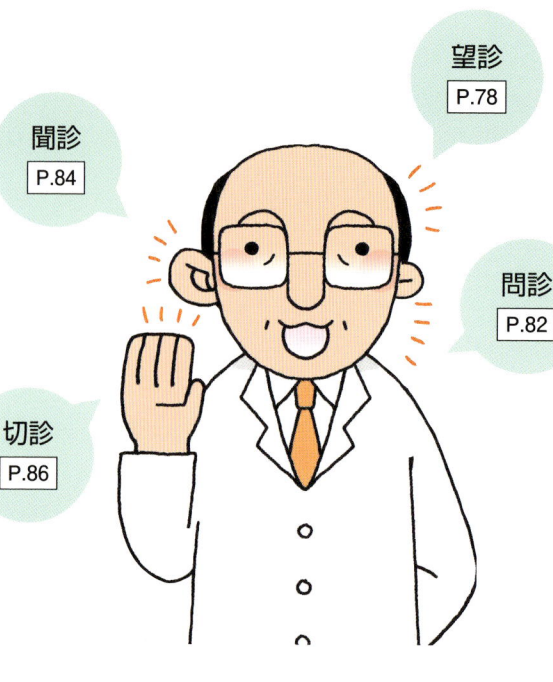

漢方専門医の診察の基本「四診」

漢方医学では、証を立てるために、望診・問診・聞診・切診からなる「四診」という独特の診察を行います。

望診は、その人の状態を目で見て診察する方法です。顔色や表情、姿勢などを診るほか、舌の色や体の状態から病状や体力などを判断する「舌診」も行います。

問診では、治したい症状や病気の起こりはじめから現在までの経緯、自覚症状について細かく質問します。また、生活習慣や食習慣、病歴や薬歴、家族構成やストレスの有無なども聞きます。その病気と直接関係ないようなことも、証を立てるためには、とても重要な情報になります。

聞診では、声の大きさや話し方などを聞くほか、体臭や息の臭いを嗅いで証を立てます。

切診では、その人の体に直接手を触れて診察をします。脈を診る「脈診」と、お腹に触れて筋肉の緊張状態を診る「腹診」があります。四診は、自分でも行えるので、健康をチェックしてみましょう。

76

診察時の注意点

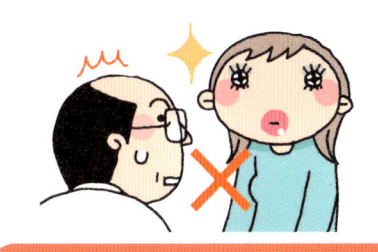

化粧をしない

漢方医学の診察では、顔色や髪のツヤ、唇や肌の色などを診ます。化粧が濃かったりすると、正しい診断ができなくなるので、化粧をせずに出かけましょう。

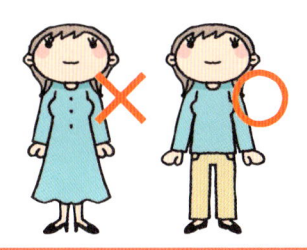

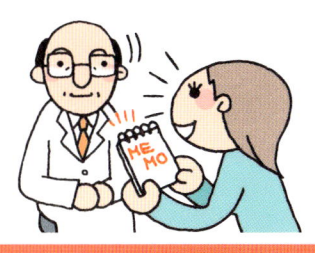

訴えをまとめておく

症状や状態を事前にまとめてから受診すると、医師に症状が正確に伝わります。項目、経過、既往症、家族の既往歴、ほかの病院で受けた検査のデータがあれば、それを持参しましょう。

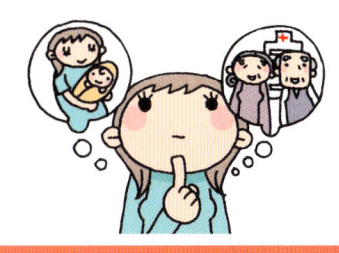

診察しやすい服装

症状のある部分や、腹診で腹部と背中を触るので、医師に見せやすく、着替えに時間がかからない服装にしましょう。女性はワンピースやガードル、ボディスーツは避けること。

病歴をまとめておく

過去の病歴は、症状を理解するために重要な情報です。今までかかった病気や家族・親戚の既往歴、出産経験のある女性は何人出産したか、出産時の年齢や状況も伝えましょう。

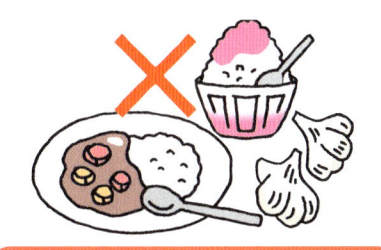

診察前の食事に注意

舌診では、舌の色も大事な診察のポイント。カレーやかき氷など舌に色がつく食事は避けましょう。また、ニンニクなどの臭いがあるものも正しい体臭や口臭の聞診ができなくなるのでNG。

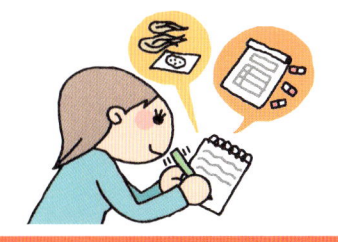

薬歴も把握する

現在飲んでいる薬はもちろん、今までどんな薬を飲んでいたのか把握しておきましょう。漢方薬を飲んだことがある人は、処方の内容とその効果もまとめておくとよいです。

望診(ぼうしん)

目で見て体の状態を判断する

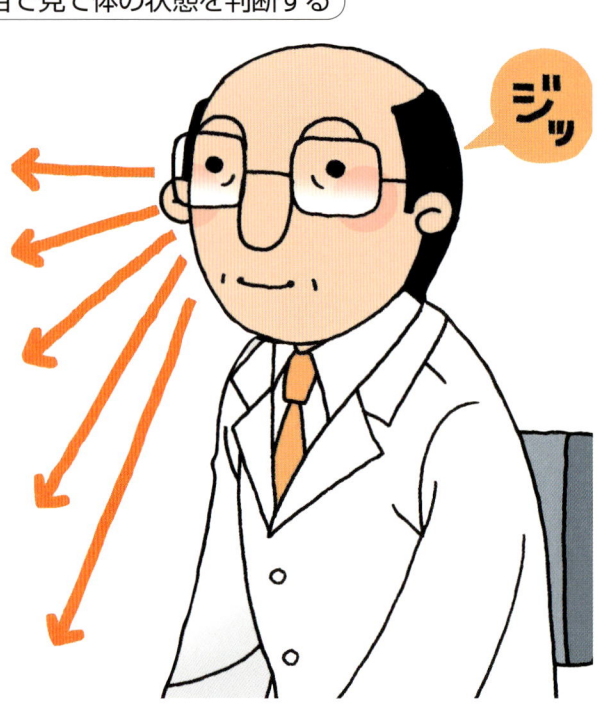

見た目も重要な情報源

望診では、肉眼でその人を観察します。

まず、その人の全身の見た目をくまなく観察していきます。体格がやせているのか、ガッチリしているのか、太っているか、太っているとしたらどのように太っているのか、というおおよその見た目の観察からはじまります。

次に、その人の表情や動作、話し方を観察します。話し方や表情が活き活きしているか、力がない感じがするかなど、その人が持つ雰囲気から、大まかな体質を捉えます。つまり、話し方や雰囲気がエネルギーに満ちた状態なら、実証。一方、雰囲気が弱々しく、エネルギーが不足しているような状態なら虚証と、おおよその虚実を判断します。

さらに、顔色や髪、爪、唇、目などの状態も観察し、「気血水(きけつすい)」に乱れが生じていないかも見極めます。

また、望診では舌を診る「舌診(ぜっしん)」も行います。この舌診は、漢方医学では重要な診察法です。舌の色や形、舌の苔(こけ)の色などから体の状態を診断します。

望診のポイント

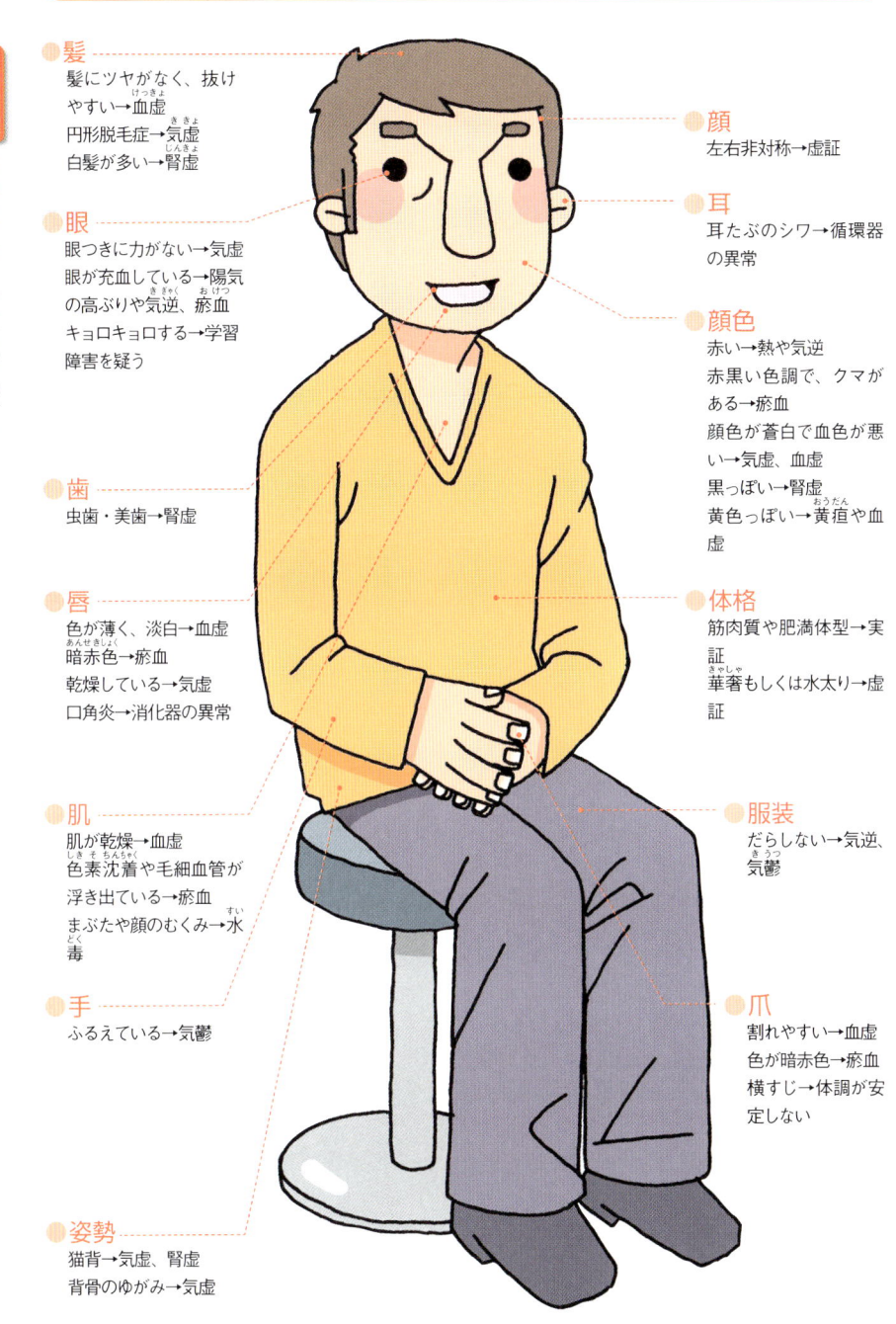

髪
髪にツヤがなく、抜けやすい→血虚
円形脱毛症→気虚
白髪が多い→腎虚

眼
眼つきに力がない→気虚
眼が充血している→陽気の高ぶりや気逆、瘀血
キョロキョロする→学習障害を疑う

歯
虫歯・美歯→腎虚

唇
色が薄く、淡白→血虚
暗赤色→瘀血
乾燥している→気虚
口角炎→消化器の異常

肌
肌が乾燥→血虚
色素沈着や毛細血管が浮き出ている→瘀血
まぶたや顔のむくみ→水毒

手
ふるえている→気鬱

姿勢
猫背→気虚、腎虚
背骨のゆがみ→気虚

顔
左右非対称→虚証

耳
耳たぶのシワ→循環器の異常

顔色
赤い→熱や気逆
赤黒い色調で、クマがある→瘀血
顔色が蒼白で血色が悪い→気虚、血虚
黒っぽい→腎虚
黄色っぽい→黄疸や血虚

体格
筋肉質や肥満体型→実証
華奢もしくは水太り→虚証

服装
だらしない→気逆、気鬱

爪
割れやすい→血虚
色が暗赤色→瘀血
横すじ→体調が安定しない

二章 病気の原因と診察の方法｜望診

望診

舌診

健康な舌

● **舌苔**
白色で全体にうっすらついている。

● **舌の裏**
舌の裏の静脈（舌下静脈）に腫れがない状態。青黒く怒張している場合は瘀血。

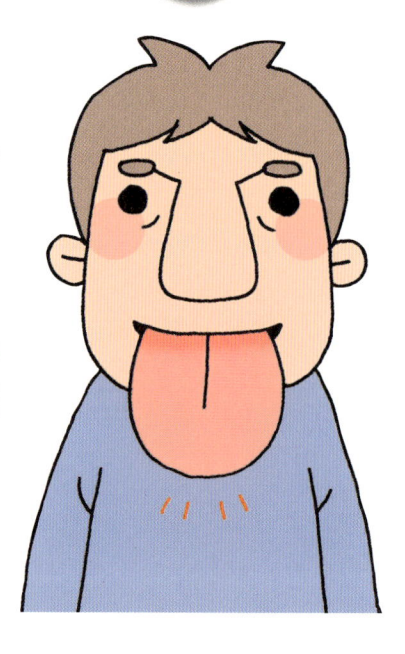

● **色**
薄いピンク色。

● **形**
口の中に納まるちょうどいい大きさ。

● **動き**
なめらかに動く。

舌に体の不調が表れる

舌診では、舌の色や形、大きさ、舌苔の状態、舌の裏の静脈の状態などを診ます。舌にはさまざまな体の状態が表れますので、舌の状態を診ることは証を立てるのに重要な情報になります。

舌を診察するときは、口を開けてべーっと舌の奥まで見えるように長く舌を出して、舌の状態を素早く観察します。また、舌の裏にある舌下静脈の状態も観察します。

健康な舌は、色は薄いピンク色で、全体に適度な湿り気があり、全体にうっすらと白い苔がついています。舌の動きはなめらかです。

舌は筋肉の一部で、舌が厚ければ実証、薄ければ虚証と考えます。また、舌の色や大きさ、苔の状態は体調や体質により異なり、特に病気の急性期には病状の変化により、舌の状態もどんどん変化します。

舌の観察は、鏡を見るだけで自ら行うことができます。自分の舌を毎日診る習慣をつけて、体調の自己管理に役立てるとよいでしょう。

舌診のポイント

色

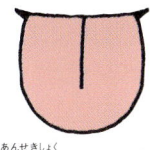

- 暗赤色や紫色→瘀血
- 白っぽい→気虚、血虚、冷え 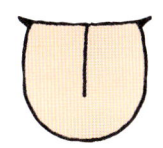
- 赤い→熱がある、陽気が過剰 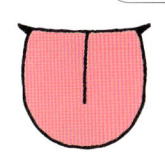

形

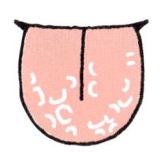

- 舌の表面が乾燥して割れている→熱があり、体液不足
- やせて薄い→気血、体液の不足 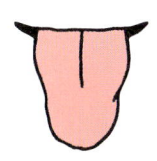
- 舌の周辺に歯のあとがついている→水毒 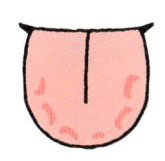
- 大きく腫れぼったくなっている→気虚や水毒 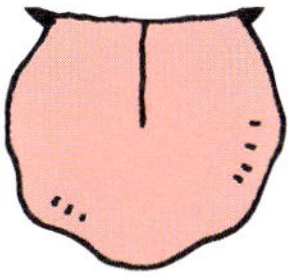

舌苔

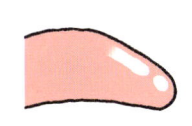

- 舌の表面がツルツル→気血両虚
- 白い→冷え
- 黄色い→湿熱 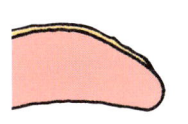
- 厚い→消化不良 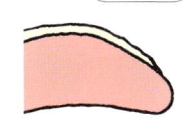

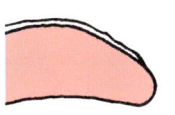

STUDY! 舌に付着している舌苔とは何?

舌の表面には、糸状乳頭という細かい突起がたくさんあります。この糸状乳頭の細胞は、古くなると、自然とはがれ落ちるのですが、これがはがれ落ちずに舌に付着したものを「舌苔」といいます。舌苔自体は、病気ではありません。

この苔の状態には、さまざまな体の不調が表れます。舌苔は厚すぎても、逆にまったくついていなくても健康な状態ではありません。舌苔を口臭の原因として、歯ブラシでこそぎ落とす人もいますが、無理に落とすと、かえって舌苔が厚くなってしまいます。また、健康状態を診るうえで重要な診察ポイントになるので、無理に落とすことはやめましょう。

二章　病気の原因と診察の方法｜望診

問診

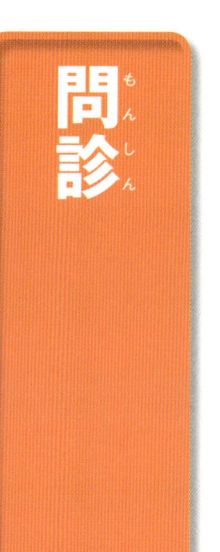

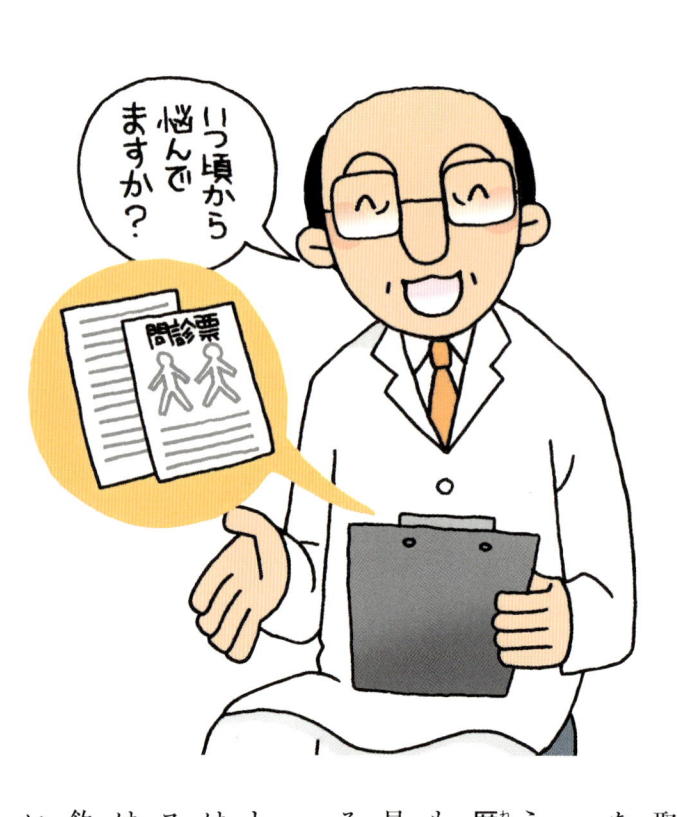

関係のなさそうな話も重要な情報

漢方医学では自覚症状を重要視するので、**問診**は大切です。西洋医学の問診では重要ではないと思われるような事柄も、漢方医学では患者の訴えを細かく聞き取り、診断に役立てます。自分自身が不調の原因ではないかと疑っていること（**主訴**）も話しましょう。

問診では、今までどのような病気にかかったかという**既往歴**や、どのような薬を飲んできたかという**薬歴**についても聞かれます。直接関係ないと思うことも、過去の病歴から現在の病気に繋がっている原因が見つかることもあるのです。サプリメントを飲んでいる人は、そのことも伝えます。

また、生活環境や習慣は、病気の原因から治癒の良し悪しにまで大きく関わるので必ず聞かれます。生活は規則正しいか不規則か、睡眠は充分に取れているか、ストレスはないかなど。特に食習慣は重要です。食事は規則的に摂っているか、食事内容に偏りはないか、飲酒習慣、喫煙習慣、体を冷やすような食事を好んでいないかなど、正直に答えましょう。

問診で聞かれる内容

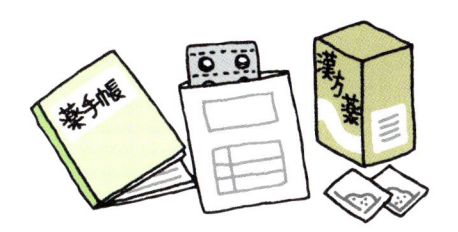

薬歴

今までどのような薬を飲んできたか、薬にアレルギーはあるか、漢方薬を飲んだことがあるのなら、どういう方剤(ほうざい)を飲んだことがあり、どのような効果があったかどうかなどが聞かれます。

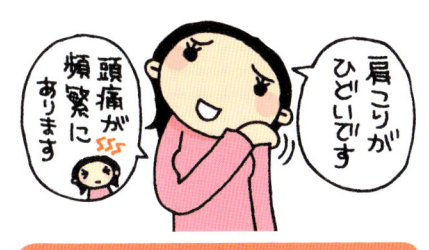

主訴

受診した理由、また最も治したいと思っている事柄について、できるだけ詳しく話します。漢方医学は自覚症状を大切にするので、自分がどう感じているかが重要になります。

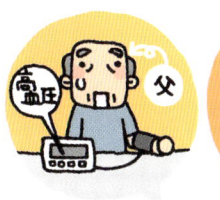

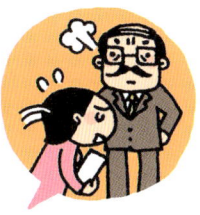

家族歴

家族構成や家族的素因のある糖尿病や高血圧などの疾患、家族内感染の有無などについて聞かれます。症状が家族や学校、職場の人間関係に起因する疑いのある場合はそれも話します。

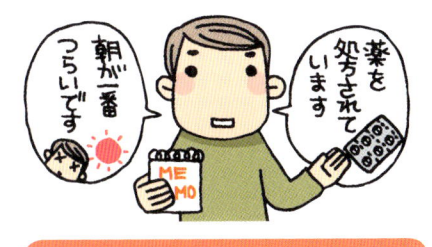

現病歴

主訴の生じた原因や治療経過、治療による変化を聞かれます。主訴に随伴する症状や症状の日中変動(すいはん)、季節による変化、増悪因子、緩解因子、今までの治療歴なども話します。

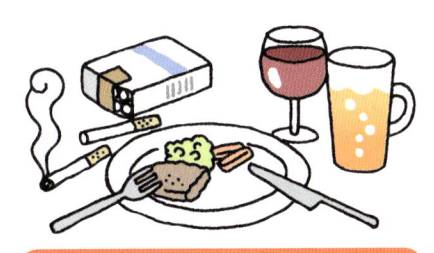

生活習慣

生活習慣が病気に影響していることは多くあります。特に食習慣や飲酒や喫煙の習慣は、病気の直接の原因や悪化因子になっている場合が多いため、隠さずに詳しく話しましょう。

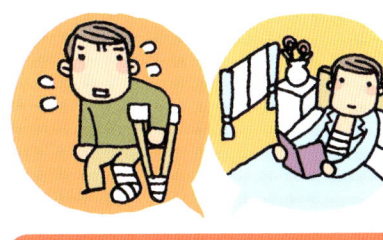

既往歴

現在の主訴とは直接関係がないと思われるような、既往歴について聞かれることもあります。主訴が過去の病気と関係している場合もありますので、関係ないと思っても詳しく話しましょう。

聞診

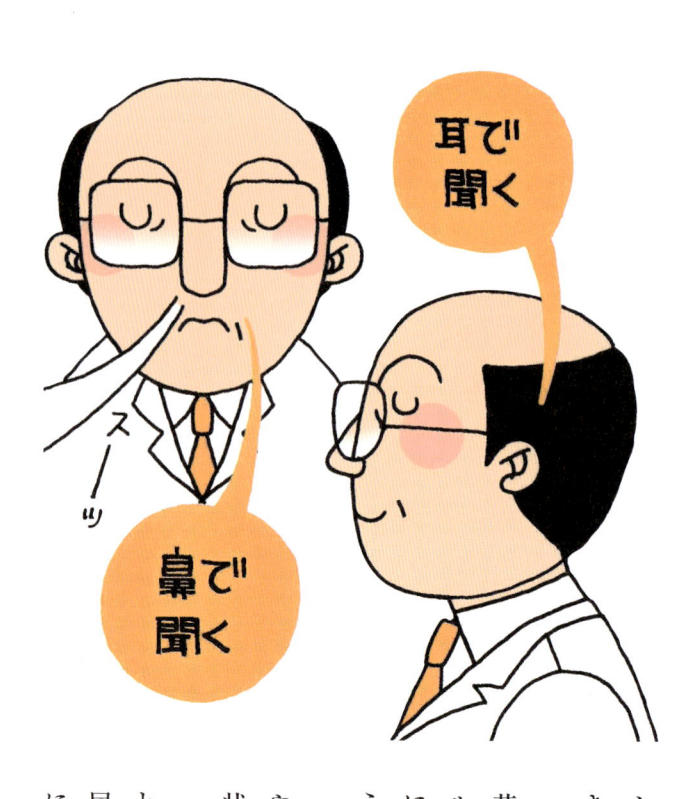

耳で聞く
鼻で聞く
スーッ

声と臭いを"聞く"診察

患者の声や咳などの音を聞いたり、息や体の臭いを嗅いだりして聴覚と嗅覚を用いて診療するのが「聞診」です。

「音を聞く」聞診では、まず患者の話し声の大きさや話し方に覇気があるか、質問の応えがスムーズにできるかどうかなどを聞きます。咳をしている場合は、その咳の音や喘鳴音、呼吸が苦しそうかなどを聞き取ります。また、お腹がグルグルという腸の蠕動音や、腹診でお腹を軽く叩いたときにみぞおちの辺りが、ポチャポチャと水を揺らしたような音がするかを聞きます。

「臭いを嗅ぐ」ことも聞くといい、患者の息の臭いや体臭を嗅ぎます。これは、胃腸の働きや新陳代謝の状態を判断するひとつの要素になります。

尿や便など排泄物の臭いも重要ですが、直接嗅ぐことはできませんので、その人に状態を聞きます。便や尿の臭いが強いものは熱証、臭いが弱いものは寒証になります。

二章 病気の原因と診察の方法 ― 聞診

音を聞く

声
はっきりとした力のある声→気の巡りがよく、充実している
声が小さくぼそぼそ話す→気虚や気滞
話の返事がスムーズでない→気鬱

咳
力強い咳→実証(じっしょう)
弱い咳→虚証(きょしょう)

呼吸
肺胞や気管支の雑音→水毒(すいどく)、気虚

お腹の音
グルグル胃腸の動いている音→気血の滞り
みぞおちの辺りがチャポチャポいう音→水毒

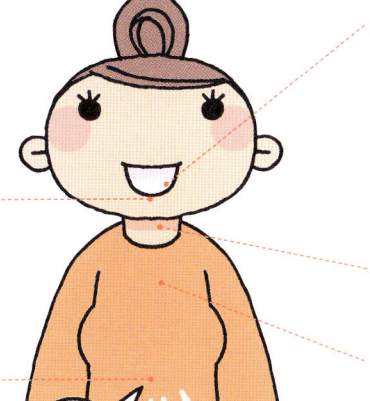

返答
聴力低下・理解力低下→認知症を疑う

グリルルルル…

臭いを聞く

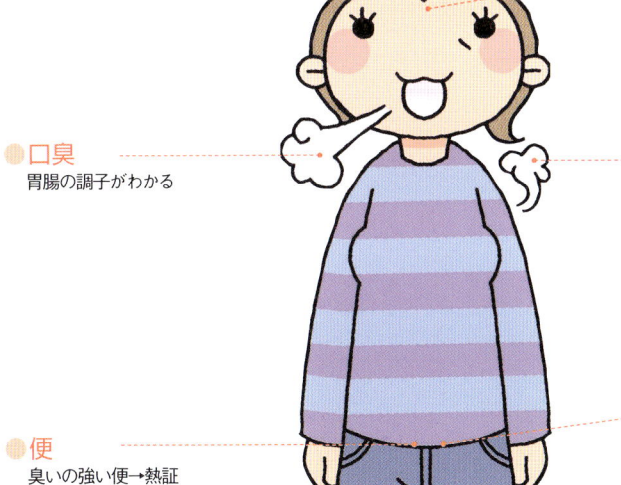

自覚症状
臭いがないのに気にする→気虚
臭うのに気にしていない→嗅覚低下、認知症を疑う

口臭
胃腸の調子がわかる

体臭
代謝異常→飲食の不摂生によって胃腸に障害を引き起こす食積証(しょくせきしょう)

便
臭いの強い便→熱証
臭いがあまりない便→寒証

尿
臭いがあって色の濃い尿→熱証
臭いがなく色の薄い尿→寒証

切診 (せっしん)

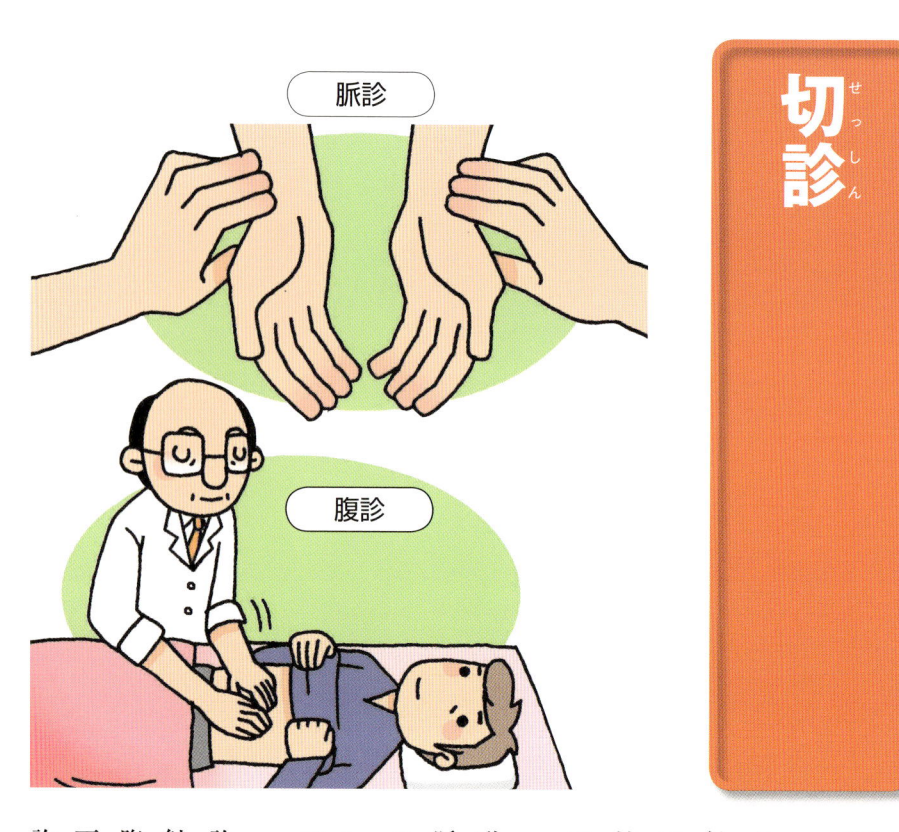

脈診

腹診

脈とお腹は病状を語る

切診は、実際にその人に触れて診察する方法です。お腹に触れて筋肉の緊張度を診る「腹診(ふくしん)」と、手首に触れて脈の状態を診る「脈診(みゃくしん)」があります。漢方医学ではどちらも重要な診察で、証を立てるときの必要な情報を得ることができます。また、手足の末端に触れて、その冷え具合を確認することもあります。

脈診は、人差し指、中指、薬指の3本の指を手首の動脈の上に軽く乗せて、触れたり強く押したりして、脈の速さや脈の強さ、脈の流れている部分の深さ、脈の流れ方などを診ます。指で触れる部分を、手首に近い方から、寸(すん)・関(せき)・尺(しゃく)といい、人差し指で寸、中指で関、薬指で尺を押さえて脈を診ます。

腹診は、日本の漢方医学特有の診察法です。患者は診察台に膝を伸ばして横になり、漢方医がお腹を直接触ります。腹部の形をよく観察してから上腹部から下腹部にかけてお腹の温度や緊張度、力の具合を診ます。両手でお腹を押したり、みぞおちの辺りを軽く叩いて診察します。

86

脈診

脈の強さや緊張度などで健康状態を診る

脈に触り、その脈の性質を読み取って証の判断材料とします。現在使われている脈の代表的なものには、脈の触れやすさを診る「浮」「沈」、脈の強さを診る「大」「小」、血管の緊張度を診る「緊」「緩」、脈の回数を診る「数」「遅」、血流がなめらかさを診る「滑」「渋」などがあります。脈だけを診れば病気がわかるというのはまったくのウソで、脈は診断のための数ある情報のひとつにすぎません。

数脈（さくみゃく）
頻脈のことで、一時的に脈が6回以上または1分間に90回以上の速い脈。裏に熱があるときに見られます。

大脈（だいみゃく）
軽く触れるだけで、寸関尺すべてで強い拍動が触れる脈です。実証を示す脈です。脈派が高いところを示します。

浮脈（ふみゃく）
血管に指を軽く当てるだけで、指を押し上げるようにはっきりと触れる脈。急性熱病疾患のときに表れ、表証のときに見られます。

遅脈（ちみゃく）
拍動数が少なく、一時的に4回以下または1分間に60回以下の遅い脈です。腎虚や寒を意味します。

小脈（しょうみゃく）
強く抑えると、寸関尺すべてで消え入りそうな弱い拍動の脈で、虚証を示す脈です。小さい脈波。

沈脈（ちんみゃく）
血管に指を軽く当てただけでは触れず、強く深く圧迫すると触れる脈。病気が体の内部まで進行している裏証のときに見られます。

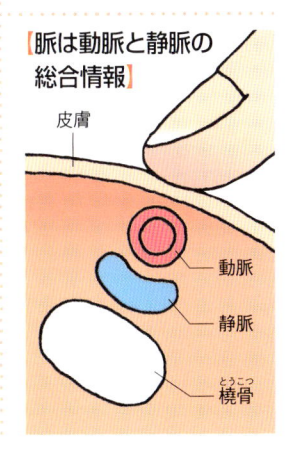

滑脈（かつみゃく）
なめらかで玉を転がすように指に触れる脈。血流のなめらかさを示します。

緊脈（きんみゃく）
緊張して張りがあり、力のある脈。痛みや冷え、動脈硬化を示します。寒証を示しています。

渋（濇）脈（しょう（しょく）みゃく）
血流が渋滞している脈。血管内壁の状態が悪くなり、血流粘度の高い場合に見られます。

緩脈（かんみゃく）
ゆったりとした脈。病気が軽回復傾向にあるときや血管の動脈硬化が軽いことを意味します。

【脈は動脈と静脈の総合情報】

皮膚／動脈／静脈／橈骨（とうこつ）

腹診

●内臓の皮膚反射を診る漢方特有の診察●

腹診とは、内臓の異常が皮膚に現れることを利用した診察です。腹診では、膝を伸ばして仰向けで横になります。まず全体を観察して、太っているかやせているかなどを診てから、腹部全体を右手のひらで押してみます。押し返す力に張りがあって力が強い場合は実証、綿でも押しているかのように弱い場合は虚証と診断します。また触ったときにお腹が冷たい場合は、冷えが推測できます。次に腹部の各部位に触ります。それらを総合して、診断します。

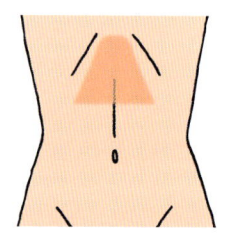

心下痞硬

心窩部のつかえ、抵抗、圧痛。
- ●漢方薬：半夏瀉心湯、人参湯、木防已湯、六君子湯など。

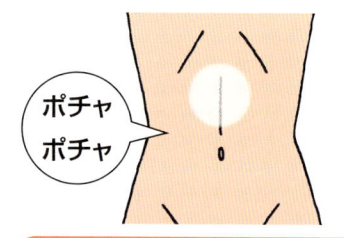

胃内停水

胃の中の水が停滞し、心窩部（みぞおち）を軽く叩いたり、ゆすったりすると、"ポチャポチャ"と水の揺れる音がする状態。
- ●漢方薬：苓姜朮甘湯、五苓散、人参湯、茯苓飲、六君子湯など。

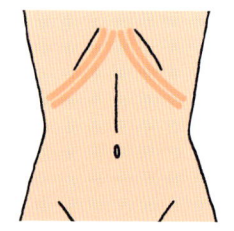

胸脇苦満

両側季肋部（脇腹）付近の張る感じや抵抗、圧痛がある。
- ●漢方薬：小柴胡湯、大柴胡湯、柴胡桂枝湯、柴胡加竜骨牡蠣湯、四逆散など。

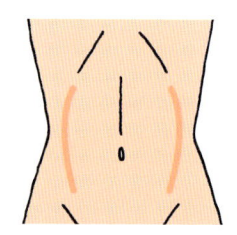

腹皮拘急

両側腹直筋が過度に緊張した状態。
- ●漢方薬：芍薬甘草湯、小建中湯、桂枝加芍薬湯など。

臍上悸（せいじょうき）

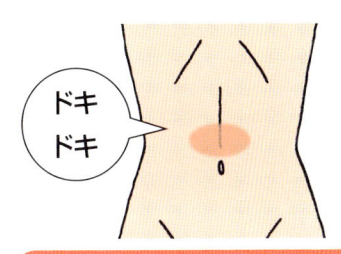

へその上部またはやや左側を指先（指の頭）で軽く按圧すると腹部大動脈の拍動を感じる状態。気逆や水毒に見られることがある。
●漢方薬：苓姜朮甘湯、苓桂甘棗湯、良枳湯など。

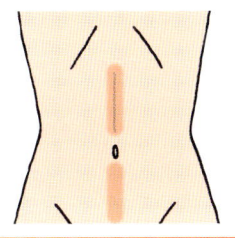

正中芯（せいちゅうしん）

腹部正中線上の皮下にひも状のものを触れる状態。
●漢方薬：へそ上なら「脾虚」として人参の含まれる処方を、へそ下なら「腎虚」として補腎剤の含まれる処方の適応。

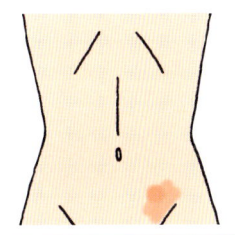

小腹急結（しょうふくきゅうけつ）

腸骨窩（股のつけ根よりやや上の部分）の擦過痛、圧痛のある状態。瘀血の腹証のひとつとされている。
●漢方薬：当帰芍薬散、桂枝茯苓丸、桃核承気湯、通導散、女神散など。

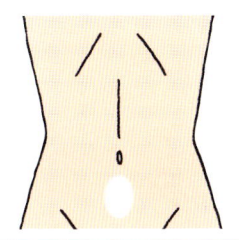

小腹不仁（しょうふくふじん）

下腹部が軟弱無力で脱力感のある状態。「腎虚」を示す。
●漢方薬：八味地黄丸、六味丸、牛車腎気丸など。

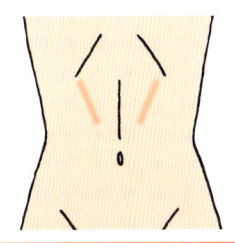

心下支結（しんかしけつ）

上腹部の腹筋筋の緊張状態で中腹まで及ぶといわれる2本棒の状態になる。
●漢方薬：柴胡桂枝湯など。

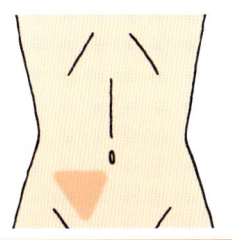

回盲部圧痛（かいもうぶあっつう）

右下腹部を按圧すると、腹壁の硬結、抵抗や圧痛のある状態。瘀血の存在が疑われる。
●漢方薬：大黄牡丹皮湯、腸癰湯、薏苡附子敗醤散など。

信頼できる漢方専門医の見つけ方

顔をあわせて相談にのり、鍼灸師とチーム医療を行っている治療院へ

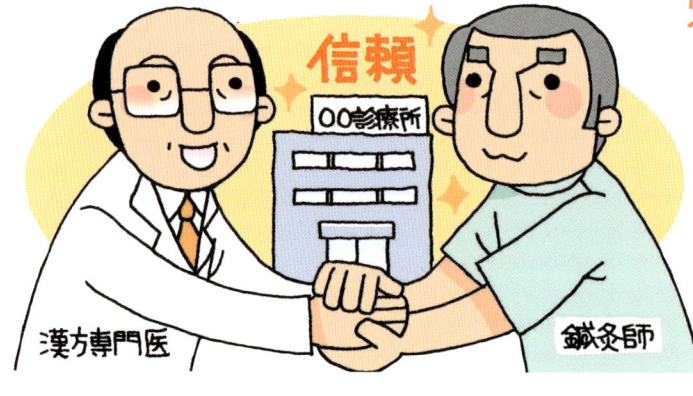

漢方専門医を訪れたり、治療院を訪れたりするのは、ちょっと勇気が必要になります。どのような病院や治療院に通うとよいのでしょうか。

まず、話をちゃんと聞いてくれるところを探しましょう。顔も見ずに処方を決めたり、電話のみで薬を売る薬局や、高価なサプリメントを販売する治療院は避けましょう。

数々ある手技治療院の中で、正式な医療行為として国家資格で法的に認められているのは、鍼灸、柔道整復（整骨、ほねつぎ、柔整）、按摩、指圧、マッサージです。患者が一定の条件を満たしていれば保険対応にもなります。

また、よい鍼灸院を選ぶポイントは、的確に異変のあるツボを見つけ出す技術が高く、経絡に沿ってごく微細な鍼刺激を行ってくれるところです。最初から中国鍼や電気鍼と称する治療をするところは、避けた方がよいでしょう。衛生的で、清潔な治療院であることも大切なポイントです。使い捨ての鍼、もしくはオートクレーブという専用の機械で高圧殺菌を行っている鍼を使っていることが、第一条件です。

地域の漢方専門医や病院と治療院の連携が取れていたり、鍼灸師と漢方専門医によるチーム医療が行われている治療院は、比較的信頼できます。

三章

漢方医学の治療
漢方薬・ツボ・食養

四診を受けて証が決まったら、
いよいよ実際の治療に入ります。
漢方医学では漢方薬や鍼灸、養生などにより治療を行い、
体質を改善して病気の起こりにくい体になるように指導します。

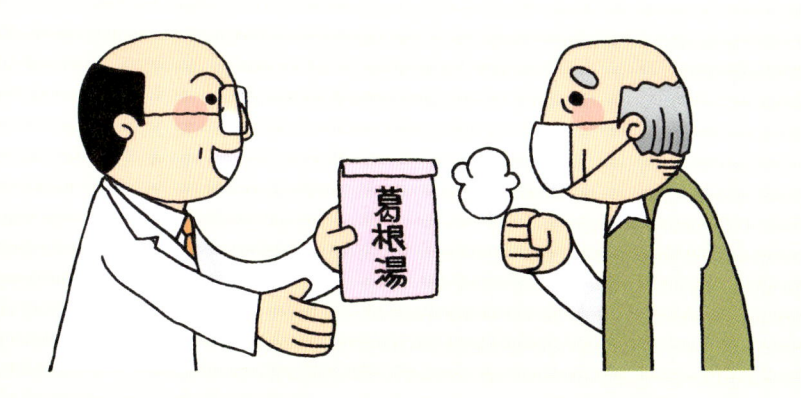

漢方薬の作用

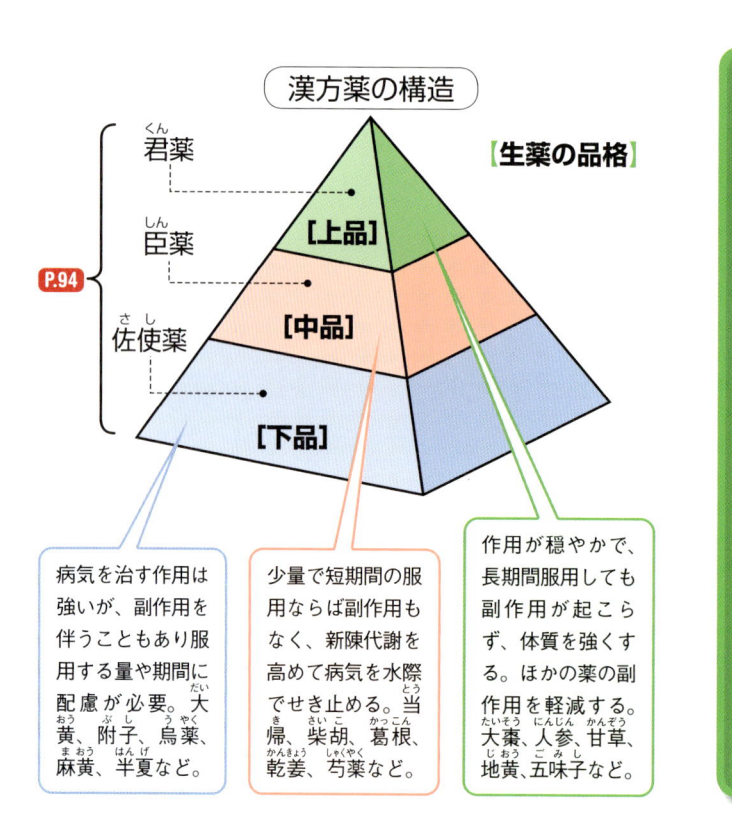

複合作用が漢方薬の特徴

漢方医学の代表的な治療が漢方薬です。自然由来の生薬を3種類以上組みあわせたもので、臓器や「気血水」のバランスの乱れを整え、病気を治します。

生薬には、植物の葉や実、枝、樹皮、根、また、キノコなどの植物由来のもの、石膏や滑石などの鉱物由来のもの、動物の皮や骨、昆虫などの動物由来のものなど、自然由来のさまざまなものが使われます。その性質によって上品・中品・下品の3種類に分けられています。

漢方薬は、これら生薬が持っている性質を活かし、副作用が起こりにくく、長期間安心して服用できるようにして作られています。化学合成した単一成分からなる西洋医学の薬と異なり、複合的な作用が期待できるのです。

一人ひとりの症状や体質にあわせて、きめ細やかに処方できる漢方薬は、まさにオーダーメイドの医療。また、症状にあわせて、漢方薬だけでなく鍼や灸も用いて治療を行います。

漢方薬の構造

【生薬の品格】

- 君薬（くん）
- 臣薬（しん）
- 佐使薬（さし）

→ P.94

ピラミッド構造：
- [上品]
- [中品]
- [下品]

[上品] 作用が穏やかで、長期間服用しても副作用が起こらず、体質を強くする。ほかの薬の副作用を軽減する。大棗（たいそう）、人参（にんじん）、甘草（かんぞう）、地黄（じおう）、五味子（ごみし）など。

[中品] 少量で短期間の服用ならば副作用もなく、新陳代謝を高めて病気を水際でせき止める。当帰（とうき）、柴胡（さいこ）、葛根（かっこん）、乾姜（かんきょう）、芍薬（しゃくやく）など。

[下品] 病気を治す作用は強いが、副作用を伴うこともあり服用する量や期間に配慮が必要。大黄（だいおう）、附子（ぶし）、烏薬（うやく）、麻黄（まおう）、半夏（はんげ）など。

漢方薬の作用

補剤（温補剤）
- 主に虚証や陰証に用いる
- 低下した生体の反応性を高めるための、温め補う薬（アクセルやガソリンの役割）
- 作用が優しく、長期服用可

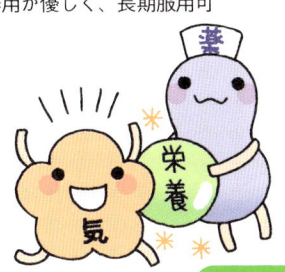

瀉剤（発表・下剤）
- 主に実証や陽証に用いる
- 過剰で病的な生体の反応性を抑える薬（ブレーキの役割）
- 作用が強いため短期間の服用

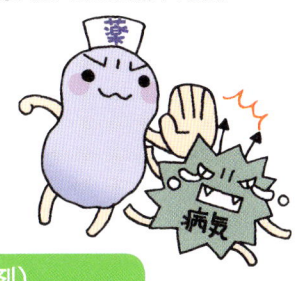

和剤（和解剤）
- 主に半表半裏に用いる
- 長期間の服用が必要
- 抗原とその抗体及び補体と結合した免疫複合体を中和してゆっくり排泄する

病気を追い出す薬と体力を補う薬

漢方薬はその作用から大きく「瀉剤」「補剤」「和剤」の3つに分けることができます。

瀉剤は、主に実証や陽証のときに使われます。熱病などの急性期のときに用い、熱を冷ましたり、汗をかかせたり、便秘を下して病気を体外に出す働きがあります。下品が多く使われ、作用が強いため、切れ味が鋭く、飽食の時代に生きる現代の日本人に合った薬といえます。

「気血水」が乱れていて、体力が低下している虚証や陰証のときには、主に補剤を用います。補剤は、体力を充実させ、「気血水」の乱れを整えます。体にマイルドに働くので、高齢者でも安心して服用することができます。西洋医学の薬には「体を補う薬」という概念はありません。補剤は漢方薬の特徴ともいえるでしょう。

和剤は、半表半裏のときに用います。ウィルスと抗体が反応してできた免疫複合物が組織を傷つけるので、慎重な治療が必要です。無害なものに解毒します。

漢方薬の作用

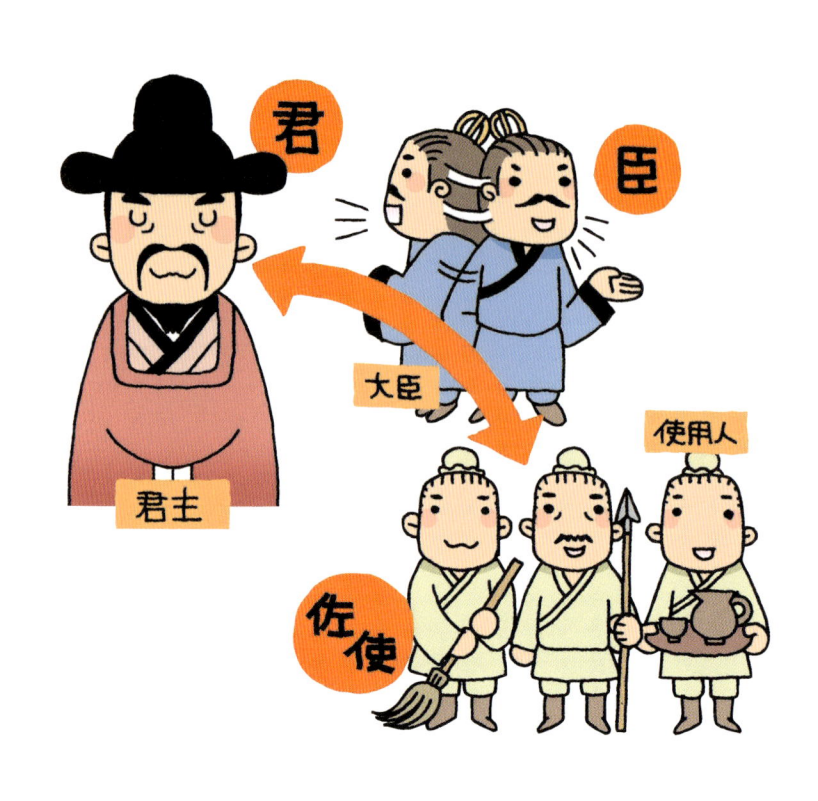

副作用を軽減する組みあわせの妙

漢方薬を組み立てるときには、「君臣佐使」という考え方に沿って生薬を組み立てます。君は君主、臣は大臣、佐使は使用人に相当します。

方剤の中で実際に働いて薬理作用を発揮するのは佐使薬です。佐使薬は使用人であり、下品が使われることが多くなります。下品には副作用があるので、君薬はその副作用を防ぎ、本来の薬理活性が働くのを見守る役目をします。そのため、君薬には上品が多いのです。臣薬は君薬と佐使薬の間を取り持ち、佐使薬の作用の方向を導き、暴走するのを防ぎます。

上品は、臣薬としても、佐使薬としても、オールマイティーに働ける性質があります。中品は君薬にはなれず、臣薬及び佐使薬として作用する性質の生薬が多く、下品は佐使薬のみに使われます。

ただし、処方名に上品の生薬の名前がついているときは、例えば、人参湯では人参が佐使薬で、朮と乾姜が臣薬、甘草が君薬となります。麻黄湯では、麻黄が佐使薬、桂枝、杏仁が臣薬、甘草が君薬となります。

漢方薬の種類

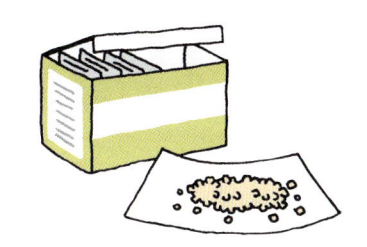

エキス剤
濃縮した煎じ液をインスタントコーヒーのように顆粒状にしたもの。できればお湯で再溶解してから、服用します。

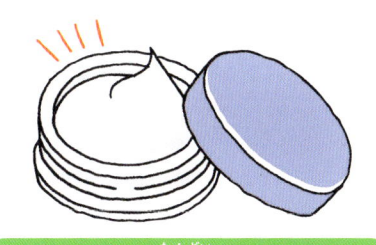

煎じ薬
生薬をガラス容器やホウロウ鍋、土鍋で煎じて、抽出された煎じ液を服用します。あまり長時間煎じると、成分が壊れます。30〜40分が理想的です。

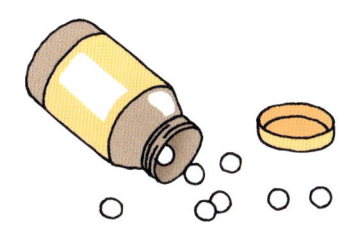

膏剤
痔やおでき、外傷、やけど、湿疹などの皮膚疾患に使用する塗り薬。軟膏やクリームに相当するものです。

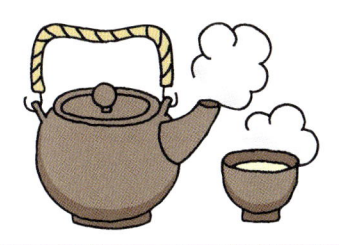

丸剤
粉末にした生薬を蜂蜜などで丸い剤型に固めたもの。生薬の精油成分が揮発しないため、揮発性の成分のある生薬を使った方剤で用いられます。

散剤
処方された生薬を混合したものを粉末状にしたもの。よく時代劇に出てくる薬研（生薬などを粉砕する道具）は、散剤をつくるためのものです。

漢方薬の保存法

天然由来の生薬からなる漢方薬は、長く保存しておくと薬効が落ちたり、カビが生えたり虫がついたりすることがあります。また、湿気にも弱いため、保存するときは湿気と直射日光を避け、冷暗所で保存しましょう。

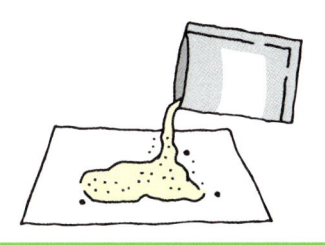

同病異治と異病同治

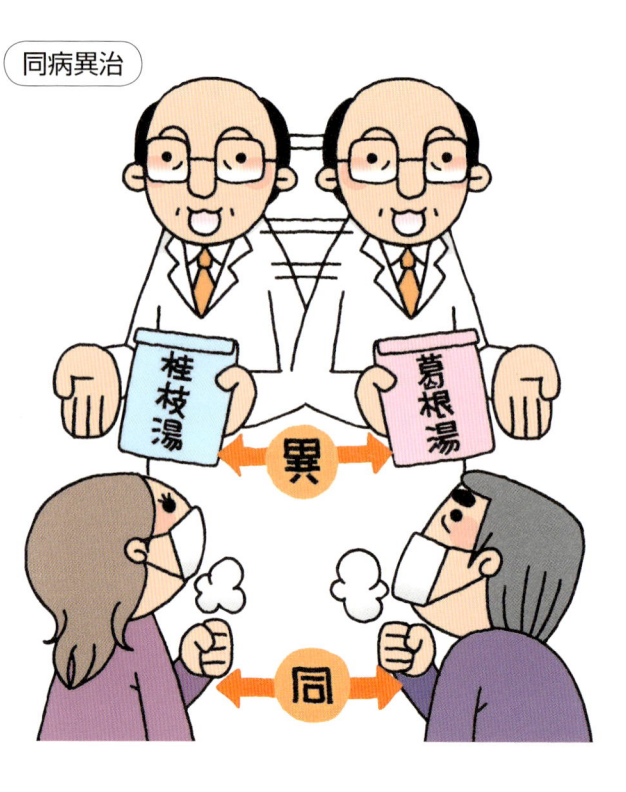

同じ病気に違う薬、違う病気に同じ薬

漢方医学では個々の体の状況、体質、証に応じて漢方薬が処方されるため、西洋医学では考えられない処方をされることがあります。

一人ひとりの証にあわせた処方をするため、同じ病気でも証が異なれば人によって違う治療がされます。これを「同病異治」といいます。

例えば、同じカゼであっても、その人の証や体質に合わせて葛根湯、麻黄湯、小青竜湯、桂枝湯、香蘇散など、さまざまな漢方薬が処方されるのです。

逆にまったく異なる病気でも、同じ漢方薬が処方されることがあります。これを「異病同治」といいます。一見まったく関係のない病気に同じ漢方薬が処方されるのは、その人の病態を示す証が同じだからです。

例えば、葛根湯はカゼで処方されることが多い漢方薬ですが、肩こりや中耳炎、扁桃腺炎、じんま疹にも処方されることがあります。

これらは病名によって決まった薬が処方される、西洋医学の治療とは大きく異なる点です。

> 異病同治

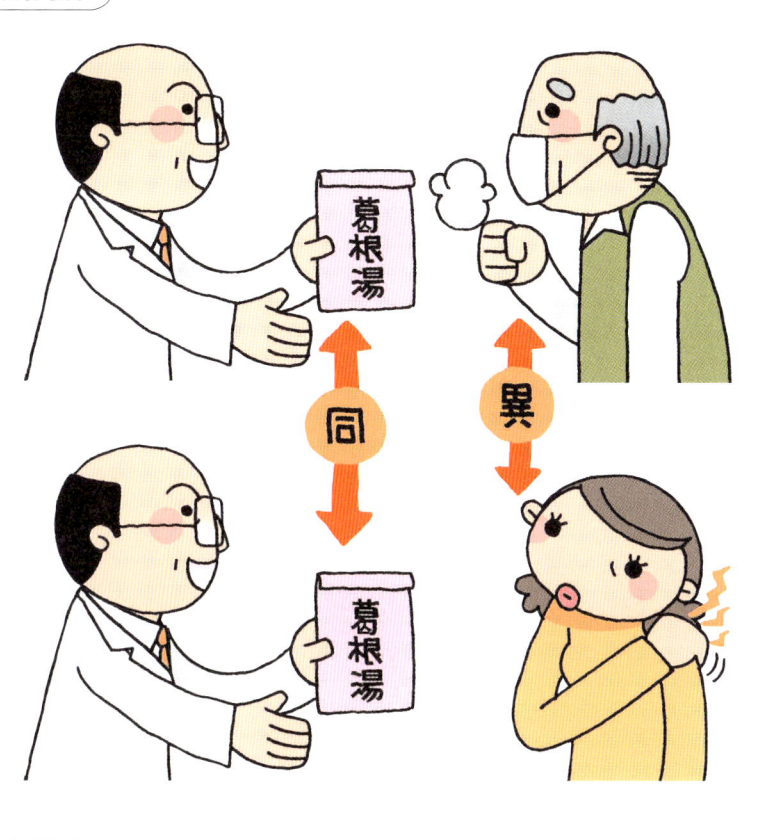

三章 漢方医学の治療　漢方薬・ツボ・食養 ｜ 同病異治と異病同治

STUDY! 混同されやすい民間薬と漢方薬の違い

漢方薬をよく知らない人は、民間薬と漢方薬の違いがわからないといいます。

漢方薬と民間薬のいちばん簡単な見分け方は、生薬を組みあわせて使っているか、使っていないかという点です。

漢方薬は単一の生薬のみを使うことはほとんどなく、必ず複数の生薬が君臣佐使（くんしんさし）（P94）の法則により組みあわされて、方剤（ほうざい）として処方されます。複数の生薬を組みあわせることにより、効果を高めたり、副作用を軽減したり、複合効果で治療をします。

それに対して、民間薬は、「センブリ」「ゲンノショウコ」など、単一の薬草を用いて使います。その使用法は経験に基づくもので、漢方薬のように体系化された医学に基づいたものではありません。

しかし、身近にある安価な薬草を用いるので、使い方を知っておくと便利です。

漢方薬の飲み方

【これはNG!】

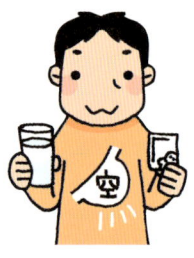

処方された漢方薬を誰かにあげる。

中国・韓国旅行者からのお土産でもらった漢方薬を安易に飲まない。

● 食前・食間の空腹時に服用する。

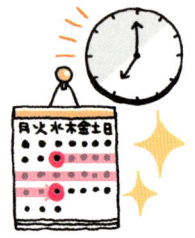

● 飲み忘れがないよう飲む時間を決める。
● 2週間は飲み続ける。

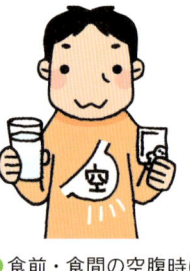

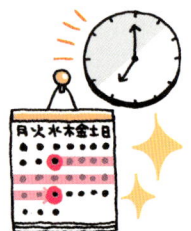

飲み忘れに注意

漢方薬は、食前または食間の空腹時に飲みます。空腹時は薬の吸収がよく、食事に含まれる成分に影響を受けにくいのです。しかしいちばん重要なのは、飲む時間を決めて飲み忘れないことです。食間に飲み忘れてしまった場合、食後に飲んでもかまいませんが、飲み忘れたからといってまとめて2回分飲んではいけません。飲む期間は、カゼなどの急性期の病気では、一服で効果が出ることもあります。逆に慢性の病気ではなかなか効果が現れないこともあります。2週間飲んで効果が出ないときは、漢方専門医に相談しましょう。

また、漢方薬をもらったり、あげたりしてはいけません。漢方薬はその人の証に合わせているため、まったく効果がなかったり、副作用が現れたりする場合があります。また、中国や韓国へ旅行した人から、お土産で薬をもらったときも注意。日本とは異なる生薬や、生薬に似た毒草が使われていたために最悪の場合死にいたるケースも報告されています。安易に薬を買ったり、飲んだりしないように心がけましょう。

漢方薬の煎じ方・飲み方

煎じ剤はエキス剤より強い効果が期待できますが、正しい煎じ方をしなくては正しい効果を得ることはできません。煎じる鍋や温度、水量、煎じる時間にも注意が必要です。正しく煎じるコツを覚えましょう。

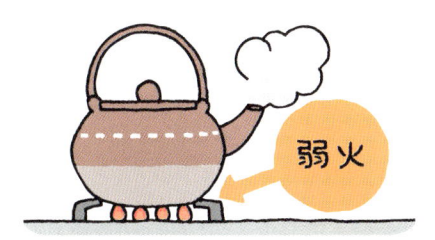

3. 30〜40分間煮詰める

水が半量になるくらいまで、30〜40分間弱火で煮詰めます。

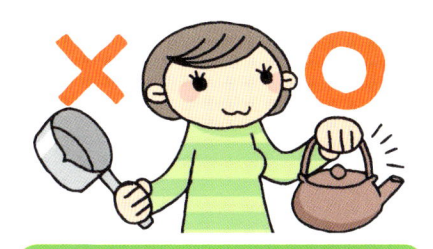

1. 煎じる容器を用意

漢方薬を煎じるときは、ガラス容器、ホウロウ、土瓶、土鍋のいずれかを使用。アルミ製や鉄製の鍋では、生薬が変質する可能性があるので不可。

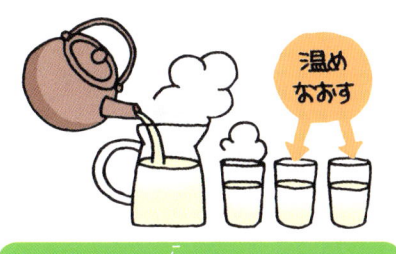

4. ガーゼで濾したら完成

煮詰まったらガーゼで濾し、2〜3回に分けて温かいうちに飲みます。残りは冷蔵庫で保存。2、3回目を飲むときは、温めなおすこと。ポットなどで温めたまま保存しておくと、成分が変質することがあるのでやめましょう。

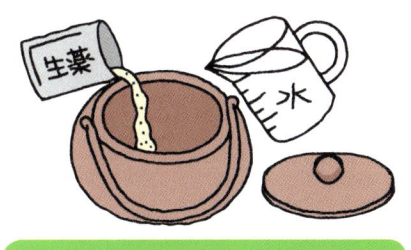

2. 生薬量の20倍量の水で煎じる

1日分の漢方薬を容器にいれて、生薬の20倍の水で抽出します。これ以下だと、成分の抽出効率が下がるので、生薬をムダにしてしまうことになります。

子どもへの飲ませ方

まず漢方専門医や薬剤師に相談を。お湯に溶かし、なるべくそのままの味で服用させましょう。分量は2歳未満で成人の4分の1、2〜4歳未満で3分の1、4〜7歳未満で2分の1、7〜15歳未満で3分の2が目安になります。

エキス剤、散剤の飲み方

エキス剤や散剤は、お湯に溶かして飲むとよいでしょう。生薬の香りを楽しみながら薬を飲むという、漢方薬ならではの服用法です。

ツボ療法

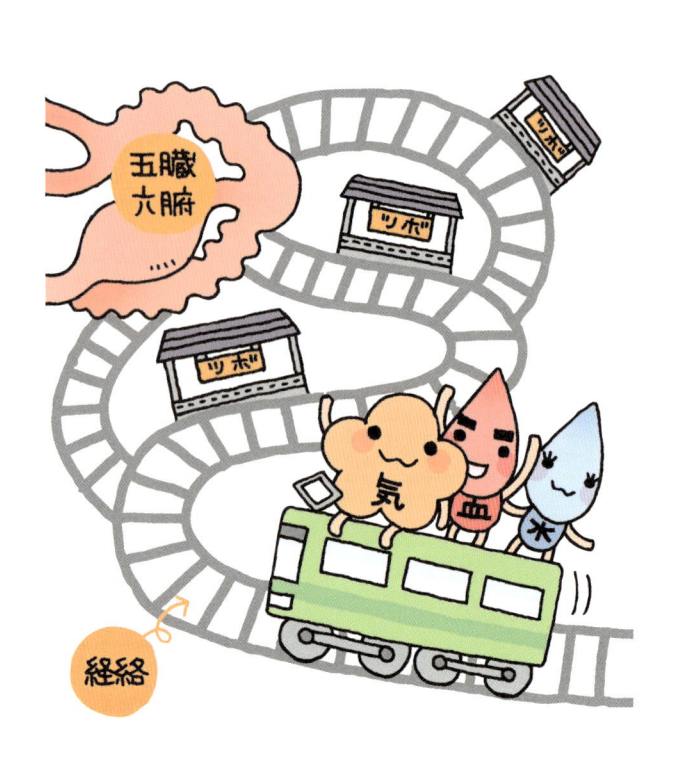

経絡は地下鉄、ツボは駅

一般的に「ツボ」と呼ばれているのは、全身を巡る「経絡」の上にある「経穴」のことです。漢方医学治療のひとつである鍼灸や指圧、按摩では、体のツボに鍼や灸で刺激を与えて症状を改善します。

経絡は、体内のすべての臓腑や器官を繋ぎ、全身を巡る気と血の通り道です。経絡は地下鉄のようなもので、経絡は地上（体表）からは見えませんが、地下（体内）をくまなく走っています。ツボはその線路上にある駅のようなもので、体内と体表を結んでいます。

経絡の流れが滞ったり臓器に不調があったりすると、その不調はツボに反映され、しこりや腫れが現れます。ツボには体内の不調が現れますが、同時にその不調を治療するポイントでもあります。ツボを刺激することで「気血水」の流れを改善し、エネルギーを吹き込むことができます。その刺激が経絡から臓腑にも伝わり、臓腑の働きを整えることができるのです。ツボを刺激することにより、体に起こったゆがみや乱れを本来の自然な状態に戻せます。

ツボ療法の種類

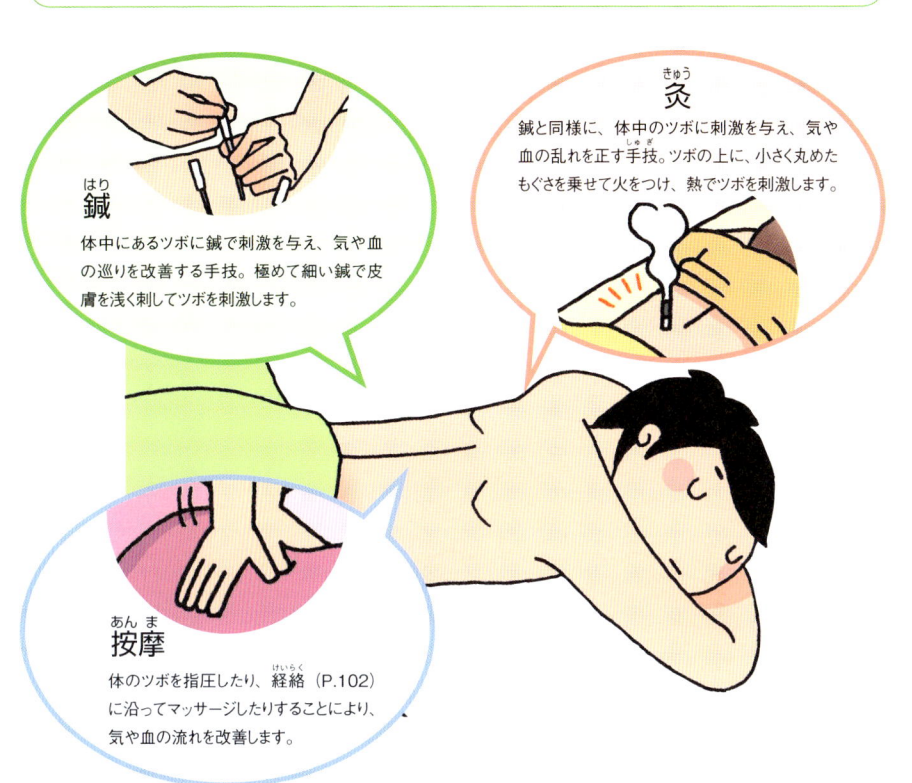

鍼（はり）
体中にあるツボに鍼で刺激を与え、気や血の巡りを改善する手技。極めて細い鍼で皮膚を浅く刺してツボを刺激します。

灸（きゅう）
鍼と同様に、体中のツボに刺激を与え、気や血の乱れを正す手技。ツボの上に、小さく丸めたもぐさを乗せて火をつけ、熱でツボを刺激します。

按摩（あんま）
体のツボを指圧したり、経絡（P.102）に沿ってマッサージしたりすることにより、気や血の流れを改善します。

STUDY!　プロ選手も注目する「スポーツ鍼灸」

近年スポーツ界において、ドーピングが問題となっています。スポーツマンシップに反するような成長ホルモン剤や、筋肉増強剤が違反とされるのはもちろんなのですが、ドーピングに関する検査が厳しくなり、普通の痛み止めやカゼ薬まで、ドーピングで引っかかってしまうようになっています。

そこで、選手の痛み止めとして白羽の矢があたったのが、鍼灸です。鍼灸には、筋肉の緊張を和らげたり、痛みを緩和したりする作用があります。ツボに体の外から刺激を与える鍼灸ならば、ドーピングに引っかかることもなく、しかも即効性があるので、すぐに痛みを緩和して、競技に臨むことができるのです。

今では、トップクラスの選手となれば、競技会に必ず専属の鍼灸師を伴って、参加するほど。欧米などでも急速に関心が高まり、世界中に浸透しつつあります。

体を巡る十四の経絡

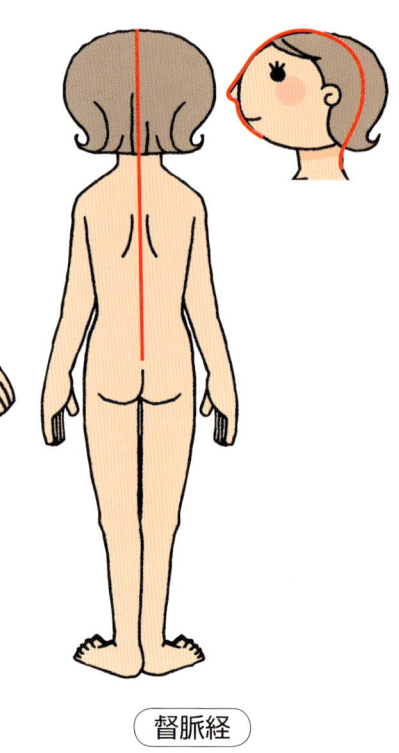

(任脈経)　(督脈経)

経絡図は地下鉄路線図

　経絡の流れは十四経、ツボはその経絡の流れに沿って点在する経穴を正穴ともいい、数はWHOにより361穴が定められています。経絡上以外の場所に存在する経穴を奇穴といいます。

　ツボや経絡の実態は、現代科学ではまだはっきりとは解明されていませんが、その効果は広く認められています。海外でも強い関心が集まっており、科学的な解析も進んでいます。アメリカでも根拠ある医療のひとつとして認められ、鍼灸治療は州によっては保険医療の対象になっています。

　全身を巡る「気血水」の道である経絡は、六臓六腑と関連している十二経絡に、体の表面と裏面を縦に貫いている任脈経と督脈経の二経を足した十四経絡があります。これらの経絡は全身をくまなく覆い、お互いに関連を持ちながら全身の臓腑や器官を調整する働きをしています。経絡は、肝経、腎経、脾経など、それぞれの名前のついた臓腑と深く関係して、それぞれの働きを調整しています。

102

六臓六腑の十二の経路

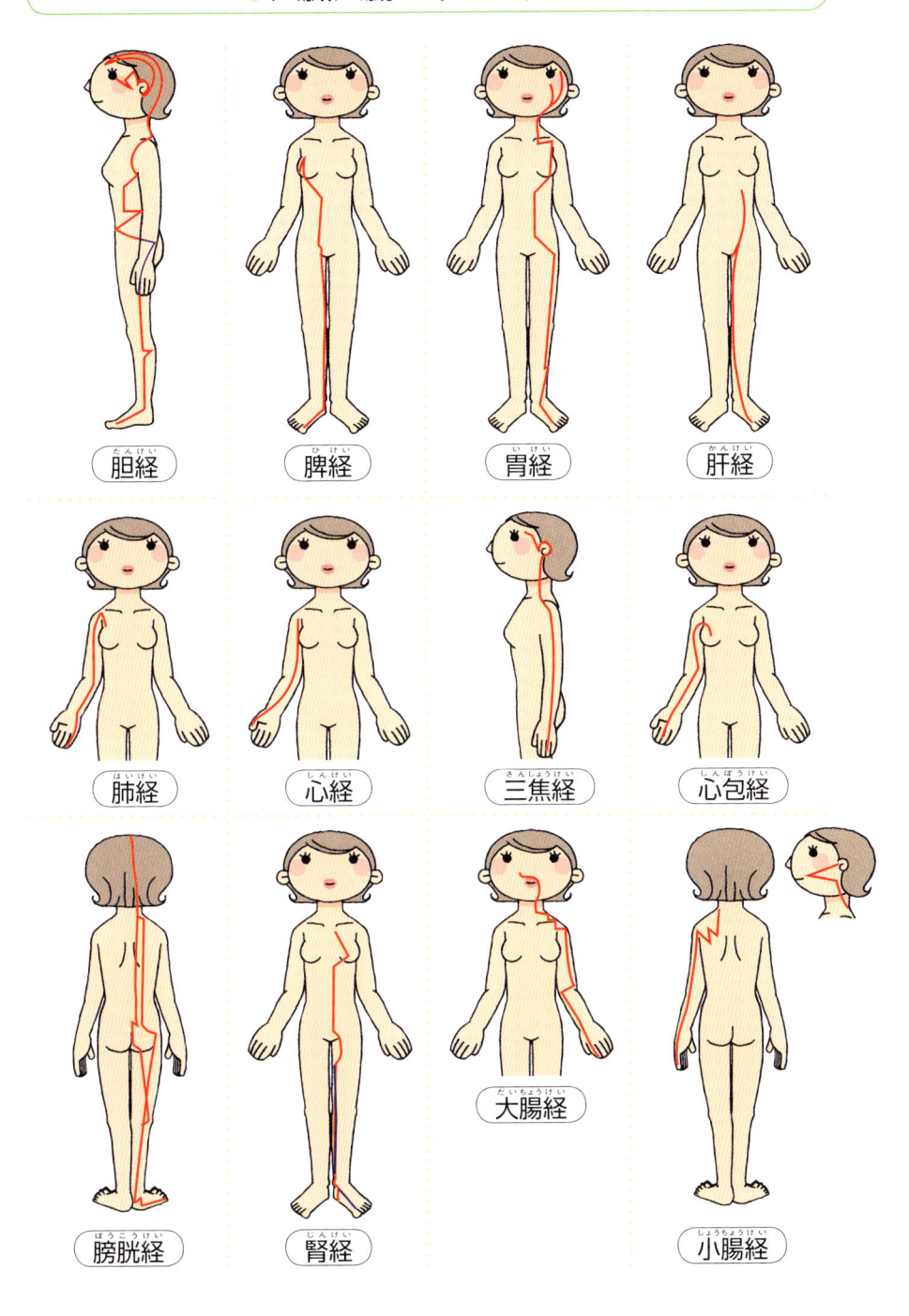

胆経（たんけい）	脾経（ひけい）	胃経（いけい）	肝経（かんけい）
肺経（はいけい）	心経（しんけい）	三焦経（さんしょうけい）	心包経（しんぽうけい）
膀胱経（ぼうこうけい）	腎経（じんけい）	大腸経（だいちょうけい）	小腸経（しょうちょうけい）

三章　漢方医学の治療　漢方薬・ツボ・食養｜体を巡る十四の経絡

ツボ押しのコツ

強すぎ、揉みすぎは逆効果

自宅ですぐに実践できる鍼灸は「ツボ押し」です。

ツボを押すときは、強く押しすぎず、気持ちよさを感じる程度に押しましょう。"痛気持ちいい"くらいがちょうどよい押し加減です。

ツボ押しは、呼吸も大切です。筋肉は、息を吸ったときに硬くなり、吐いたときに緩みます。ツボを指圧するときは、ゆっくりと息を吐きながら徐々に押し、息を吸いながら徐々に指を離します。

ツボを刺激するときは、長く押しすぎてはいけません。1カ所のツボにつき約1分程度の時間をかけ、全身で約15〜20分くらいを目安にします。あまり長い時間刺激しすぎたり、強い力で刺激しすぎたりすると、症状が改善するどころか、体にだるさや筋肉の張りやこり、いわゆる"揉み返し"が起こってしまいます。

ツボ押しは、1日朝晩の2回が限度です。また、熱があるときやお酒を飲んでいるとき、食後はツボを刺激してはいけません。ツボ押しは正しい方法で行うことが大切です。

【これはNG!】

熱がある。

お酒を飲んでいる。

ゆっくりと息を吐きながら押す。

気持ちよさを感じる程度の強さで押す。

ツボは1カ所に1分程度押す。

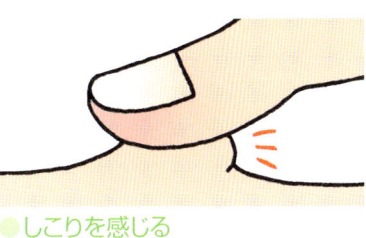

- しこりを感じる 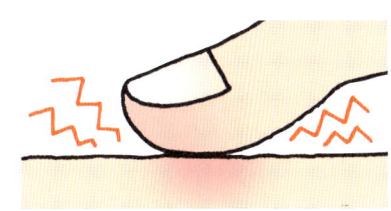
- しびれがある 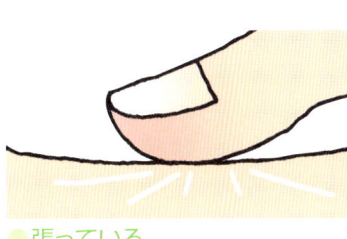
- 張っている

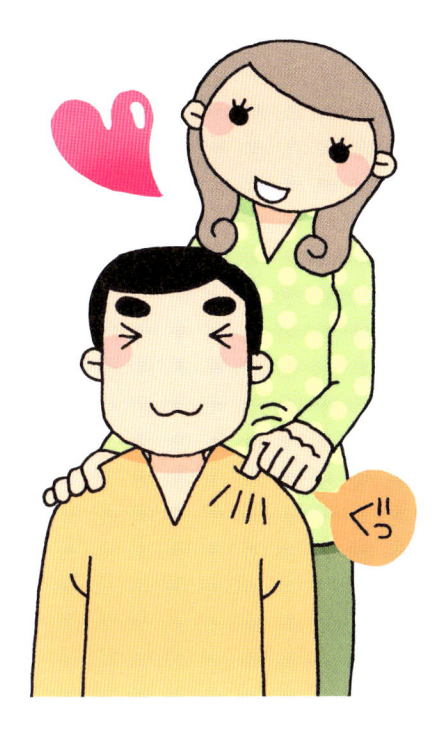

夫婦でお互いの健康チェック

ツボ刺激は自分でもできますが、家族や夫婦、恋人同士でお互いに押しあうのがお勧めです。ツボを刺激しあいながら体の状態を観察したり、体調について話しあったりすることで、お互いの健康状態を把握することができます。また、夫婦や恋人でツボ指圧をすることで、陰陽が交わり、相乗効果も生まれます。

経絡やそれに繋がる臓腑に不調がある場合、ツボの場所が腫れていたり、しこりを感じたり、押すとしびれや、くぼんだような感じを受けます。また刺激をしても感覚が鈍っていたり、熱を感じにくかったり冷たく感じたり、逆にツボの場所を熱く感じたりするので、ツボを探す目安になります。

ツボを押すときは、心身共にリラックスした状態で行いましょう。ツボの場所を押すと、"ズン"と体の奥に響くような気持ちのよい感覚があります。意識をツボに集中させて押し、ツボからどんな感じがするかを感じましょう。ツボをボールペンなどの丸い先で押してもよいでしょう。

● マッサージの種類 ●

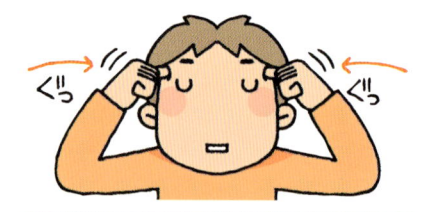

押す
筋肉のコリや神経の興奮を抑えます。ツボに指を当て、3〜5kgの圧力をかけて押します。ゆっくりと息を吐きながら3〜5秒間押し、ゆっくりと息を吐きながら3〜5秒かけて離します。爪を立てず、指の腹で垂直に押します。

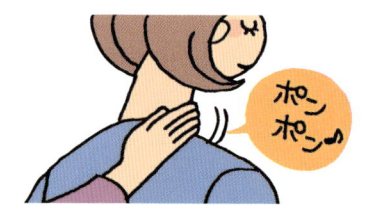

揉（も）む
血行を高めて新陳代謝を改善し、疲労を回復します。手のひらや指を揃えて円を描くように圧力をかけ、柔らかく揉みほぐします。腹部の場合は、「の」の字を描くようにすると、腸の動きがよくなります。

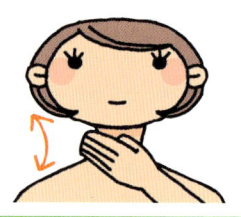

叩（たた）く
血行を促し、神経や筋肉の緊張をほぐします。こぶしや指の側面を使ってリズミカルに体の面を叩きます。首筋などは指の側面を使って柔らかく叩き、背骨に沿った筋肉の上にあるツボはこぶしで叩きましょう。

なでる・さする
血行やリンパ液の流れをよくし、しびれやむくみを解消します。経絡（けいらく）に沿って、手のひらや指でさすったりなでたりします。原則は末梢（まっしょう）から心臓に向かってなで上げます。

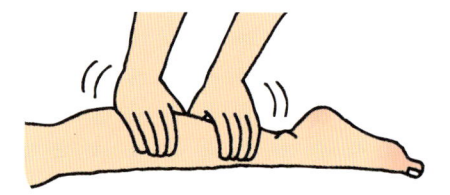

【マッサージ後は…】
指圧マッサージをした後は、冷やしてはいけません。使い捨てカイロで押したツボの箇所を温めると効果が持続します。急激な運動は控え、軽いストレッチにしましょう。喫煙・飲酒もNGです。

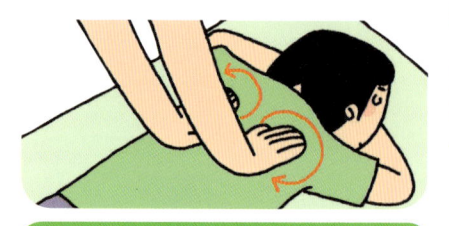

こねる
筋肉をほぐしたり、関節の動きをよくしたりします。指先を押し込むようにしてツボや筋肉をこねていきます。皮膚をこねすぎると皮下出血することもあるので注意。

ツボ押しのコツ

COLUMN

東洋医学的な民間療法

街にあふれる手技療法 信頼できる療術院の見分け方

近年、街には鍼灸院、整体、柔道整復師、指圧院、マッサージサロン、カイロプラクティック、足裏マッサージ、リフレクソロジーなど、さまざまな手技療法のサロンがあふれています。一見するとどれも効果を期待できそうな療術院のように見えますが、これらには、大きな違いがあります。

それは、正式な医療行為として国家資格で法的に認められているかどうかです。

鍼灸、柔道整復（整骨、ほねつぎ、柔整）、按摩、指圧、マッサージは、国家資格であり、一定の条件を満たしていれば保険対応にもなります。

一方、カイロプラクティック、整体、足ツボマッサージ、リフレクソロジー、アロマテラピーなどは単なる民間資格で、国家資格ではありません。まったく医学の教育を受けていない人が施術をしている場合もあるので、注意が必要です。

信頼できる療術院は、きちんと適応と限界を説明してくれるところ。医者にも治せない病気を治してみせるといった、大言壮語するところは避けましょう。

また「○○式」などの自分の名前を勝手につけたり、やたらと服を脱がせて療術を行うところも要注意です。

カイロプラクティック

アメリカで生まれた脊椎矯正法で、関節や筋肉に圧をかけて骨のゆがみを整えます。日本では講習会程度で取れる民間資格のものから国際水準までのものまであります。アメリカでは大学院に相当する教育システムがあり、国家資格です。

リフレクソロジー

足裏や手のひらには、特定の臓器と関係しているといわれる反射区があります。その反射区を指や指関節で刺激して、対応した部位の症状の改善を図ります。医療の資格は必要とされません。

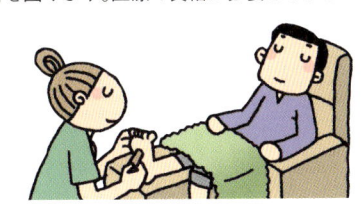

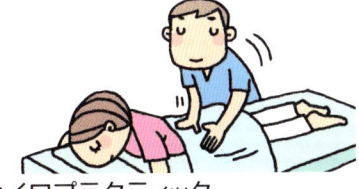

食養

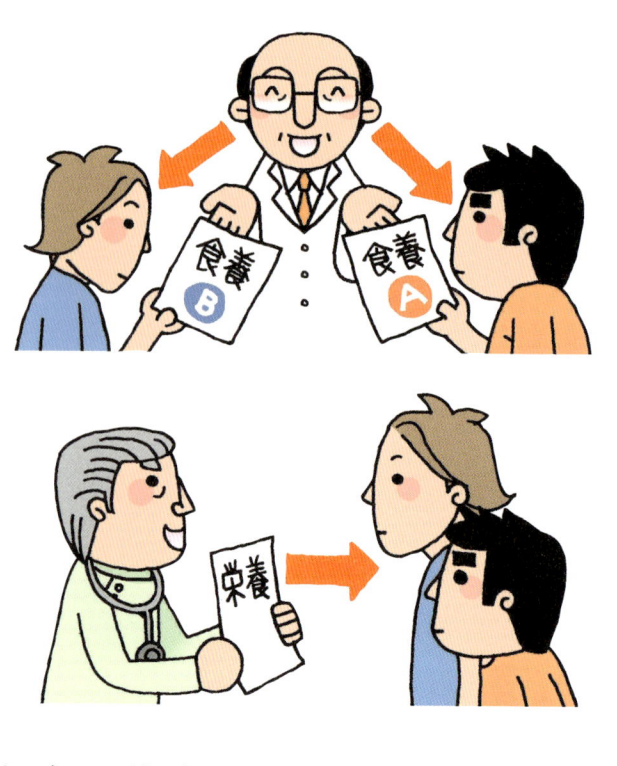

食養も個人差が重要

「食養」とは、日本の伝統料理を漢方的にアレンジした体によい食事とその食べ方のことで、漢方医学には重要な治療のひとつです。病気は、日ごろの生活習慣や食習慣によって引き起こされるものが多く、いくら漢方薬や鍼灸で症状が改善されても、もとの不規則で不摂生な生活に戻れば、必ず再発してしまいます。また、漢方医学は体質を改善することを目標としているため、中庸の体質に近づくためには、日ごろの養生がとても大切になってきます。

それでは「漢方医学の食養」と「西洋医学的な栄養学」ではどこが異なるのでしょうか。

西洋医学的な栄養学では、食べたものはすべて体内に吸収され、栄養になると考えます。それに対して個人差を大切にする漢方医学では、個人によって栄養の消化吸収率は異なると考えます。

消化できなかったものは体に蓄積して負担となり、未病の原因になります。漢方医学では、個々の体質にあった食養を組み立てることを重要視しています。

食養のポイント

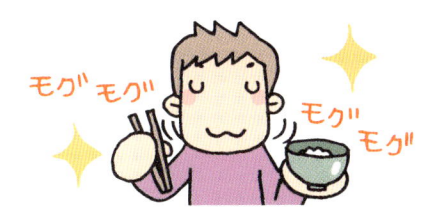

よく噛んで食べる

よく噛むと唾液の分泌がよくなり、消化がよくなります。また、噛むことで、たくさん食べなくても満腹中枢に刺激がいきやすくなりますので、過食を防ぐこともできます。

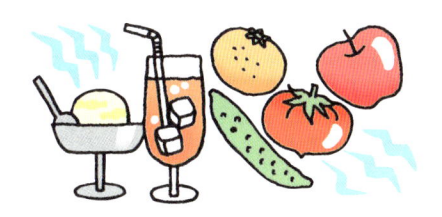

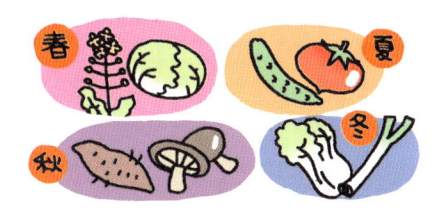

季節の食材を食べる

旬の野菜や魚介類は、栄養価が高いのが特徴です。また、夏には体を冷やす食材、冬には体を温める食材が多く出回ります。野菜の比率を高くした献立を心がけましょう。

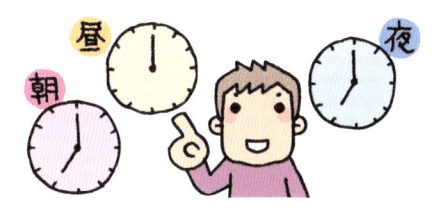

冷たいものは摂りすぎない

冷たい飲食物は体を芯から冷やして消化を悪くし、新陳代謝を下げ、免疫力も低下させます。まさに未病の源なのです。生野菜よりも、基本的には火を通したものを食べましょう。

食べる時間を決める

食事の時間を決めると、体があらかじめ消化液を分泌し、食物を消化する準備をして食事を待つようになります。すると消化がスムーズに行われ、胃腸への負担が軽くなります。

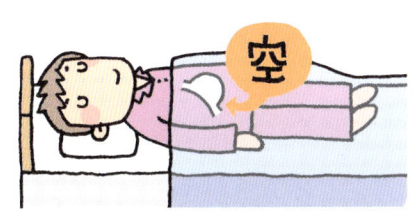

お腹を空っぽにして寝る

食事は常に腹八分目を心がけ、寝る前の食事は避けましょう。寝る前に食べると、食べたものが消化されずに胃の中で停滞し、胃腸に強い負担をかけます。

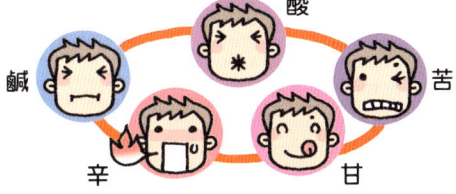

五味のバランスのよい食事

味には酸・苦・甘・辛・鹹の五味があります。この五味をバランスよく含む献立が、バランスのよい食事となります。薄味の和食を中心に、多品目摂るようにしましょう。

体質と食性

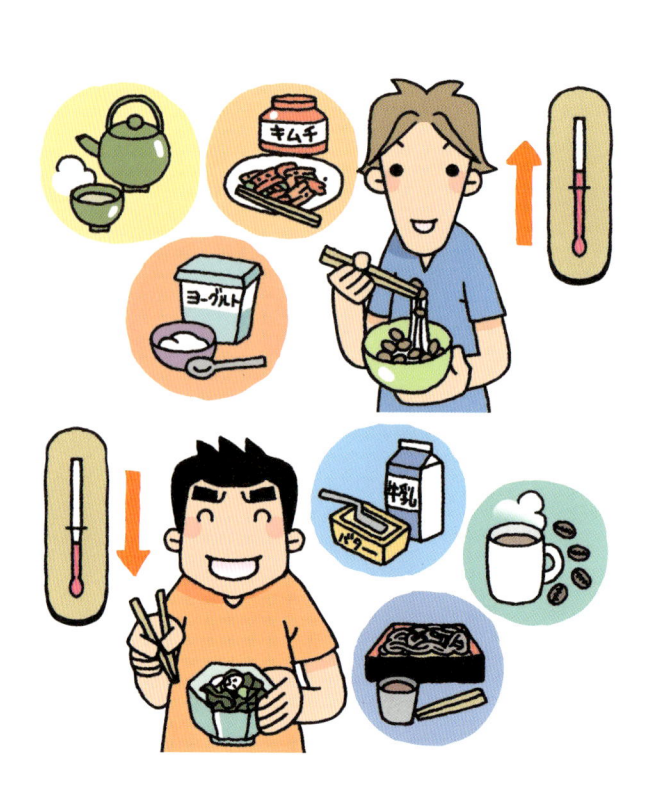

体質にあった食べものと調理法

食材には、体を温めるものと、冷やすものがあります。これを食性といい、前者を「温熱性」、後者を「寒涼性」、どちらでもないものを「平性」といいます。

虚証の体質の人は、もともと冷えやすく、消化力も低いため、消化のよい温かい食事が適しています。体を温める温熱性の食材を選び、温かい料理を食べましょう。納豆や粕漬け、キムチ、ヨーグルトなどの発酵食品もお勧めです。虚証の人は、消化力が弱いため、食べすぎないように注意。また、決まった時間に食事を摂ることも大切です。体が食事の時間にあわせて消化液を分泌し、消化する準備を行うようになるので、消化がしやすく、体への負担も少なくなります。

実証の人は、消化吸収能力が高く、油っぽい料理も平気なため、気がつくと高脂肪で動物性タンパク質に偏った食事を摂りがちになります。食物繊維をたっぷり含み、消化にエネルギーがかかる食材を食べましょう。寒涼性の食材の海藻などは、食物繊維も豊富で、まさに実証向きの食材です。

食性分類表

※調理法によって食性が変わることがあります

分類	温熱性	平性	寒涼性
穀物・豆・種実類	もち米・麩・ライ麦・納豆・トウモロコシ	米・小豆（あずき）・黒豆・ギンナン	ソバ・小麦・ゴマ・大豆
イモ・イモ類加工食品	栗	里芋・ジャガイモ・サツマイモ・山芋	コンニャク
魚介類	アジ・サバ・イワシ・エビ・カツオ	舌ビラメ・スズキ・ヒラメ・イカ・クラゲ	カニ・牡蠣（かき）・シジミ・タコ
肉類	羊肉・鶏肉・鹿肉	牛肉・豚肉	馬肉
乳・乳製品	チーズ	脱脂粉乳	牛乳・バター
野菜類	玉ネギ・ニラ・ニンニク・ワサビ・カボチャ・ゴボウ・シシトウ・シソ（葉と実）・ニンジン	白菜・キャベツ・キノコ類・アスパラガス・ラッキョウ	タケノコ・トマト・ナス・セリ・キュウリ・レタス・ホウレンソウ・セロリ・パセリ
果物類	桃・ザクロ・金柑	ブドウ・カリン・干し柿	バナナ・イチゴ・パイナップル・ミカン・リンゴ・ナシ・柿
飲料品	アルコール類（日本酒など）・紅茶・ココア・中国茶・ハーブ茶	ブランデー	緑茶・コーヒー
調味料・香辛料	みりん・辛子・胡椒・山椒・八角・シナモン・クローブ・唐辛子	醤油・（天然）塩・醸造酢・味噌・黒砂糖	上白砂糖

三章　漢方医学の治療　漢方薬・ツボ・食養　体質と食性

COLUMN

健康茶のススメ

旬の薬草から作られる健康茶
体質改善には温かいものを飲む

規則正しい時間に食事をして、体質にあった食材と料理法を選び、バランスのよい食事を摂ることが重要であると、前述しました。

しかし、習慣になるまでは、なかなか難しいことです。

そこで、体質改善の一環として、健康茶をお勧めします。健康茶といっても「茶葉」は使わず、さまざまな薬草で作ります。未病の段階ならば、薬草茶がゆっくりその症状を改善してくれます。

薬草茶は、実ができる前の薬草を摘んで使用します。これが薬草茶の旬で、薬局などで販売されている薬草は、すべて旬に採取されたものです。これらを毎日、少しずつ飲むように習慣づけてください。

薬草茶の入れ方は、漢方薬の煎じ方（P99）と同じです。入れた薬草茶は持たないので、その日のうちに飲み切りましょう。飲むときは、夏でも温めて飲みます。

次に症状にあわせた薬草茶をご紹介します。

●腰痛、神経痛がつらいとき→杜仲茶

●鎮痛→オオバコ茶、シソ茶

●鎮静→クマザサ茶、シソ茶

●解熱→クコ茶、シソ茶、タンポポ茶、ナズナ茶、ハト麦茶

●解毒→ウコン茶、シソ茶、ドクダミ茶

●滋養・強精→イカリソウ茶、オオバコ茶、クコ茶、タンポポ茶、杜仲茶

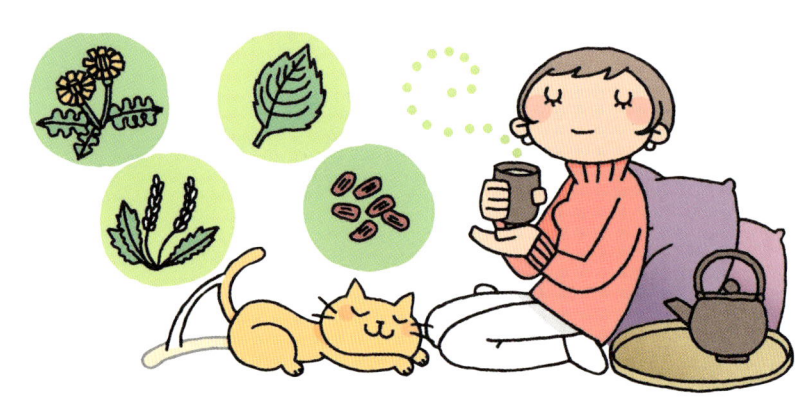

四章

症状別治療 未病

これまで漢方の基本を学んできました。
ここからは、今あなたが抱えている不調を
漢方薬、ツボ、食養（しょくよう）などで改善する方法を紹介します。
P.22の「本書の使い方」を読んで進んでください。

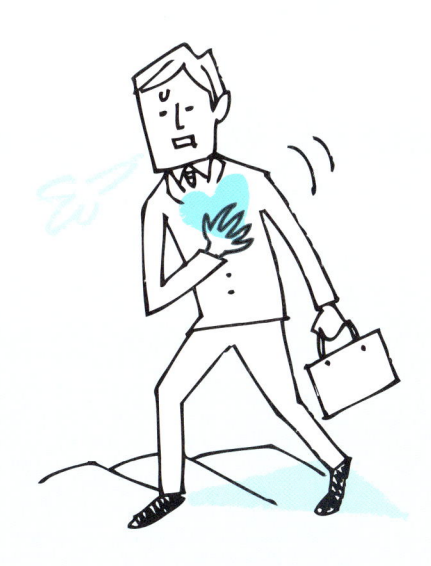

症状 01 めまい

- ●メニエール病
- ●低髄液圧症候群

体内の水分代謝を整えてめまいと周辺症状を改善

めまいには、自分の体や周囲がぐるぐる回るように感じる「回転性めまい」、急に立ち上がったときに意識が遠のきクラッとする「立ちくらみ」、船に乗っているように足元がふわふわとする「浮動性めまい」があります。回転性めまいは、内耳にできた浮腫が内耳の神経を圧迫するメニエール病などで見られます。

原因は、過労、不眠、乗りもの酔い、自律神経失調症、更年期障害、むち打ち症、貧血、低血圧、バレ・リュー症候群、脳血管障害などさまざまです。ストレスが原因となることもあります。めまいは脳や内耳の異常から起こることが多いので、西洋医学では平衡機能検査や聴力検査、頸部レントゲンなどの専門的な検査を行って治療に当たります。

漢方医学では、めまいは水分代謝の異常（**水毒**）による症状と考え、水の代謝をよくする薬を使用します。

水毒では、頭痛・むくみ・下痢・尿量異常、アレルギーなどの症状も現れます。のぼせやイライラを伴うときは、さらに頭頸部などの上半身に血が滞っている（**瘀血**）と考え、血の巡りを促す薬を用います。

ワンポイントアドバイス
水分の摂りすぎと冷えに注意

水毒の人は、水分の摂りすぎと冷えに注意。胃腸に負担をかける冷たい飲食物も避けます。また、頸椎に負担をかける重いものの運搬、急に振り返ること、洗髪、棚のものを取るなどの動作はめまいを引き起こす場合があります。長時間のデスクワークを悪い姿勢で行うことも同様です。めまいを起こしやすい人は、過労や睡眠不足を避け、喫煙、飲酒は控えて規則正しい生活を送りましょう。

めまいの漢方治療法

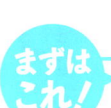

まずはこれ！ 苓桂朮甘湯（りょうけいじゅつかんとう）
● メニエール病の第一選択薬。立ちくらみや回転性めまい、乗りもの酔いにも有効。

虚証

- □ 浮動性めまい
- □ 手足の冷え　□ 下痢傾向

→ 真武湯（しんぶとう）

● 体を温め、新陳代謝機能を高めて消化機能を改善させる働きがある。

- □ 立ちくらみ
- □ 胃腸虚弱　□ 頭重

→ 半夏白朮天麻湯（はんげびゃくじゅつてんまとう）

● 高齢者や虚弱体質の人で、胃腸が弱く冷え症があり、突発的なめまいに使用。

中間

- □ 頭痛　□ 肩こり　□ のぼせ
- □ 不安　□ 不眠　□ 腹痛

→ 加味逍遥散・連珠飲（かみしょうようさん・れんじゅいん）

● 自律神経失調症、更年期障害のめまいに有効。

- □ 回転性めまい　□ 吐き気
- □ 腹部ポチャポチャ音

→ 五苓散・柴苓湯（ごれいさん・さいれいとう）

● 体内の水分代謝の異常を調整する薬。

実証

- □ 高血圧で動脈硬化
- □ のぼせ　□ 興奮　□ イライラ

→ 黄連解毒湯（おうれんげどくとう）

● 高血圧症、脳血管障害、更年期障害からくるめまいに有効。

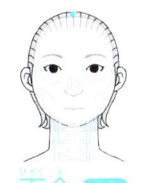

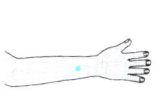

めまいのツボ治療法

百会 P.8　天柱 P.9　外関 P.12

百会は、上昇した気を抑えて熱を冷まします。「百（たくさん）の気が出会うところ」という名前通り、気や血の巡りを促し、頭痛や高血圧など、さまざまな症状に有効です。**天柱**は、頭痛や肩こり、不眠症などにも有効。**外関**は脳の血流を整え、耳鳴り、脳動脈硬化に効果があります。

めまいの食養治療法

水毒が原因で起こるめまいには、水分代謝を促す**トウモロコシ**、**小豆**（あずき）、**ハトムギ**、**冬瓜**（とうがん）など利尿作用のある食材がお勧めです。

貧血や低血圧など、瘀血が原因で起こるめまいには、**プルーン**、**ゴマ**、**レバー**など、鉄分の豊富な食材がよいでしょう。**コショウ**や**カレー粉**などのスパイスは、代謝を上げて汗や尿で余分な水分を排出する作用があります。

症状 02

冷え症

- ●冷房病
- ●レイノー症候群

原因は自律神経系の乱れ 気・血・水の改善で解消

冷え症とは、体全体は冷たさを感じないのに、手、足、腰など特定の部分だけに冷えを感じる症状をいいます。多くは女性に見られますが、最近では男性や子どもにも冷えを訴える人が増えています。誘因としては、ストレスや不規則な生活のほか、過度の冷房などが挙げられ、夏の冷え症も多く見られます。自律神経が乱れ、頭痛やめまい、腹痛などさまざまな症状も伴います。

冷え症の主な原因は、月経や更年期障害によるホルモンの失調やストレスなどによって、血液循環を調節する自律神経系の働きが鈍り、末梢血管の血液量が減少するためだと考えられます。西洋医学では冷え症を病気と捉えないため、有効な治療法を持ちません。

一方、冷え症は漢方医学の得意分野。冷え症を**全身の冷え**、胃腸機能が低下して胃に消化液がたまることで起こる冷え（**水毒**）、血の滞り（**瘀血**）による冷え、気が逆流して上昇しのぼせてしまう（**気逆**）ことによる冷え・の4つで考えます。末梢の血流だけでなく、全身の「**気血水**」の巡りをよくし、冷えを改善します。

🖐 ワンポイントアドバイス
夏でも羽織るものを用意しよう

血流の悪さは冷えの原因となります。積極的に体を動かすなど、血行をよくする習慣を心がけることが大切です。例えば、シャワーではなく、毎日入浴剤を入れたぬるめの湯船につかり、血流を悪くさせるきつい下着や靴は避けます。夏でも羽織るものを持ち歩き、冷房で冷えた室内で体が冷えないようにしましょう。使い捨てカイロをお腹や腰に貼ると、簡単に血行を改善できます。

冷え症の漢方治療法

まずはこれ！ 当帰四逆加呉茱萸生姜湯
●手足の冷えだけでなく、腰や腹部の冷えにも有効。

虚証

□腰以下の冷えが強い
□尿量が多い
→ **苓姜朮甘湯（りょうきょうじゅつかんとう）**
●体、特に腰を中心とした下半身を温め、足腰の痛みを和らげる作用がある。

□めまい　□フラフラする
□月経不順　□下肢部痛
→ **当帰芍薬散加附子（とうきしゃくやくさんかぶし）**
●体を温め、新陳代謝を活発にする働きがある。

中間

□下半身の冷え　□腰痛
□関節痛　□月経痛
→ **五積散（ごしゃくさん）**
●水分循環や血行を改善し、胃腸の働きを高めて冷えや痛みを治す。

実証

□便秘　□のぼせ　□肩こり
□不安感　□興奮
→ **通導散（つうどうさん）**
●高血圧に伴う動脈硬化のため、手足が冷える場合に有効。

□のぼせ　□めまい　□頭重
□肩こり　□下腹部痛
→ **桂枝茯苓丸（けいしぶくりょうがん）**
●血液循環をよくして熱のバランスを整え、冷えやのぼせを改善。

冷え症のツボ治療法

陽池 P.13　　**三陰交** P.14　　**太谿** P.15

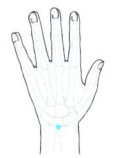

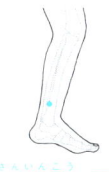

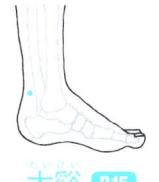

陽池は全身の血行をよくし、冷えを改善。**三陰交**は、別名「女の三里」といい、冷えをはじめ、月経不順や更年期障害など女性の悩みに効果的。3つのエネルギーの流れが交差するところと考えられています。**太谿**は、特に足の冷えに有効です。

冷え症の食養治療法

冷えのほか、肩こりや腰痛、月経痛がある瘀血タイプの冷え症は、ニンニク、ニラ、玉ネギ、シナモンなど血行を促して体を温める食材がお勧めです。新陳代謝を高めて発汗、解毒作用を発揮するショウガは、血行だけでなくむくみも解消します。だるさ、頻尿などの症状もある人は、**イワシ、タラ、エビ**などの魚介類、**カボチャ、シシトウ、ネギ**など体を温める「温熱性（おんねつせい）」の食材を。

症状 03 のぼせ

- ホットフラッシュ
- 自律神経失調症

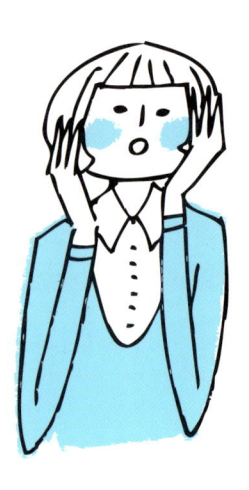

原因の多くは自律神経の失調
気の巡りと瘀血を改善して

発熱もないのに顔や首がカーッと熱くなったり、上半身に不快な熱感を感じる「のぼせ」は、体内の熱の異常によって起こります。

原因として、自律神経系やホルモン分泌の異常などが考えられます。このとき下半身は、冷えを感じています。冷え・のぼせは循環調節がうまくいかない症状です。

女性に多いのは、月経時や更年期障害によるのぼせ（ホットフラッシュ）です。イライラ、頭痛、耳鳴り、肩こりなどを伴う場合も多く、月経前や月経時に悪化する傾向があります。さらに、心身症や神経症、うつ病でも、のぼせが出現することがあります。西洋医学では、更年期障害のホットフラッシュについては、不足したホルモンを補う「ホルモン補充療法（HRT）」が第一選択となります。

漢方医学では、血の循環が悪くなる瘀血（おけつ）による場合と、気の巡りが悪い場合（気逆（きぎゃく））に分けて治療します。

瘀血によるのぼせに対しては、駆瘀血作用のある生薬を含む処方を、気逆の場合は、上部に上昇した気を下降させて整える処方が有効です。

ワンポイントアドバイス
適度な運動で血流を改善

毎日ぬるめのお風呂にゆっくりつかり、リラックスしながら血液の循環をよくしましょう。ウォーキングや水泳などの適度な運動も、血行の改善に適しています。また、室内の温度は暑すぎても、寒すぎても自律神経のバランスを崩してしまうので、冷暖房は適温を心がけましょう。季節に関係なく帽子を着用して外出すると、のぼせの症状が緩和されます。

のぼせの漢方治療法

まずはこれ！ 桂枝茯苓丸（けいしぶくりょうがん）
● 女性なら体質に関係なく服用することができる。

虚証

□肩こり □頭痛 □めまい
□高血圧 □不眠
→ 当帰芍薬散加黄耆釣藤（とうきしゃくやくさんかおうぎちょうとう）
● 血液循環をよくして手足のほてりを取りながら、体全体を温める。

□不安 □神経過敏
□動悸（どうき） □不眠
→ 柴胡桂枝乾姜湯（さいこけいしかんきょうとう）
● 神経の高ぶりを鎮め、気力をつける作用がある。

中間

□肩こり □腹痛
□イライラ □不安 □不眠
→ 加味逍遙散（かみしょうようさん）
● ホルモンのバランスをよくして体を温めながら、上半身の熱を冷ます作用がある。

実証

□便秘 □興奮 □肩こり
□強いイライラ
→ 女神散・三黄瀉心湯（にょしんさん・さんおうしゃしんとう）
● 血液循環をよくし、不安やイライラを鎮め気分を落ち着ける。

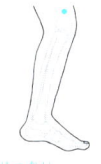

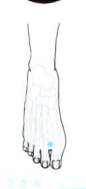

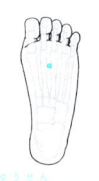

のぼせのツボ治療法

血海（けっかい） P.14　行間（こうかん） P.15　湧泉（ゆうせん） P.16

血海は、滞った血流をスムーズにします。行間は、上昇した熱の位置を下げる働きがあります。湧泉は、熱を取り、循環を整えてむくみを改善する作用があります。これらのツボはホルモンの乱れを調整して、のぼせの症状を緩和してくれます。そのほか、上星（じょうせい）（P.8）、腎兪（じんゆ）（P.11）、曲池（きょくち）（P.12）、三陰交（さんいんこう）（P.14）なども使われます。全身の血液循環を改善する食材を選びましょう。

のぼせの食養治療法

紅花（べにばな）やサフラン配合のハーブ茶、サフランライスなどは瘀血を改善してホットフラッシュの症状を緩和してくれます。カフェインを含むコーヒー、紅茶、ココア、緑茶には神経興奮作用があるため、イライラがある場合は控えましょう。ペパーミント、シソには、のぼせを鎮め、精神を安定させる働きがあります。セロリは気の高ぶりを抑えて余分な熱を冷ます効果があります。百合根は気や血を補い、精神を安定させ、のぼせや不眠、更年期の諸症状を和らげる働きもあります。

症状04 動悸・息切れ

- 奔豚気
- 心臓神経症

気や水の異常を改善して精神的ストレスや不安を解消

動悸とは、普段はまったく意識していないのに、ドキドキという心臓の鼓動を強く意識する状態をいいます。多くは、動悸に伴い胸の重たさや息苦しさを感じます。

動悸・息切れは、心臓疾患の影響で起こる場合が多く、また呼吸器やホルモンの障害で起こることもあります。

一方で、身体的な異常がなくても、心因性の不安神経症やパニック障害などによっても起こるといわれています。心臓神経症は器質的・機能的な心臓の病気がないのに、胸の痛みや動悸などを訴えるもので、精神的なストレスや不安感が原因となります。この症状の人々は、頻繁に救急車を呼ぶことで知られています。

漢方医学では「奔豚気(ほんとんき)」、心臓神経症などが原因の場合は、西洋医学の治臓疾患が原因の場合は、西洋医学の治療を優先させます。

漢方医学では、検査で心臓に異常が見つからない、心因性や更年期障害に伴う動悸・息切れに力を発揮します。身体的な異常がない場合、体内の気(き)や水(すい)の異常によって起こると考え、処方を選択します。

冠血管(かんけっかん)の異常、心臓弁膜症(べんまく)など心

🖐 ワンポイントアドバイス
ストレス解消・リラックスが大切

日ごろからよく笑い、3度の食事をゆっくり楽しむ、ゆっくり話す、時計を使わないなど、精神のリラックスを心がけましょう。趣味や軽い運動などでストレスを解消するのも効果的。早寝を心がけ、睡眠をたっぷり取りましょう。暴飲暴食、タバコや刺激物の大量摂取はNGです。また、奔豚気は、乳がんの手術を受けた女性によく見られる症状で、定期的なリンパマッサージが必要です。

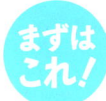

動悸・息切れの漢方治療法

まずはこれ！ 炙甘草湯（しゃかんぞうとう）
● 栄養状態をよくし体力をつけて動悸や息切れを和らげる。不整脈によく使用。

虚証

□ 疲労感　□ 軟便傾向
□ 不安　□ 不眠　□ 頭重
→ **苓桂朮甘湯**（りょうけいじゅつかんとう）
● 神経の高ぶりを鎮め気力をつける薬。精神不安が強く、眠りの浅い人に有効。

□ むくみ　□ 顔色が悪い
□ 呼吸が苦しい
→ **木防已湯**（もくぼういとう）
● 体の熱や炎症を抑え、神経の疲れを取って心身の状態をよくする薬。

中間

□ パニック障害　□ 神経質　□ 頭痛
□ のどのつかえ　□ 血色不良
→ **奔豚湯**（ほんとんとう）
● 高ぶった自律神経を鎮める薬。のどから食道に異物感がある人に有効。

実証

□ 肋骨の下が苦しい　□ 肩こり　□ 神経過敏
□ 不眠　□ 不安　□ 頭痛　□ のぼせ
→ **柴胡加竜骨牡蠣湯**（さいこかりゅうこつぼれいとう）
● 神経の高ぶりを鎮める。季肋部（肋骨下）辺りが苦しい人に有効。

□ のぼせ　□ イライラ
□ 高血圧　□ 不安
→ **黄連解毒湯**（おうれんげどくとう）
● 体の熱や炎症を抑え、機能の高ぶりを鎮める薬。

動悸・息切れのツボ治療法

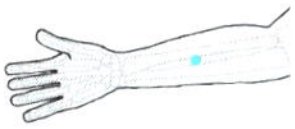

郄門 P.12 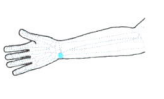　**神門** P.12 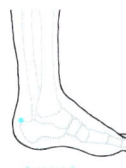　**大鐘** P.15

郄門は、心臓に関係する経絡（けいらく）が通る腕の内側にあり、息苦しさなどにも効果があります。**神門**は、循環器系の機能を整え、自律神経を調整。胸苦しさを鎮める効果があります。**大鐘**は、心肺機能を高めて体力を増強させる働きがあるので、普段から刺激しておきましょう。

動悸・息切れの食養治療法

シナモンやニンジンには気の働きを強くし、精神を安定させて動悸を鎮める作用があります。また**小麦**は気の働きを強くし、精神を安定させて動悸を鎮めます。**シソ**には鎮静効果があり、精神を安定させるので積極的に摂りましょう。

腸の過剰なガスは、奔豚気の原因になります。ガスを発生させるイモ、ゴボウなど繊維質の多い食品は控えた方がよいでしょう。

食欲不振

症状 05

- 慢性胃炎
- 慢性膵炎

弱った脾胃と気の滞りを改善し体力をつけて食欲を回復させる

食欲不振は、消化器系の病気だけでなく、カゼなどの発熱を伴う病気、ホルモンやストレスによる病気、薬の副作用など、さまざまな原因で起こります。食欲不振が続くと、栄養が不足して、ますます体力を消耗してしまうので、早めに治療することが大切です。

食欲不振が長引いて、体重の減少傾向が続くようなら、重大な病気が潜んでいる可能性があります。がん、胃炎、肝炎、膵炎、腎臓病、神経性食欲不振症（拒食症）などの病気の一症状の場合もあるので、注意が必要です。一度、医師の診察を受けましょう。

漢方医学では、食欲不振は胃腸の働きに関係する「脾胃（ひい）」が弱った状態と捉えて、人参（にんじん）などの生薬（しょうやく）を含む、脾胃の機能を整える処方を用います。

また、気（き）が滞った状態（気滞（きたい））で食欲がわかない状態であるとも考え、半夏（はんげ）・厚朴（こうぼく）・木香（もっこう）などの生薬を含む処方を用います。

夏バテによる体力低下や、病後の食欲不振なども漢方医学で改善することができます。

> **ワンポイントアドバイス**
> **香辛料やハーブを活用して**
>
> 高齢者の場合、味覚が低下したり、唾液（だえき）の分泌が少なくなって食欲がなくなることもあります。料理の色彩や器、楽しい会話や音楽などの楽しい雰囲気の中で食べると食欲がわいてきます。香辛料やハーブなどで料理の味つけを工夫することも大切です。冷えにより胃腸の機能が低下している場合は、冷たい飲食物を避け、手足や腹部を温めるようにしましょう。

四章 症状別治療 未病｜食欲不振

食欲不振の 漢方 治療法

まずはこれ！ 六君子湯（りっくんしとう）
● 胃腸の働きをよくして体力を回復させ、元気をつける薬。

虚証

□消化器の衰え □夏やせ □貧血 □病後の体力低下
→ **清暑益気湯（せいしょえっきとう）**
● 夏の暑さで弱った胃腸を丈夫にし、体力の回復を助ける薬。

□貧血 □疲れやすい □顔色が蒼白 □寝汗
→ **十全大補湯（じゅうぜんたいほとう）**
● 滋養強壮作用があり、体力と気力を補い、元気をつける薬。

□冷え症 □胃腸虚弱 □病後の体力低下 □血色が悪い □下痢 □腹痛
→ **人参湯・桂枝人参湯（にんじんとう・けいしにんじんとう）**
● 滋養強壮作用があり、胃腸の働きを高めて体力、気力の回復を助ける。

中間

□のどのつかえ □胃の膨満感 □胃腸の貯留
→ **茯苓飲・平胃散（ぶくりょういん・へいいさん）**
● 胃腸の調子をよくし、体を丈夫にする。虚弱な子どもの体質改善にも有効。

実証

□便秘 □尿量減少 □上腹部の膨満感 □口内炎
→ **茵蔯蒿湯（いんちんこうとう）**
● 上腹部から胸部にかけて不快感があり、皮膚のかゆみがあるときに有効。

食欲不振の ツボ 治療法

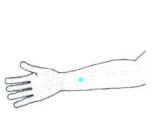

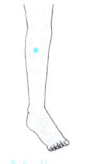

内関 P.12　**足三里 P.14** 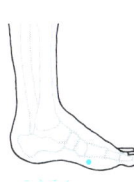　**公孫 P.15**

内関は、気の巡りをよくして消化器系の症状を和らげる作用があります。**足三里**は、胃酸の分泌を促進し、胃の働きを改善して食欲を増進させてくれるツボです。**公孫**には、消化機能を高める働きがあります。

食欲不振の 食養 治療法

漬物、**納豆**、**魚の干物**などの発酵食品は、消化もよく、食欲を刺激する効果があります。独特の香りがあり、日本のスパイスといわれ、薬味として用いられる**シソ**、**ショウガ**、**ミツバ**、**ミョウガ**などは、胃腸の働きを活発にし、食欲を起こす働きもあります。**梅干し**の酸味は、食欲増進、疲労回復に効果的。**アンズ酒**などの果実酒も食欲増進とリラックス効果があり、お勧めです。

症状⑥ 疲労・倦怠感

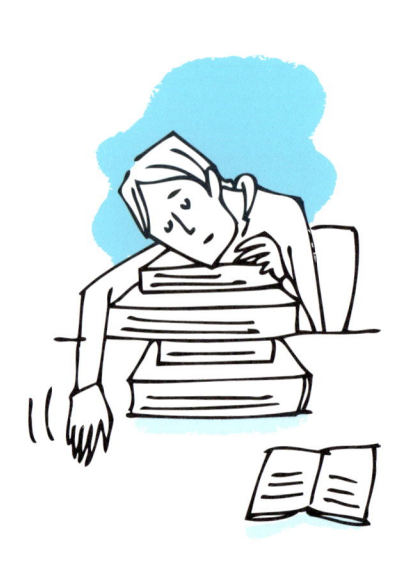

- 慢性疲労症候群
- 線維筋痛症

日常生活に支障が出る疲れは気の不足を改善して体力回復

特別な病気がなくても、疲労が蓄積されると、疲れ（**疲労感**）、だるさ（**倦怠感**）を感じるようになり、頭痛、食欲不振、不眠、脱力感などの症状も伴って、日常生活に支障をきたしたりします。休養を取っても回復しない場合は、糖尿病、腎臓病、肝臓病などの病気が隠れていることもあるので、医師の診察を受けましょう。

また、微熱や原因不明の筋力低下、痛みなど、重度の疲労が6カ月以上続き、普通の生活が著しく損なわれるようなら、**慢性疲労症候群や線維筋痛症**が疑われます。

漢方医学では、疲労は、「**気血水**」のバランスの乱れによってもたらされると考えます。特に気が不足して気力が落ち込む（**気虚**）になると、体は疲れやすい状態になります。気虚が続けば、循環機能が衰えて、瘀血や水毒も引き起こされ、ますます体はだるくなるばかり。多くは、虚証の人がなる症状ですが、実証の人も体力が落ちて虚証に傾いているため、虚証の処方で体力の回復を図ります。

🖐 ワンポイントアドバイス
充分な睡眠と気分転換が効果的

疲労・倦怠感を引き起こす大敵は、睡眠不足と冷え。ゆっくり休息を取ることが大切です。規則正しい生活を心がけ、栄養バランスのよい食事を摂りましょう。水分や冷たい飲食物の摂りすぎは消化機能を弱め、だるさのもとになります。散歩、軽いジョギングなどの適度な運動やぬるめのお風呂にゆっくりつかるのも効果的です。仕事や勉強の合間には、簡単なストレッチや深呼吸をしたり、遠くの景色を眺めるなど、気分転換をしましょう。鍼灸治療も効果的です。

疲労・倦怠感の漢方治療法

まずはこれ！ 補中益気湯（ほちゅうえっきとう）
● 胃腸の働きをよくし、気力をつけて疲労を改善する。

虚証

□ 両手足の倦怠感　□ 夏やせ
□ 慢性疾患による体力低下
→ 安中散（あんちゅうさん）
● 胃の痛み、胸焼け、胃もたれなどを改善する作用がある。

□ 寝汗　□ 胃腸虚弱
□ むくみ
→ 帰耆建中湯（きぎけんちゅうとう）
● 体力の回復が弱く、すぐに寝込んでしまう人に最適。

□ 冷え症　□ 下痢
□ 血色不良　□ 全身倦怠感
→ 人参養栄湯（にんじんようえいとう）
● 滋養作用があり、血液循環、水分循環をよくし気力と体力をつける薬。

中間

□ 腹部で雑音がする　□ 胃もたれ
□ 吐き気　□ 口が苦い
→ 胃苓湯（いれいとう）
● 胃の働きをよくしてお腹の膨満感を取り、水分の停滞を改善する作用がある。

実証

□ のぼせ　□ 肥満　□ 頭痛
□ 高血圧　□ 肩こり　□ 動悸
→ 九味檳榔湯（くみびんろうとう）
● 体の熱や炎症を抑え、機能の高ぶりを鎮める薬。

疲労・倦怠感のツボ治療法

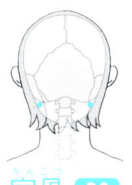

完骨 P.9 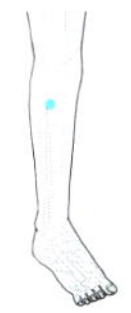　　**足三里** P.14 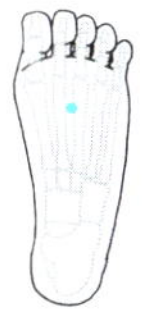　　**湧泉** P.16

完骨は、睡眠を深くして、疲労を早く回復してくれます。**足三里**は、疲労回復の代表的なツボです。胃腸の働きを整えて、だるさを改善します。足の疲れにも効果的。**湧泉**は、体力や気力を高めるツボで、疲労感が抜けないときに刺激します。足、背中、腰などの疲れにもお勧めです。

疲労・倦怠感の食養治療法

なるべく消化のよい食材を選びます。野菜はすべて**温野菜**にしましょう。豆類は控えてください。玄米も消化に悪いので、**胚芽米**がよいでしょう。疲れると甘いものが食べたくなりますが、糖分を過剰に摂ると、後々倦怠感が強るので注意が必要です。**梅干し**の独特の酸味には、疲労物質を代謝させるクエン酸が多く含まれており、疲労回復の強い味方になります。

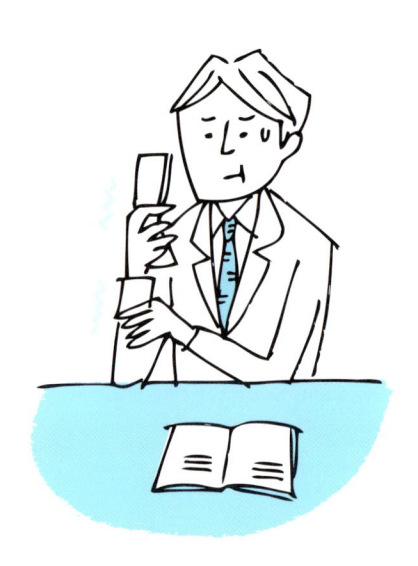

症状 07 しびれ・ふるえ

- 脳梗塞
- パーキンソン病

どちらも注意が必要 諸症状を改善し再発防止も

しびれを引き起こす原因で、特に注意が必要なのは、**脳梗塞**です。脳の血管が詰まり、体の片側の手足や顔などにしびれを起こします。血圧が変動しやすい、食事中に箸を落とす、足がもつれて転ぶなどが見られたらすぐに病院へ。CTやMRI検査などの上、血栓溶解薬や抗凝固剤の投与、抗脳浮腫療法などの治療が行われます。

ふるえがよく見られるのは、**パーキンソン病**です。安静時に小刻みに手がふるえ、進行すると筋肉が硬化して無表情になり、転倒したりします。これは、脳内のドーパミンという神経伝達物質の不足で起こります。治療は、ドーパミンを補充するL‐DOPAや、ドーパミン受容体刺激薬が使われます。

漢方医学では、脳梗塞を局所の瘀血と考え、主に瘀血の改善薬を試みます。後遺症に伴う諸症状の改善や再発防止も期待できます。パーキンソン病では、L‐DOPAを補助し、症状の軽減や、病気の進行を遅らせることが可能です。どちらも治療後のリハビリには、鍼灸を併用すると効果的です。

ワンポイントアドバイス
毎朝、血圧と脈拍を計ろう!

脱水症状は、脳梗塞を起こしやすくなります。汗をかきやすい夏場などには、水分補給を心がけましょう。ただし、冷たい飲みものは厳禁で、常温か温かいものに。パーキンソン病は、漢方医学では神経の慢性疲労の結果、現れる病気と考えます。交感神経の過緊張が長く続くと悪化するので、根を詰めない生活が大切です。どちらの症状の場合でも毎朝、血圧と脈拍を記録しましょう。

しびれ・ふるえの 漢方 治療法

まずはこれ！ 補陽還五湯（ほようかんごとう）
● 脳や手足など全身の血流をよくして、しびれやふるえを改善。

虚証

☐ 足腰のしびれや脱力感　☐ 倦怠感
☐ むくみ　☐ 排尿異常　☐ 冷え
→ 牛車腎気丸（ごしゃじんきがん）
● 体力をつけ、水分の循環を改善する。足腰の冷えやしびれなどに。

☐ 頭痛　☐ めまい　☐ 耳鳴り
☐ 肩こり　☐ 不眠
→ 釣藤散（ちょうとうさん）
● 脳血管を広げ脳の血流をよくする。動脈硬化にも効果がある。

中間

☐ 運動障害　☐ 言語障害　☐ めまい
☐ のぼせ　☐ 頭痛　☐ 不眠
→ 続命湯（ぞくめいとう）
● 脳や手足など全身の血流をよくして、しびれや麻痺（まひ）を改善。脳梗塞に使われる。

実証

☐ 頭痛　☐ めまい　☐ のぼせ
☐ 肩こり　☐ 下腹部痛
→ 桂枝茯苓丸（けいしぶくりょうがん）
● 脳の血行を改善して、しびれやめまいを改善する。

☐ 不眠　☐ 腹部に動悸　☐ 頭痛
☐ 高血圧　☐ イライラ
→ 柴胡加竜骨牡蠣湯（さいこかりゅうこつぼれいとう）
● 脇腹がつかえ、精神不安を伴うしびれを、循環を改善して治す。

しびれ・ふるえの ツボ 治療法

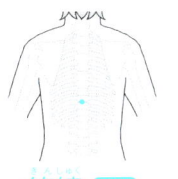

筋縮 P.11 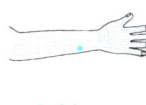　会宗 P.12 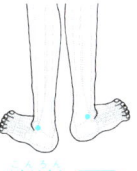　崑崙 P.16

筋縮は、顔面麻痺や片麻痺の状態を改善する効果があるツボです。**会宗**は、肘や前腕の痛みに使われます。**崑崙**は頭重、頭痛、首の後ろのこりなどに効果があります。そのほか、**曲池**（きょくち）（P.12）などが使われます。

しびれ・ふるえの 食養 治療法

血圧が高い人は塩分を控え、血圧や血中コレステロールを下げる**牡蠣**（かき）、**アワビ**、**タコ**、**アサリ**などを摂りましょう。**繊維の多い野菜**やDHA、EPAを豊富に含む**青魚**もお勧め。**納豆**に含まれるナットウキナーゼには血栓を溶かす作用があります（脳梗塞）。**八角**にはこわばった筋肉を和らげる作用があるので、スパイスとして各種の料理に入れるとよいでしょう（パーキンソン病）。

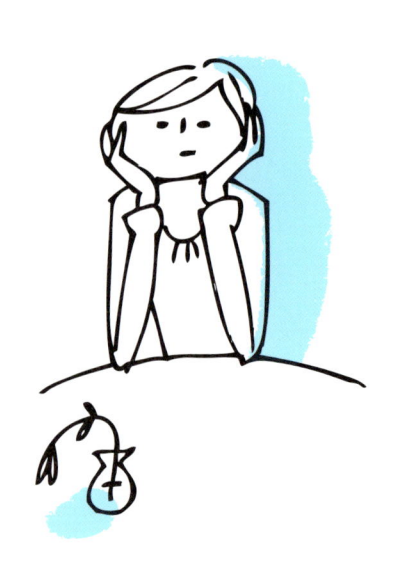

症状 08 うつ・精神不安

- パニック障害
- 自律神経失調症

まずは身体症状の改善から重症の場合は抗うつ薬と併用を

気分が落ち込み元気が出ない、何ごとにもやる気が起きなくなる、悲観的になるなどの症状が見られるもので、ときに自ら命を絶つ決断をしてしまうこともあります。

また、不眠、早朝覚醒、食欲不振、下痢・便秘、倦怠感、イライラ、肩こり、のぼせ、月経不順、インポテンツ（ED）など、さまざまな身体的な不調も併発します。単なるうつ・うつ状態の場合は、過労やストレスを避けることで改善されます。ただし、これらの症状が長く続く場合は、専門医の診察を受けましょう。

うつ病と診断された場合、西洋医学では神経伝達物質を調整し、症状を改善する抗うつ薬を中心とした治療を行います。20代、中高年に多く見られた症状でしたが、近年は高齢者を含め、すべての年代でうつ病患者が増加傾向にあります。

漢方医学では、気と血の異常によるものと考え、まず肉体的な苦痛を取り除くことで、本来持っている自然治癒力を高めていきます。それから精神的な症状を徐々に改善していきます。重症の場合は、抗うつ薬に漢方薬を併用するのが基本です。

🖐 ワンポイントアドバイス
まずは休息して自分に合った発散方法を

休息を取りましょう。規則正しい生活を心がけ、無理しても3食バランスのよい食事を摂り、ぐっすり眠りましょう。就寝前のアルコールはリラックスさせ、睡眠も深めます。友だちとのおしゃべり、カラオケ、ドライブや、ウォーキング、ジョギング、ヨーガ、水泳などの運動も気分転換になります。ストレスや疲れが蓄積しないように、何ごとも頑張りすぎず、肩の力を抜きましょう。

うつ・精神不安の漢方治療法

まずはこれ! 桂枝加竜骨牡蠣湯(けいしかりゅうこつぼれいとう)

● 自立神経を鎮めて気分を落ち着け、心と体の状態をよくする薬。

虚証

- ☐不安 ☐不眠が強い
- ☐頭重 ☐肩こり ☐動悸

→ **柴胡桂枝乾姜湯**(さいこけいしかんきょうとう)

● 胃腸が元来虚弱でカゼを引きやすく、不眠、不安を伴う場合に有効。

- ☐イライラ ☐不安感 ☐頭痛
- ☐不定愁訴 ☐のぼせ ☐めまい ☐動悸

→ **温胆湯**(うんたんとう)

● のぼせ、めまいがあり、パニックを起こしやすい人にお勧め。

- ☐不安 ☐不眠 ☐胃腸虚弱
- ☐貧血傾向 ☐物忘れ

→ **加味帰脾湯**(かみきひとう)

● イライラや精神不安があり、のぼせや物忘れ、パニック症状を呈するときに有効。

中間

- ☐強い抑うつ感 ☐のどの違和感
- ☐神経症 ☐頭痛 ☐頭重

→ **半夏厚朴湯**(はんげこうぼくとう)

● のどのつかえ感や吐き気を抑え、咳を鎮め、気分を落ち着ける作用がある。

実証

- ☐不安 ☐焦燥感が強い ☐動悸
- ☐便秘 ☐不眠 ☐イライラ

→ **柴胡加竜骨牡蠣湯**(さいこかりゅうこつぼれいとう)

● 神経過敏で興奮しやすい、みぞおちから右脇腹の圧痛がある場合に有効。

うつ・精神不安のツボ治療法

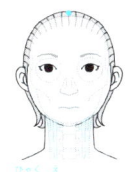

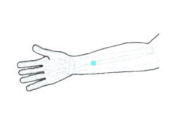

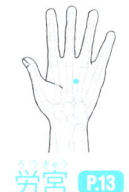

百会 P.8　**内関** P.12　**労宮** P.13

百会には、頭に上昇した気を降ろす働きがあり、イライラした気持ちを静める効果があります。内関は、気の流れをスムーズにし、ストレスを緩和させて動悸、パニックを和らげてくれます。労宮は、自律神経のバランスを整え、不安感や精神疲労を改善してくれるツボです。

うつ・精神不安の食養治療法

お節料理に使う百合根には抜群の精神安定作用があり、昔から不眠、ヒステリーなどに使われてきました。また、蓮の実や棗も精神を安定にします。「桂枝」という生薬名で漢方薬でもよく使われるシナモンは、頭に上昇した気を降ろす作用があり、イライラや不安感を解消。紅茶に入れると美味です。セロリには気の高ぶりを抑えて余分な熱を冷ます作用があり、浅漬けにすると効果的。

症状 09

肥満

● メタボリックシンドローム

太りにくい体質に導き肥満に伴う種々の症状を改善

肥満は、体の余分な脂肪が蓄積した状態。肥満の指標には、**体重指標／BMI＝体重〈kg〉÷（身長〈m〉×身長〈m〉）**が使われ、この数値が**女性25、男性26以上**を肥満と判定します。

主な原因は、食べすぎと運動不足ですが、ホルモンの異常や先天性の病気が関係している場合もあります。肥満を放っておくと、糖尿病や高血圧、脂質異常などの生活習慣病に繋がり、脳梗塞や心筋梗塞のリスクを高めます。また、内臓脂肪型肥満に加え、高血糖、高血圧、脂質異常のいずれか2つを併せ持った状態「メタボリックシンドローム（内臓脂肪症候群）」も肥満同様多くの生活習慣病のリスクがあります。

漢方医学では、肥満を実証（脂肪太り）と虚証（水太り）に分けて考えます。**脂肪太り**は、体内に毒がたまっていると考えて、発汗・瀉下・利尿作用のある薬で毒素を排出します。**水太り**には、体内の余分な水分を排出する薬を使います。太りにくい体質に導くのはもちろん、便秘や肩こり、月経異常など肥満に伴う症状を改善したり、さまざまな病気を予防する効果が得られます

🖐 ワンポイントアドバイス
食事と運動で基礎代謝を高める

大食い、早食い、朝食抜き、深夜の食事などは、体に脂肪をため込みやすくなります。糖質や脂質の摂取を控え、1日3食、バランスの取れた食事を摂りましょう。肥満解消には運動も必須。筋肉をつけて基礎代謝を高めましょう。ウォーキング、水泳、サイクリングなどの有酸素運動がお勧めです。アルコールは蒸留酒にして食事の時は控え、寝酒にしましょう。おつまみは厳禁です。

肥満の漢方治療法

まずはこれ！ 防風通聖散（ぼうふうつうしょうさん）
● 肥満の代表的な薬で、体の熱を冷まし病因を発散させる。

虚証

□ 色白で水太り　□ 汗かき
□ 足のむくみ　□ 尿量減少
→ **防已黄耆湯（ぼういおうぎとう）**

● 体の水分循環を改善し、疲れや痛みを和らげる。

□ 血色がよく太鼓腹
□ のぼせ
→ **疎経活血湯（そけいかっけつとう）**

● 全身の血液循環を改善し、水はけもよくし、運動機能を高める。

実証

□ みぞおちのつかえ　□ 便秘
□ 耳鳴り　□ 肩こり
→ **大柴胡湯（だいさいことう）**

● 体の熱や炎症を取り、脂質代謝を改善する。

□ 固太り　□ 肩こり
□ 便秘　□ のぼせ
→ **桃核承気湯（とうかくじょうきとう）**

● 血液循環をよくして便通をつけ、不安やイライラを鎮める。

□ 便秘　□ 腹部の張りが強い
□ 不安
→ **大承気湯（だいじょうきとう）**

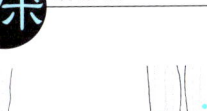

● 便通をつけ、不安やイライラを和らげ気分を落ち着ける。

肥満のツボ治療法

血海　P.14　　陽陵泉（ようりょうせん）　P.14　　承山（しょうざん）　P.16

血海は、血液の巡りをよくし、脂肪太りを防ぎます。**陽陵泉**は、腰の痛みを取り、血圧を安定させて太りすぎを防ぐツボです。**承山**は、腎臓や膀胱など「水」に関係した働きを持つツボで、腎機能の低下や腰痛に使用します。足がむくみやすく、脂肪がつきやすい人に有効です。

肥満の食養治療法

肥満改善には和食がお勧め。煮る、蒸すなど油をたくさん使わない調理法がよいでしょう。脂肪太りには、**ゴボウ**などの根菜、**キノコ類**、**ワカメ**、**ヒジキ**などの海藻類といった食物繊維を多く含む食材を、お酢を使って調理しましょう。水太りには利尿作用のある**冬瓜（とうがん）**を食べましょう。冷え症の人は、**スパイス**、**ヤマイモ**、**ニラ**、**ネギ**、**ショウガ**と組みあわせてください。

症状⑩

頭痛

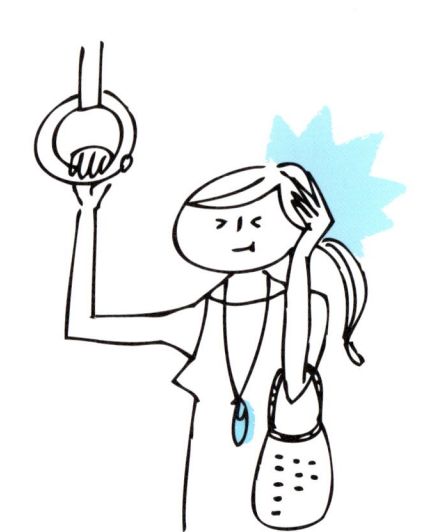

- 顔面神経痛
- チック

漢方医学は慢性頭痛に有効 頭痛になりにくい体質を目指す

頭痛は、くも膜下出血、脳出血、脳腫瘍、髄膜炎などを原因とする「症候性頭痛」と、原因となる疾患がないのに、長期間頭痛が続く「慢性頭痛」に分けられます。慢性頭痛には、偏頭痛、緊張型頭痛、群発頭痛があります。偏頭痛は、頭の片側、または両側にズキズキした痛みが起こり、吐き気を伴います。発作前、光や音に敏感になるのが特徴です。

緊張型頭痛は、後頭部から頭全体がギューッと締めつけられるような痛みが毎日のように現れるもので、頭部から肩にかけての筋肉の緊張や精神的ストレスで起こります。肩や首のこり、眼精疲労、全身倦怠感などを伴うことがあります。

群発頭痛は、ある一定期間、決まった時間帯（夜中・明け方など）にズキンズキンという目の奥をえぐられるような強い痛みが起こります。

慢性頭痛では、鎮痛剤や抗不安薬が治療に使われます。

漢方医学では、頭痛の原因を瘀血、水毒、冷えなどに分けて考え、処方します。この処方は偏頭痛、緊張型頭痛、心因性の頭痛、更年期障害や月経に伴う頭痛にも用いられます。

ワンポイントアドバイス
筋肉をほぐして疲れを取りましょう

マッサージや首・肩・腕などを回して、緊張している筋肉をほぐしましょう。過労や睡眠不足でストレスを増大させないよう、1日の疲れをしっかり取ることが大切です。頭痛がするときに血圧が高い人は、頭痛の種類にかかわらず、痛みが鎮まるまで安静に。逆に血圧が低い人は、軽く体を動かすと頭痛が治まります。光の多い場所や騒音も偏頭痛を誘発する恐れがあるので避けましょう。

頭痛の漢方治療法

まずはこれ！ 呉茱萸湯（ごしゅゆとう）
- 体を温めて頭痛や嘔吐を鎮める作用がある。

虚証

☐疲労・倦怠感 ☐動悸 ☐息切れ ☐むくみ ☐便秘
→ 桂姜棗草黄辛附湯（けいきょうそうそうおうしんぶとう）
- 高齢者または虚弱な人のカゼ、気管支炎、関節痛、鼻炎、神経痛などに有効。

☐冷え症 ☐疲れやすい ☐頭重 ☐めまい ☐貧血 ☐腹痛
→ 当帰四逆加呉茱萸生姜湯（とうきしぎゃくかごしゅゆしょうきょうとう）
- 血行をよくし、体を温めて貧血を和らげる。痛みを軽減する作用もある。

中間

☐高血圧 ☐肩こり ☐不眠 ☐めまい ☐のぼせ ☐抑うつ
→ 釣藤散（ちょうとうさん）
- 早朝の頭重が強く、午後には軽減する中年以降の偏頭痛、緊張型頭痛にも有効。

実証

☐緊張型頭痛 ☐一過性 ☐首のこり ☐発熱 ☐悪寒
→ 葛根湯（かっこんとう）
- 悪寒、肩や首のこりがある人、特に顔面痛を伴う場合に有効。

☐体力強 ☐高血圧 ☐便秘 ☐耳鳴り ☐肩こり
→ 九味檳榔湯（くみびんろうとう）
- 体力が充実した人の緊張型頭痛に効果的。

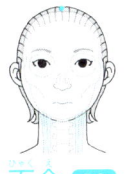

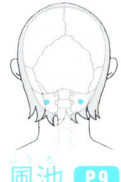

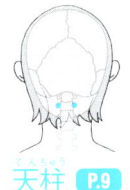

頭痛のツボ治療法

百会 P.8　風池 P.9　天柱 P.9

百会は頭全体が痛く、特に頭の芯が痛むときに有効です。めまい、不眠、鼻づまり、痔などにも。風池への指圧や灸は、頭への血の流れを促し、頭痛やめまいに効きます。天柱は肩こりからくる緊張型頭痛にお勧め。そのほか、太陽（P.8）、肩井（P.9）、関衝（P.13）なども有効。

頭痛の食養治療法

冷えからくる頭痛には、体を温める**ショウガ**や**羊肉**などを。**ネギ**は、気の滞りも改善します。**ミント**や**柑橘系**も気の巡りを促します。**コーヒー**や**緑茶**には、血管を収縮させる作用があるので、偏頭痛や群発頭痛の痛みにお勧め。ただし過剰摂取は逆効果です。緊張型頭痛には**ハーブ茶**がよいでしょう。マグネシウムが豊富な**大豆**、**アーモンド**、**ひじき**などは、偏頭痛に有効です。

四章　症状別治療　未病―頭痛

症状⑪ ニキビ・肌荒れ

●光線皮膚症

治りにくい肌トラブルに有効 全身状態を改善して美肌に

ニキビ（尋常性痤瘡）は、顔や背中などの毛穴に皮脂がたまり、細菌が繁殖して炎症を起こした状態です。化膿すると痕が残る場合もあります。

月経、食生活、過労、睡眠不足などが関係し、月経不順や便秘がある時にもできやすくなります。ニキビは、皮脂の分泌が盛んな思春期に多く見られますが、25歳以上の女性の1割程度が「大人ニキビ」にかかっているといわれています。軽い場合は洗顔などのスキンケアやイオウ含有ローション、抗生物質などで改善します。

また、過度な洗顔でも起こります。化粧品が肌にあわず、アレルギーを起こしている場合もあるので注意してください。乾燥肌は、皮膚の水分や皮脂が失われて乾燥し、カサカサになります。

漢方医学は、治りにくいニキビや肌荒れ、便秘体質でニキビができやすい場合などに有効です。特に女性に多い血の滞り（瘀血）による肌トラブルには駆瘀血剤、炎症がひどければ熱を冷ます清熱剤など、「気血水」のバランスを整えて全身状態を改善し、美しい肌へ導きます。

✋ワンポイントアドバイス
基本は洗顔ですが、洗いすぎに注意

基本は、低刺激の石けんを使い、ぬるま湯で洗顔。ただし、洗いすぎは、本来必要な皮脂まで取り除いてしまうので注意しましょう。スクラブ入りの洗顔料は患部を傷めるのでNG。紫外線も大敵なので、外出時は帽子や日傘が必須です。また、夜更かしせず、肌の新陳代謝が最も高まる22時～翌2時には就寝を。寝る前に化粧品よりもバージンオイルをごく薄く塗るとしっとりします。

ニキビ・肌荒れの漢方治療法

まずはこれ！ 清上防風湯（せいじょうぼうふうとう）
● 顔の熱を取り、炎症を緩和させる。皮膚によい生薬が詰まっている。

虚証
- ☐ 赤みの弱いニキビ ☐ 冷え症
- ☐ 血色不良 ☐ 貧血傾向 ☐ めまい

→ 当帰芍薬散（とうきしゃくやくさん）

● 体力がない人で、顔色が悪く、冷え症、むくみなどがある場合にお勧め。

中間
- ☐ 赤黒いニキビ
- ☐ 月経時に悪化 ☐ 下腹部痛

→ 桂枝茯苓丸加薏苡仁（けいしぶくりょうがんかよくいにん）

● 月経不順や月経痛があり、ニキビや肌荒れが月経時に悪化する場合に有効。

- ☐ 化膿しやすい ☐ 肌荒れ
- ☐ おできができやすい ☐ かゆみ

→ 十味敗毒湯（じゅうみはいどくとう）

● 皮膚の赤みやかゆみを発散し、腫れや化膿を抑える作用がある。

- ☐ ニキビの先端が尖って赤く熱感がある
- ☐ 化膿しやすい ☐ 鼻炎

→ 荊芥連翹湯（けいがいれんぎょうとう）

● 中間から実証の人で皮膚が赤黒く、炎症を起こしやすい人に有効。

実証
- ☐ 便秘や冷えが強い ☐ 鼻が赤い
- ☐ 皮膚が赤黒い ☐ 化膿傾向

→ 葛根紅花湯（かっこんこうかとう）

● 瘀血傾向の女性で、便秘がある場合に効果がある。

ニキビ・肌荒れのツボ治療法

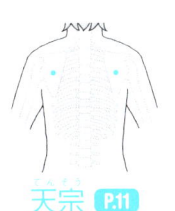

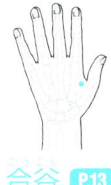

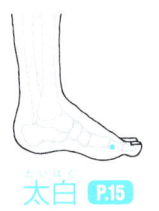

天宗 P.11　**合谷** P.13　**太白** P.15

天宗は、消化器系に働きかけ、弱っている胃腸を回復させ、肌のトラブルを解消します。**合谷**は、胃腸はもちろん、粘膜や皮膚に働きかけて、肌の回復を図るツボです。**太白**には、腸の働きを活性化させ便秘を解消し、皮膚の自然治癒力を高める効果があります。

ニキビ・肌荒れの食養治療法

ハトムギは、血や水の代謝を促し、解毒作用があるので、便秘による肌荒れにも有効。精白していないものを煎じ、お茶やスープでいただきます。瘀血の人は、**ショウガ**や**ネギ**などの血行を促進する食材を。顔がほてり、化膿しやすい人は、**キュウリ**、**緑茶**、**ゴーヤ**など、体内の余分な熱を取る食材がお勧めです。乾燥肌には、潤いを与える**ヤマイモ**、**黒ゴマ**、**クルミ**などがよいでしょう。

症状⑫ 眼精疲労

- ●黄斑変性
- ●ドライアイ

原因はストレスや目の使いすぎ 「肝」と「腎」の働きを強める

目はいわば精密機器です。解剖学的には、半分は脳の一部が前にせり出してできたものです。

眼精疲労を感じる前に、目の周囲にクマができたら要注意です。さらに、目の酷使、目が疲れる、かすむ、痛い、涙が出る、チカチカする、充血するなどの症状が回復せず、進行すると、頭痛や肩こり、吐き気、食欲不振、抑鬱（うつ）などを伴うようになります。この状態を、眼精疲労といいます。

原因として、
❶ 近視、遠視、乱視、老眼、黄斑（おうはん）変性、ドライアイなどの目の病気
❷ 花粉症などのアレルギー
❸ 長時間の目の酷使
❹ 精神的なストレス

などが挙げられます。原因がはっきりしている場合は、その治療を優先させます。

漢方医学では、目の疲れは目と密接に関わっている肝（かん）と腎（じん）の衰えにあると考えます。そこで、肝と腎の働きを強める薬を使います。また、目は90％以上水分でできているため、水（すい）の代謝を促進する薬も用いて、症状を改善します。

ワンポイントアドバイス
目を休めるよりまず脳を休めて

過労や睡眠不足は疲れ目の敵。目を休めるよりも、脳を休めるという視点が大切です。目と体をゆっくり休めましょう。目に疲労を感じたら、温めたタオルを目の上に置き、眼球の周囲の血行をよくします。充血している場合は、目の周りをマッサージするのも効果的です。外出するときはサングラスやひさしの広い帽子を着用して、直接に目の光やホコリが目に入らないようにしてください。

眼精疲労の漢方治療法

まずはこれ！ 八味地黄丸（はちみじおうがん）
● 目のかすみや疲れに有効で、手足の冷えも改善する。

虚証

☐ 虚弱体質　☐ 胃腸虚弱
☐ ドライアイ　☐ 食欲不振　☐ 貧血
→ **洗肝明目湯**（せんかんめいもくとう）
● 全身倦怠感のある目の疲れに有効で、体力を回復させる作用がある。

☐ 立ちくらみ　☐ めまい
☐ 動悸　☐ のぼせ
→ **連珠飲**（れんじゅいん）
● 精神的なストレスによる目の疲れに効果があり、仮性近視に使われる。

☐ 疲労感　☐ 口渇　☐ かすみ目
☐ 手足のほてり　☐ 尿量異常　☐ むくみ
→ **杞菊地黄丸**（こぎくじおうがん）
● 腎を強くする効果がある。主に中高年の人に処方される。

中間

☐ 咳　☐ 痰　☐ のぼせ
☐ のどの異物感　☐ 気管支炎
→ **麦門冬湯**（ばくもんどうとう）
● 口や皮膚など粘膜が乾く病気に有効で、ドライアイにも処方される。

☐ めまい　☐ 尿量減少
☐ 動悸
→ **明朗飲加菊花**（めいろういんかきくか）
● ふらつきやむくみを伴う、充血眼に効果的。

四章　症状別治療　未病｜眼精疲労

眼精疲労のツボ治療法

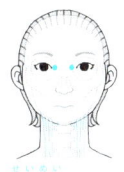

睛明 P.8 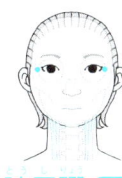　　**瞳子髎** P.8 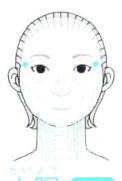　　**太陽** P.8

眼精疲労に効くツボは、目の周辺に集まっています。**睛明**は、目が疲れたときに自然に押している目頭にあります。近視の予防にも効果的。**瞳子髎**は、目の血流をよくし、目をすっきりさせるツボで、頭痛にも効きます。**太陽**は、目の疲れを回復し、情緒も安定させてくれます。

眼精疲労の食養治療法

疲れ目には、ビタミンA、B₁、B₂、Cを補いましょう。意識してたっぷり摂取するよう心がけます。
ビタミンAが豊富な食材には、新鮮な**青身魚**、ウナギ、レバー、チーズ、ニンジン、カボチャ、モロヘイヤ、トマトなどがあります。また、**クコ**は疲れ目や視力の増強、体力の増強に使われてきた食材です。クコに含まれるベタイン（赤色色素）には肝機能活性化作用があります。

症状⑬

嘔吐・二日酔い

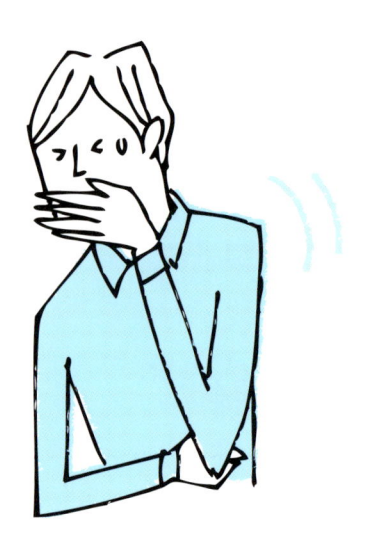

●脱水症

多くは暴飲暴食、食あたり 嘔吐を起こす原因で使い分ける

嘔吐は、吐き気と共に、胃の内容物が食道を逆流して一気に口から吐き出される現象をいいます。

嘔吐には、大脳の下の延髄にある嘔吐中枢が直接刺激されて起こるものと、胃腸やほかの臓器からの刺激が嘔吐中枢に伝達されて反射的に起こるものとがあります。一般に、飲みすぎ食べすぎや食あたりなどで起こることが多く、乗りもの酔い、カゼ、妊娠、メニエール病、脳腫瘍・くも膜下出血などの脳の病気、胃腸や肝臓など消化器系の病気、毒物や薬物などが原因と考えられます。

また、緊張や不安などストレスによる吐き気も増えています。嘔吐の前に激しい腹痛を伴い、腹痛と嘔吐を繰り返す場合は、腸閉塞やがんが疑われるので、医師の診察を受けましょう。

嘔吐が激しい場合は、点滴で脱水を防ぎ、原因となる疾患を治療します。細菌感染の疑いがある場合は抗生剤を投与します。

漢方医学では、精神的・神経的な嘔吐、消化管の病変による吐き気・嘔吐、ほかの臓器に病変があり起こる嘔吐などに分けて薬を選択します。

ワンポイントアドバイス
不規則な生活を見直して適度な運動を

自然な嘔吐は体の防御反応ですから、薬で止めてはいけません。暴飲暴食、夜更かし、睡眠不足などの不規則な生活を見直し、胃腸に負担をかけないこと。タバコは胃の血行を阻害するので、吸い過ぎに注意しましょう。二日酔いによる嘔吐は、適度な運動で発汗を促すと、アルコールの解毒を早めます。吐いたあとは、番茶、塩水、レモン水などで口をすすぐとさっぱりします。

嘔吐・二日酔いの漢方治療法

まずはこれ！ 茵蔯五苓散（いんちんごれいさん）
● のどが渇いて、尿の量が少ないときに有効。

虚証

☐ 吐き気　☐ 冷え　☐ 食欲不振　☐ 倦怠感
→ **乾姜人参半夏丸（かんきょうにんじんはんげがん）**
● 水分循環を改善し、水毒を解消する作用がある。

☐ 手足の冷え　☐ 反復性の激しい頭痛　☐ 下痢を伴う吐き気　☐ めまい
→ **茯苓四逆湯（ぶくりょうしぎゃくとう）**
● 体を温め、頭痛や嘔吐を鎮める。精神的なストレスによる嘔吐にも効果がある。

中間

☐ 口渇　☐ 尿量減少　☐ 頭痛　☐ むくみ　☐ めまい　☐ 下痢
→ **五苓散・黄連湯（ごれいさん・おうれんとう）**
● 水分循環を改善し、むだな水分を取り除く。証にかかわらず頓服もできる。

☐ 食欲不振　☐ お腹がゴロゴロ鳴る　☐ 下痢　☐ 不安　☐ 不眠
→ **半夏瀉心湯（はんげしゃしんとう）**
● 胃腸の働きをよくして、胃もたれや嘔吐を改善する。

実証

☐ 便秘　☐ 食欲不振　☐ 肩こり　☐ 息切れ　☐ 頭痛　☐ めまい　☐ 耳鳴り
→ **大柴胡湯（だいさいことう）**
● 体の熱や炎症を取り、胸のつかえ感や吐き気を抑えて気分を落ち着ける。

嘔吐・二日酔いのツボ治療法

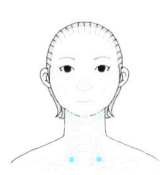

気舎 P.8 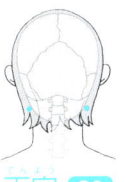　**天容** P.9 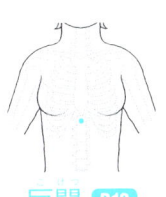　**巨闕** P.10

気舎には、副交感神経を調整して、吐き気や胃のむかつき、胃の痛みを抑えます。**天容**は、気の流れを調整して、吐き気や嘔吐を改善してくれます。**巨闕**は、心臓や胃腸の症状を改善するツボで、二日酔いなどの吐き気、嘔吐、むかつきに効果的。このほか、**内関**（ないかん）（P.12）も有効です。

嘔吐・二日酔いの食養治療法

嘔吐によって、胃液や十二指腸液に含まれるカリウム・ナトリウム・塩素なども排出されます。嘔吐が激しいときは、水分のみを摂取し、食欲があるならカリウムが豊富な**バナナ**や**ホウレン草**、ナトリウム・塩素を含む**コンソメスープ**や**お吸いもの**などの温かいスープを少量ずつ食しましょう。下痢がある吐き気には、**梅干し**を。殺菌効果と整腸作用が高く、制吐作用もあります。

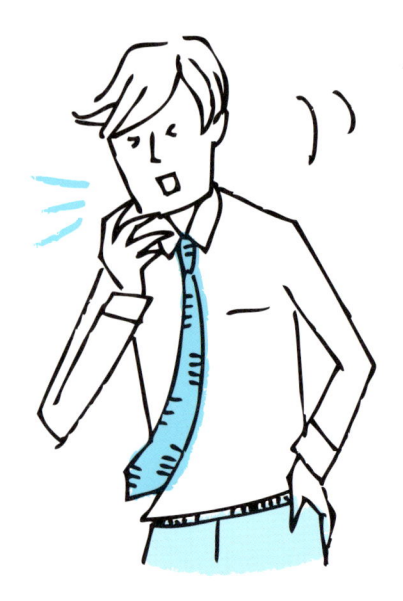

咳・痰

症状⑭

● 気管支炎

乾いた咳と湿った咳 のどを潤し炎症を鎮める

咳は、気道に何らかの刺激が加わったときに起こる防御反応で、気道内の不要な物質を排除するための作用です。咳には、**乾いた咳、湿った咳**の2種類あります。乾いた咳は、カゼや気管支炎、肺炎の初期に見られます。痰を伴う湿った咳は、慢性気管支炎、肺炎、気管支拡張症などで見られます。

気管支炎は、カゼなどが引き金となって起こる「**急性気管支炎**」と、大気汚染や喫煙などにより起こる「**慢性気管支炎**」に分けられます。急性気管支炎は、初期には乾いた咳が出ますが、徐々に水っぽい痰が含まれ、次第に膿のように変わります。治療は、抗生物質や鎮咳去痰薬などが使われます。

慢性気管支炎は、痰を伴った咳が2年以上、毎年3カ月以上続くもので、継続した治療が必要です。

禁煙の上、去痰薬、気管支拡張薬などが使われます。

漢方薬には、乾燥したのどの粘膜を潤す作用や、炎症を鎮める作用などがあり、症状に応じて使い分けます。また、抗生物質の副作用で起こる胃腸障害を軽減したり、抗生物質の作用を強める効果もあります。

ワンポイントアドバイス
乾燥を防ぎウイルス対策を

咳が続くときは、アレルギー検査を受けます。マスクをすると症状が軽くなるときは、その可能性が大。逆に帰宅したら症状が重くなるときは、ハウスダストやカビアレルギーがあると考えられます。また、人込みや空気の汚れた場所を避け、帰宅後の手洗い・うがいは忘れずに。空気が乾燥する季節になると、ウイルスに感染しやすくなります。加湿器で適度な湿度を保ちましょう。

咳・痰の**漢方**治療法

まずはこれ！

神秘湯（しんびとう）
●粘調な痰がつかえて咳き込む場合。気管支拡張作用、抗アレルギー作用、抗炎症作用がある薬。

虚証
☐多量の膿性痰と激しい咳
☐疲れやすい
→ **苓甘姜味辛夏仁湯**（りょうかんきょうみしんげにんとう）
●気道を潤して咳を鎮める作用がある。

中間
☐多量の膿性痰と咳
☐のどの痛み　☐声がれ
→ **清肺湯**（せいはいとう）
●のどや気管の炎症を和らげ、痰を出しやすくして咳を鎮める。

☐のどの異物感
☐食欲不振　☐抑うつ感
→ **柴朴湯**（さいぼくとう）
●炎症を和らげ咳を鎮め、神経を安定させる。

☐乾咳　☐倦怠感
☐咳や喘息で呼吸困難になる
→ **柴陥湯**（さいかんとう）
●気管支を広げ、痰を出しやすくする。呼吸を楽にして胸苦しさを改善。

実証
☐激しい乾咳
☐口渇　☐頭部発汗　☐悪寒
→ **麻杏甘石湯**（まきょうかんせきとう）
●ひどい咳や気管支喘息に使い、気管支を広げて痰を出し呼吸を楽にする。

咳・痰の**ツボ**治療法

天突 P.8　**肺兪** P.9　**孔最** P.12

天突は、気道を広げて咳を鎮め、のどがふさがったような不快感を緩和します。**肺兪**は、咳そのものを軽減。**孔最**は、咳や痰を鎮めて、胸苦しさを和らげる効果があります。夜中に咳込んで眠れないときにお勧めです。このほか、**大陵**（りょう）（P.13）なども効果があります。

咳・痰の**食養**治療法

大根は、肺の余分な熱を取り、カゼによる咳や痰を鎮める働きを持っています。**ナシ**には、肺を潤し、咳を鎮めて痰を取る作用があります。**シソ**は体を温め、気の巡りをよくして解熱や寒気を取る作用があり、カゼの初期に効果があります。咳止めには**シソの実**が効果的です。**ネギ**は体を温め、胃を強くし、痰を取る作用があります。

症状⑮ 胃痛

- 逆流性食道炎
- 胃・十二指腸潰瘍

胃の働きをよくして体質も改善 再発防止にも優れた効果

胃痛とは、さまざまな胃の疾患による痛みで、主に急性胃炎、胃潰瘍、十二指腸潰瘍に多く見られる症状です。急性胃炎は、暴飲暴食、アルコールの過剰摂取、ストレス、薬剤などの影響で胃粘膜に炎症が起き、胃痛、嘔吐、食欲不振などが急激に出現します。寄生虫（アニサキス）感染でも起こります。

胃潰瘍、十二指腸潰瘍、逆流性食道炎は、自分の胃液で食道、胃・十二指腸の粘膜を消化してしまい、部分的にただれや潰瘍を起こすものです。ピロリ菌感染、薬剤、ストレスなどが原因で、胃液の攻撃力と粘膜などの防御力のバランスが崩れて起こります。腹痛、胸焼け、吐血・下血のほか、嘔吐を生じることもあります。

急性胃炎、胃潰瘍・十二指腸潰瘍共に、原因の排除の上、必要に応じて食事療法や薬物療法を行います。ピロリ菌除去も有効です。

漢方医学は、胃の働きをよくするほか、体質を改善して体内のバランスの乱れを正常にするため、再発防止に優れた効果があります。また、ストレス性の胃痛にも有効です。

🖐 ワンポイントアドバイス
規則正しい生活ストレス解消が大切

ストレスは胃痛の大敵。ストレスを上手に解消しましょう。睡眠と休息はもちろん、食事は3食決まった時間に食べましょう。油っぽいものを避け、消化のよいものを選んで、胃の負担を軽減。また、お酒と一緒におつまみを食べると、肝臓によいとされていますが、胃にはNG。ごく軽く、消化のよいものにし、お酒の飲みすぎや刺激の強い食べ物は控えましょう。タバコを吸う人は禁煙を。

胃痛の漢方治療法

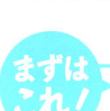

まずはこれ！ 半夏瀉心湯（はんげしゃしんとう）
●胃腸の働きをよくして、みぞおちの張りやつかえを解消する。

虚証

□胸焼け □やせ型
□軟便 □神経過敏
→ **四君子湯（しくんしとう）**
●胃腸によい生薬が配合され、胃の痛み、胃もたれ、食欲不振などを改善。

□手足の冷え □尿量が多い
□吐き気 □下痢
→ **附子理中湯（ぶしりちゅうとう）**
●やせて、体力が低下した中高年の胃腸虚弱を改善。

□胸やけ □げっぷ
□上腹部の緊張
→ **安中散（あんちゅうさん）**
●炎症を鎮め、胃もたれ、消化不良などを改善。

中間

□胃のつかえ □腹部が張る
□腹部がゴロゴロいう
→ **甘草瀉心湯（かんぞうしゃしんとう）**
●胃腸によい生薬の働きで食欲不振や胃もたれ、吐き気、嘔吐などを治す。

実証

□わき腹の強い張り
□便秘 □肩こり
→ **大柴胡湯・四逆散（だいさいことう・しぎゃくさん）**
●痛みがある場合に有効。急性の胃炎に使われる薬。

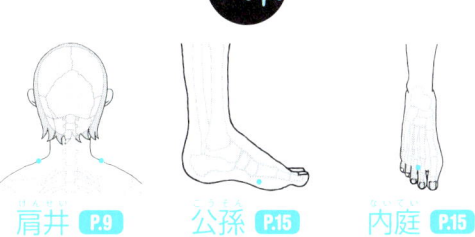

胃痛のツボ治療法

肩井 P.9　公孫 P.15　内庭 P.15

肩井には、胃腸の乱れを正常に戻す働きがあります。公孫は、胃痛、吐き気、食欲不振、消化不良などに効果があるツボです。内庭は、胃痛や消化不良、嘔吐、膨満感など、胃のさまざまな不調に効果があります。そのほか梁丘（りょうきゅう）（P.14）も有効です。

胃痛の食養治療法

胃痛を和らげるには**キャベツ**が有効です。**ジャガイモ**は炎症を抑え、**大根**は消化不良を改善するなど、胃腸を丈夫にする作用があります。冷えからくる胃痛には、**ショウガ**、**ネギ**、**ニラ**など体を温める食材を。温かい**粕汁**もお勧めです。胃が張る人は、ストレスを解消し、気の巡りをよくする**ミョウガ**、**ミツバ**、**春菊**などの香味野菜、**オレンジ**、**レモン**などの柑橘類（かんきつ）を中心に摂りましょう。

肩こり

症状 16

- 頸椎症
- むち打ち症

気や血の巡りをよくして慢性化した肩こりを改善する

肩こりは、長時間のデスクワークや悪い姿勢、心身のストレスなどにより、首や肩の筋肉が緊張し、血行が悪くなって乳酸などの疲労物質が蓄積することで起こると考えられます。背中まで痛むこともあり、悪化すると頭痛やめまい、吐き気などを生じることもあります。

首や肩のこりは、高血圧、消化器系疾患といった内臓疾患や、むち打ち症、頸椎症など何らかの病気が関係している場合があり、整形外科的診断と原因となる疾患の治療を行う必要があります。

病的な原因がないのに、肩や首がこる場合には、漢方薬の適応となります。漢方医学では、肩こりは気の流れ（気滞）や血の巡りが悪くなっている（瘀血）状態と考え、肩こりの部位や程度、随伴症状などにあわせて処方を決定します。ストレス性の肩こりには、気を整える作用がある柴胡が配合された柴胡剤が有効です。慢性的な肩こりは、一般的に温めるのが基本。鍼灸治療を併用するのも効果的です。

ワンポイントアドバイス
不規則な生活を見直して適度な運動を

欧米では、肩こりに相当する言葉はなく、日本の生活習慣と深く関係しているともいわれています。正座を長く続けたり、お辞儀をするのも、頸椎や肩に負担をかけている恐れがあります。長時間の同じ姿勢も避け、1時間に1回は首や肩を回して、筋肉をほぐしましょう。血行が悪いときは、蒸しタオルやドライヤーの温風を当てて、肩を温めます。ストレス性のこりは、運動やカラオケでの気分転換をはかりましょう。また、自分にあった枕選びも重要です。

肩こりの**漢方**治療法

まずはこれ！ 二朮湯（にじゅつとう） ●肩こり、五十肩全般。

虚証

□貧血 □冷え症 □めまい
□頭重 □腹痛 □疲れやすい
→ **当帰芍薬散**（とうきしゃくやくさん）

●疲れやすい冷え症の肩こりに。血行を促し体を温めて、痛みを取る。

□冷え症 □関節痛
□神経痛
→ **桂枝加朮附湯**（けいしかじゅつぶとう）

●体力が低下している、または高齢者の冷え症の首筋のこりに効果がある。

中間

□のぼせ □頭痛 □動悸
□冷え □下腹部の圧痛
→ **烏薬順気散**（うやくじゅんきさん）

●瘀血の人の肩こりに。血行をよくして熱のバランスを整え、痛みを取る。

実証

□緊張型頭痛 □発熱
□悪寒 □首のこり
→ **葛根湯**（かっこんとう）

●発汗作用があり、体の熱や痛みを発散。急性で痛みが強い肩こりに有効。

□頭重 □イライラ
□不眠
→ **独活葛根湯**（どっかつかっこんとう）

●ストレスがたまっている気滞の人に。急性で痛みが強い肩こりに短期間使用。

肩こりの**ツボ**治療法

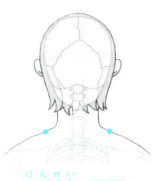

肩井（けんせい） P.9
外関（がいかん） P.12 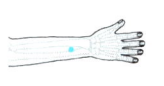
曲池（きょくち） P.12 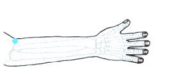

肩井は、血行不良やデスクワークで肩全体がこっている場合に効果的。肩こりからくる頭痛や目の疲れにも。**外関**は体質を選ばず、肩から背中、背骨の両側の筋肉を緩める働きがあります。**曲池**は、血流をよくし、胃腸の不調、歯痛、目の疲れなど、さまざまな症状にも効果があります。

肩こりの**食養**治療法

ストレスによる肩こりには、気の流れをよくする**柑橘類**（かんきつ）がお勧めです。香りの成分には、イライラ解消の作用もあります。また、柑橘類に含まれるクエン酸には、肩こりの原因となる乳酸の代謝をよくする働きも。クエン酸は**梅干し**にも多く含まれています。**ジャスミン茶**もリラックスには最適。血管拡張作用のあるビタミンEを豊富に含む**アーモンド**も積極的に摂りたい食材です。

四章 症状別治療 未病｜肩こり

症状17 腰痛

- 脊柱管狭窄症
- 椎間板ヘルニア

慢性の腰痛はもちろん ぎっくり腰にも高い効果

腰痛の原因は、

1. 筋肉や靱帯の炎症によるもの
2. ぎっくり腰、椎間板ヘルニア、腰部脊柱管狭窄症、脊椎分離・すべり症、骨粗しょう症などの骨・関節部の障害によるもの
3. 腎臓結石、がんなどの内臓疾患や全身性の病気によるもの

などに分けられます。西洋医学では、❶、❷は鎮痛剤、牽引療法や腰痛体操などの理学療法を行い、❸は原因疾患の治療を優先させます。

漢方治療は、レントゲン検査で異常がない慢性の腰痛には適しています。ただしぎっくり腰など痛みが強い場合は、西洋薬の鎮痛剤が第一選択です。漢方薬と鍼灸を併用すると治療効果が高まり、再発予防も期待できます。カイロプラクティックや整体で急激な強い力を加えると、悪化して元に戻らないことがあります。

漢方医学では、腰痛には腎虚（腎臓、副腎、泌尿器、生殖器などの働きの低下）や、瘀血（血液の滞り）、水毒（水分代謝異常）、冷えなどが関係していると考えます。腎や血、水を整える漢方薬を用いて、症状を改善し、腰痛になりにくい体を目指します。

ワンポイントアドバイス
腹巻やカイロで腰を温めよう

ストレッチ、ウォーキングやラジオ体操など、背筋や腹筋を鍛え、正しい姿勢を心がけましょう。長時間同じ姿勢を続けるのはNG。冷えで起こる腰痛は、腹巻やカイロなどで腰を温めます。また、職場のイスにクッションを置いたり、やや硬めの寝具にして、腰が曲がらない工夫を。重いものを持ち上げる時は、腰をおろし荷物を体に近づけて持ち上げる習慣をつけましょう。

腰痛の漢方治療法

まずはこれ！ 牛車腎気丸
● 疲れやすく、手足の冷えやしびれを伴う腰痛にも有効です。

虚証

□夜間頻尿　□倦怠感
□下腹部に力がない
→ **八味地黄丸**

● 倦怠感、手足の冷え・ほてり、しびれ、目のかすみ、尿量減少・増加などにも効く。

□腰痛がひどい　□冷え症
□多汗　□尿量減少
→ **桂枝加朮附湯**

● 患部を温め、筋肉のしびれや痛みを取る作用がある。

中間

□上半身ののぼせ
□下半身の冷え　□胃腸虚弱
→ **独活寄生湯**

● 更年期の女性などで、上半身はのぼせ、下半身は冷えやすい人に。

□手足の痙攣　□筋肉痛
□関節痛
→ **芍薬甘草湯**

● 手足の骨格筋の緊張をゆるめ痛みを和らげる。こむらがえりや腹痛を伴う人にも。

実証

□下腹部の抵抗感と圧痛
□のぼせ　□頭痛　□肩こり
→ **疎経活血湯**

● 腹部の抵抗・圧痛があり、のぼせや肩こりがある場合に効果がある。

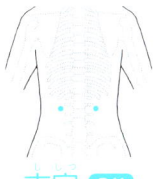

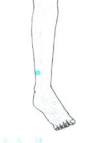

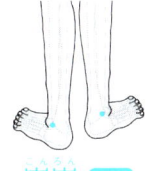

腰痛のツボ治療法

志室 P.11　**陽輔** P.14　**崑崙** P.16

志室は、腎臓機能を活性化して腰痛を軽減します。腰がだるいと感じたら、志室にカイロを貼ると楽になることがあります。**陽輔**は、末梢神経の異常からくる痛みに効果的。腰痛が悪化すると足の動きが悪くなりますが、**崑崙**を刺激すると足の動きがよくなります。

腰痛の食養治療法

牛、豚の筋は、筋肉や骨を強くするコラーゲンが豊富で、骨粗しょう症や関節症にもよい食材です。**エビやイカ**は腎の働きをよくし、腰の冷えを温めます。ほかに**ヤマイモ、うなぎ、クルミ、黒豆、ニラ、ゴマ、栗**などが腎を強くします。湿気で腰痛が悪化する場合は、水分代謝を促す**小豆**を。骨を丈夫にするために、**小魚**など良質のタンパク質とカルシウムを食べましょう。

便秘

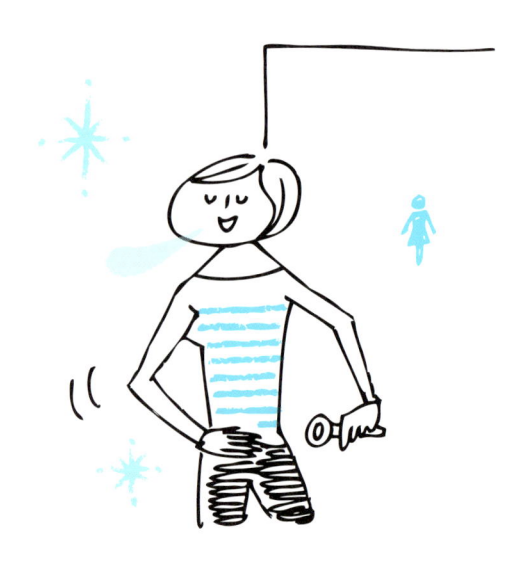

症状⑱

- 腸閉塞
- 腸管癒着症

漢方は慢性的な便秘向き くせにならず長期服用も可能

規則正しい排便がない、排便量が少ない、便が硬く排便時に苦痛を伴う、残便感がある状態が便秘です。便秘は大きく分けて、「器質性便秘」と「機能性便秘」に分類されます。器質性便秘は、何らかの病気で腸が狭くなり便が送られにくくなった状態で、子宮筋腫や腸閉塞、直腸がんなどの可能性があります。病院で検査し、原因疾患の治療をします。

機能性便秘は、腸の機能低下などで起こる慢性的な便秘です。機能性便秘には、不規則な生活や食習慣が原因で腸の働きが弱って起こる「弛緩性便秘」、ストレスから腸が緊張・痙攣し便が出にくくなる「痙攣性便秘」があります。

漢方医学は、主に機能性便秘の治療に使い、大腸の乾燥やストレス、冷えによる腸の機能低下などに分けて考えます。腸管を刺激して排便を促すだけでなく、腸を潤し、便を軟らかくして排出する働きもあります。下剤を飲むと腹痛が起き下痢になる場合にお勧め。漢方医学の便秘薬は、くせにならないので、長期間服用が可能。腸の手術後に起こる、癒着による腸閉塞の予防もできます。

ワンポイントアドバイス
軽い運動で腹筋を鍛えよう

まずは朝食をしっかり摂り、朝食後にトイレに行く習慣をつけましょう。腹筋運動やウォーキングなどで腹筋を鍛え、スムーズないきみができるようにしましょう。冷えは代謝機能を低下させ、自律神経のバランスを崩して胃腸の働きを悪くし、便秘を引き起こします。半身浴やマッサージで手足の血行をよくしましょう。入浴時に下腹部を「の」の字にマッサージするのもお勧めです。

便秘の漢方治療法

まずはこれ！ 大黄甘草湯（だいおうかんぞうとう）
● 腸が丈夫で便秘以外目立った症状がない場合に有効。

虚証

□倦怠感　□急激な腹痛
□血色不良　□子どもの便秘
→ **大建中湯（だいけんちゅうとう）**
● 腸のぜん動運動を改善させる働きがあり、胃腸が弱い人の緊張性便秘に使う。

□多尿　□手足の冷え
□皮膚乾燥　□高齢者
→ **麻子仁丸・潤腸湯（ましにんがん・じゅんちょうとう）**
● 乾燥している腸の粘膜を潤し、便を出やすくさせる。手術後の腸閉塞の予防にも。

中間

□食欲不振　□腹痛
□腹部の張り
→ **桂枝加芍薬大黄湯（けいしかしゃくやくだいおうとう）**
● 腹部が張ってしぶる人に有効。

実証

□痔核　□頭痛
□肛門のかゆみ　□のぼせ
→ **乙字湯（おつじとう）**
● 肛門の炎症、いぼ痔、キレ痔に有効。

□腹部の張り　□のぼせ
□頑固な便秘
→ **調胃承気湯（ちょういじょうきとう）**
● 強力な下剤作用がある薬。腹痛がある激しい便秘に有効。

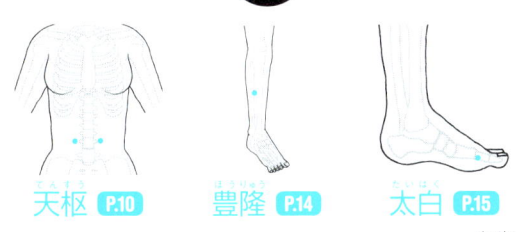

四章　症状別治療　未病｜便秘

便秘のツボ治療法

天枢 P.10　**豊隆** P.14　**太白** P.15

天枢は、大腸の機能を整えるツボです。**豊隆**は便秘の名穴（めいけつ）で、お腹が張っているのに便が出ない、慢性化した便秘に効きます。**太白**は、下半身の緊張を取って腸の働きをよくし、便秘はもちろん、消化不良や下痢を伴う過敏性腸症候群にも効果があります。そのほか**滑肉門**（かつにくもん）（P.10）も有効。

便秘の食養治療法

野菜、イモ類、豆類など繊維の多い食物、特に**温野菜**がお勧め。**黒ゴマ**は繊維が豊富で、**クルミ**と共に胃腸を潤す作用もある便秘の強い味方です。**バナナ、蓮、ゴボウ**は食物繊維を豊富に含み、水分を多量に吸着して便通をよくします。冷えがある人は、キノコ類、海藻類は避け、体を温める**香草、ラッキョウ、ミョウガ、大根、カボチャ、ニンジン**などを食べましょう。

症状⑲

下痢

● 過敏性腸症候群

ストレス性の慢性下痢は漢方薬で心も体も整える

下痢は、腸の動きが異常に活発になって食物の通過が速くなり、腸で吸収される水分が残ったまま排泄(はいせつ)されるため起こります。また、腸の粘膜に問題がある際にも起こる症状です。原因は細菌やウイルス感染、暴飲暴食、冷え、ストレスなどさまざま。急性の下痢や細菌感染症による下痢の場合は、抗菌薬で治療します。

慢性下痢の原因として最も多いのは、**過敏性腸症候群**です。病院に来院する患者の約30％がこれに相当します。腸に炎症や感染などの器質的な異常がないのに、下痢や便秘、腹痛などが慢性的に続きます。血便や粘液の排泄はありません。神経質なタイプの男性や若い女性、更年期の女性に多く、精神的ストレスにより自律神経の働きが乱れ、便通に異常をきたします。

漢方医学では、心と体を一体のものと捉える「心身一如(しんしんいちにょ)」の考えで治療に当たります。特に過敏性腸症候群のような心身症的な病気には優れた効果を発揮します。慢性下痢が続くタイプ、便秘タイプ、下痢と便秘を交互に繰り返すタイプなどには漢方治療が適しています。

ワンポイントアドバイス
間食・夜食・遅い夕食は厳禁

規則正しい生活をし、充分に睡眠を取りましょう。朝は、1時間は早めに起きて、朝食もしっかり摂ってください。余裕を持ったスケジュールも大切です。軽い運動や趣味などでストレスを解消しましょう。間食、夜食、遅い夕食は腸を休めることができないため厳禁です。夏場でも、冷房などでお腹を冷やさないように衣服に注意。カイロや腹巻などで腹部を温めると痛みが楽になります。

下痢の漢方治療法

まずはこれ！ 桂枝加芍薬湯（けいしかしゃくやくとう）
● 腸のぜん動運動を調整する。下痢、腹痛を止め自然な便通を促す。

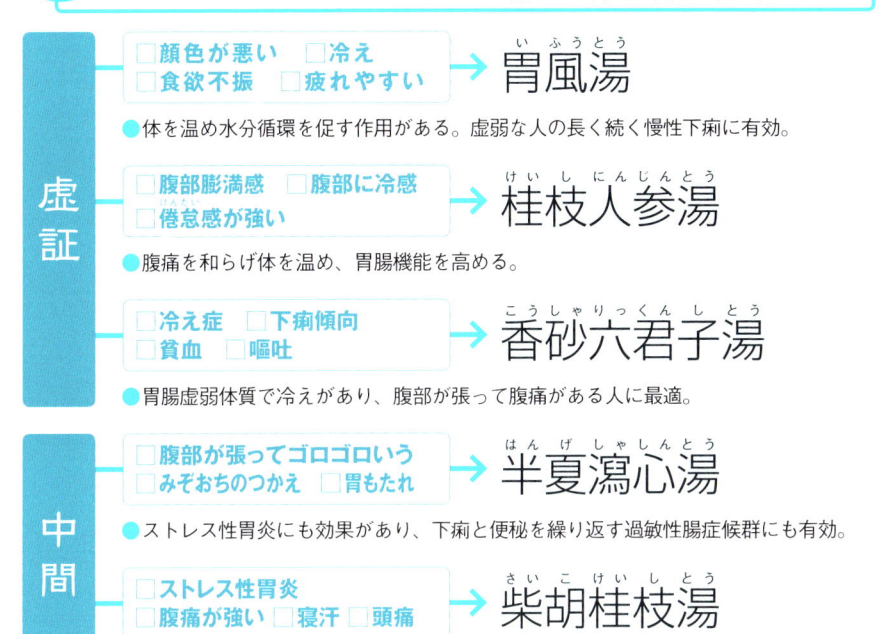

虚証

☐顔色が悪い ☐冷え
☐食欲不振 ☐疲れやすい
→ **胃風湯（いふうとう）**
● 体を温め水分循環を促す作用がある。虚弱な人の長く続く慢性下痢に有効。

☐腹部膨満感 ☐腹部に冷感
☐倦怠感が強い
→ **桂枝人参湯（けいしにんじんとう）**
● 腹痛を和らげ体を温め、胃腸機能を高める。

☐冷え症 ☐下痢傾向
☐貧血 ☐嘔吐
→ **香砂六君子湯（こうしゃりっくんしとう）**
● 胃腸虚弱体質で冷えがあり、腹部が張って腹痛がある人に最適。

中間

☐腹部が張ってゴロゴロいう
☐みぞおちのつかえ ☐胃もたれ
→ **半夏瀉心湯（はんげしゃしんとう）**
● ストレス性胃炎にも効果があり、下痢と便秘を繰り返す過敏性腸症候群にも有効。

☐ストレス性胃炎
☐腹痛が強い ☐寝汗 ☐頭痛
→ **柴胡桂枝湯（さいこけいしとう）**
● 体の熱や炎症を取り、痛みを和らげる。過敏性超症候群にも有効。

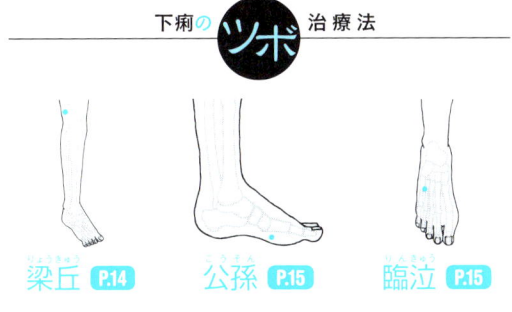

下痢のツボ治療法

梁丘 P.14　**公孫** P.15　**臨泣** P.15

梁丘は、腸管の過剰なぜん動運動を抑え、腸を正常にします。即効性があり、ストレス性の下痢にお勧めです。胃の抵抗力を高めて胃痛も和らげます。**公孫**は、胃腸の調子を整えます。**臨泣**は、下半身の緊張を取って大腸の働きを調整します。急な腹痛や過敏性腸症候群にも効果的です。

下痢の食養治療法

湯冷ましや常温の水で水分補給し、脱水症状を避けましょう。冷たい飲食物やアルコール、香辛料などの刺激物も控えます。食物繊維の多いタケノコやゴボウなどは消化が悪く、下痢を悪化させます。**シソ油**で調理された**温野菜**には殺菌・解毒作用、発汗作用があり、急な下痢の強い味方です。過敏性腸症候群には気の巡りをよくし、肝（かん）の働きを高める**春菊**がお勧めです。

四章　症状別治療　未病｜下痢

COLUMN

気になる口の臭い

歯や口腔ケアだけでなく全身のケアを心がけましょう

口臭は、口腔からくるもの、吐く息が臭うものに分類されます。

口腔からくる場合、臭いの原因は、虫歯や舌の汚れ、口中の細菌の増殖です。丁寧な歯磨きと口腔内のケアを心がけ、定期的に歯科医院で治療とクリーニングをしてもらいましょう。また、唾液は強い殺菌力を持ち、口臭を抑える働きがあります。唾液は、口が渇く時や空腹時、ストレスを感じた時などに分泌量が減ります。ガムを噛む、水を飲むなどして唾液の分泌をよくしましょう。

吐く息が臭う場合は、夜遅い食事に原因があります。胃は睡眠中に働きを止めるため、寝る前に食べたものが一晩中胃にとどまります。そのため、胃で腐敗した食物が腸へ送られ、吸収されると、猛烈な口臭になるのです。また、糖尿病、蓄膿症や扁桃腺炎など、内臓疾患が原因になることも。まずは検査をしましょう。実際には口臭がないのに、周りから臭いと思い込む場合は「自臭症」かもしれません。心療内科の受診をお勧めします。

口臭を予防するには、全身の調子を整えることが大切。規則正しい食事を心がけ、ストレスを発散し、唾液を充分に分泌させて、口中環境を良好にしましょう。とにかく、夜の飲食は控えること。夜食や過食後には、胃腸機能を改善する**調胃承気湯**がお勧めです。

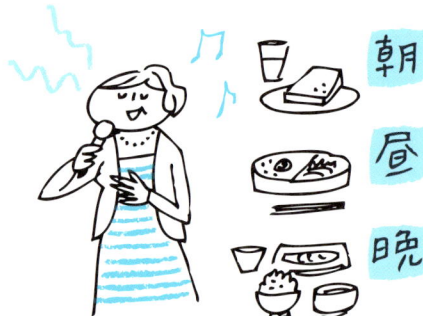

五章

症状別治療
病気・アレルギー

ここでは西洋医学で「病気」と認められている
症状やアレルギーについてご紹介します。
近年流行する花粉症やインフルエンザなども
漢方医学で改善・予防することができます。

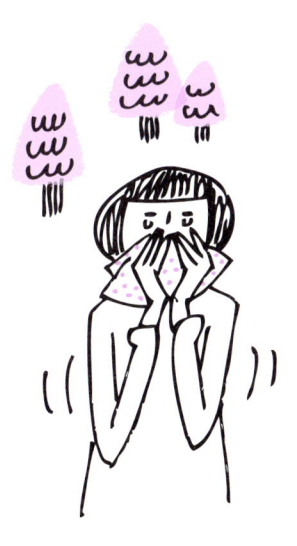

症状⑳ 関節リウマチ・変形性膝関節症

● 多発性関節炎

西洋薬の副作用を抑え体力回復 軽症例なら漢方薬だけで改善も

関節リウマチは、手足の指の関節に炎症やこわばり、痛みなどを生じ、繰り返すうちに関節が変形して動きにくくなったり、内臓に炎症が及ぶ病気です。

主な症状は、朝起きたときに手指や体がこわばる、手足の関節が腫れて痛む、肘・膝・指などにしこりができるなどです。全身の関節のほか、呼吸器、心臓、肺、皮膚、目などに症状が出ることもあります。20〜50代で発病する人が多く、男性より女性に多く見られます。免疫異常が原因とされ、遺伝的要素、心身の疲労、栄養不足、気候変化などが絡んでいると考えられています。

西洋医学では、消炎鎮痛薬、ステロイド剤などを使いますが、胃潰瘍や腎臓機能の低下、免疫力の低下などの副作用が現れることがあります。

漢方薬は、西洋薬と併用することで治療効果を高め、副作用を抑え、炎症で消耗した体力を回復させるなどの目的で使用。全身状態を改善することができ、軽症例なら、漢方薬の単独使用で改善することもあります。また、漢方薬の処方によってステロイド剤などの減量も可能です。

中高年に多い変形性膝関節症は 水分代謝の異常が原因

変形性膝関節症は、加齢、肥満、ケガなどによって膝関節の軟骨がすり減り、炎症が起きたり、骨が変形して痛む、中高年に多い病気です。薬物療法、温熱・冷却療法、運動療法などが行われ、悪化すると外科的手術が必要となります。

漢方医学では、変形性膝関節症の主な原因を水毒（水分代謝の異常）と考えます。冷えや腹部の張り、下半身の衰弱などが見られ、これらを改善する処方を用います。

関節リウマチ・変形性膝関節症の漢方治療法

急性期（比較的活動性が高い時期）

まずはこれ！ 麻杏薏甘湯（まきょうよくかんとう）
- 発汗作用があり、体の熱やむくみ、腫れ、こわばり、冷えによる痛みを改善。

虚証
- □関節症状が比較的軽度で熱感なし
- □多汗　□手足の冷え
→ **桂枝加朮附湯（けいしかじゅつぶとう）**
- 体を温めて強い冷えを取り、痛みを発散させる作用がある。

中間
- □貧血　□胃は丈夫
- □下肢の神経痛
→ **加味四物湯（かみしもつとう）**
- 血流循環をよくし、関節などにたまった水を排出し、疲れや痛みを和らげる。

- □ステロイド剤・抗リウマチ剤と併用
- □むくみ
→ **柴苓湯（さいれいとう）**
- 体の免疫反応を調整し、炎症を和らげ、体の余分な水分を排出する作用がある。

実証
- □関節症状が比較的強い
- □関節の熱感　□浮腫が目立つ
→ **越婢加朮湯（えっぴかじゅつとう）**
- 体の熱や腫れ、痛みを発散して治す薬。冷える場合は、越婢加朮附湯（えっぴかじゅつぶとう）が有効。

慢性期（病歴が長くなり全身消耗状態の時期）

まずはこれ！ 大防風湯（だいぼうふうとう）
- 体を温め、冷えによる痛みを発散して治す薬。長引く病気で体力が低下した人に。

虚証
- □疲れやすい　□貧血
- □冷え　□むくみ
→ **独活寄生湯（どっかつきせいとう）**
- 血行をよくして貧血を改善し、免疫を調整して元気をつける薬。

中間
- □関節の熱感　□神経痛
- □多汗　□むくみ
→ **桂枝二越婢一湯（けいしにえっぴいちとう）**
- カゼなどのあとに、神経痛、関節炎が悪化して腫れたときに有効。

- □冷えで悪化　□のぼせ
- □足の冷え
→ **五積散（ごしゃくさん）**
- 血行や水分代謝をよくし、体を温め、胃腸の働きを高めて冷えや痛みを改善。

実証
- □関節の腫れ　□筋肉の熱感
- □筋肉の痛み
→ **薏苡仁湯（よくいにんとう）**
- 関節や筋肉など、体にたまった余分な水分を排出して痛みを和らげ、腫れを取る。

五章　症状別治療　病気・アレルギー　関節リウマチ・変形性膝関節症

関節リウマチ・変形性膝関節症の ツボ 治療法

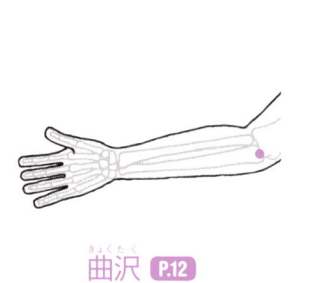

曲沢 P.12 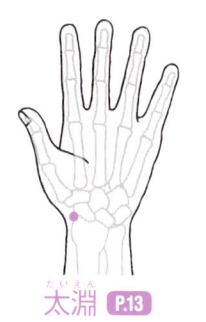　**太淵** P.13 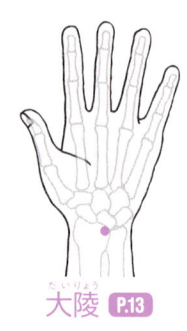　**大陵** P.13

曲沢は肘の痛み、こわばりを和らげるツボです。**太淵**は手のこわばりを和らげます。**大陵**には指のこわばりをほぐす効果があります。そのほか、足の血行をよくする**太谿**（P.15）などが使われます。むくみがあるときは、ツボの刺激と同時に心臓に向けてマッサージを加えてください。ツボを中心に温めると、効果が長続きします。

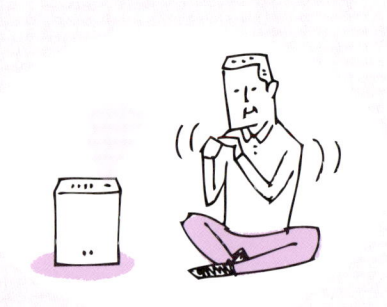

症状⑳ 関節リウマチ・変形性膝関節症

ワンポイントアドバイス
**肥満は大敵!
関節や筋肉を鍛える運動を**

関節の腫れと痛みが強いときには、安静が第一。ただし、痛みが強くても、1日2～3回は、すべての関節を動かすように努力しましょう。関節や周囲の筋肉が衰えないように、適度な運動が大切。肥満気味の人はプールでの運動がお勧めです。関節痛は冷えると悪化します。外出時や家の中でも長袖、靴下などで保温に努め、部屋の温度にも注意。湿度が高いと痛むので、除湿も心がけましょう。

関節リウマチ・変形性膝関節症の 治療法 食養

関節の腫れや痛みには、炎症を抑えて痛みを鎮める作用がある、**ハトムギ**がお勧めです。血行を促進するだけでなく、水分代謝も促す作用があるので、積極的に摂りましょう。

黒豆は、腎臓の働きを助けて、むくみを取り、鎮痛効果もあります。寒い冬などに関節が痛む場合は、**香辛料**を上手に取り入れて体を温めましょう。

肥満は、関節にも大きな負担をかけてしまいます。バランスのよい食事を心がけて、標準体型をキープすることも大切です。

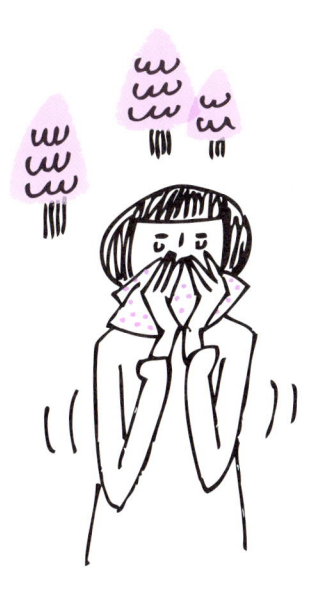

症状㉑ 鼻水
アレルギー性鼻炎・花粉症

年々悩む人が増加するアレルギーの病気

アレルギー性鼻炎は、アレルギー反応を起こすアレルゲン（ハウスダスト、カビ、ダニなどの抗原）によって、鼻の粘膜が反応し、発作性のくしゃみ、水様性の鼻水、鼻づまりを起こすものです。どれも連続的に繰り返すため、発症するとしつこい症状に悩まされます。

アレルギー性鼻炎のなかでも、年々発症者が増えているのが、花粉によって鼻症状を起こす「花粉症」です。春に舞い飛ぶスギ花粉をはじめ、秋のブタクサ、ヨモギなど、さまざまなアレルゲンがあります。これほど症状に悩む人が増えたのは、大気汚染や食生活の欧米化で、日本人の体質が変わったことが原因と考えられています。

アレルゲンがハウスダストやカビのように、はっきりしている場合は、それらを取り除くことで、症状は改善します。それ以外の場合は、抗ヒスタミン薬や抗アレルギー薬の内服で症状を緩和させる治療を行いますが、眠くなる作用があり、受験生や車を運転する人には向きません。

体内の水分代謝を整え症状緩和アレルギー体質の改善も

漢方医学では、くしゃみ、鼻水、鼻づまり、涙などの症状は、体内に余分な水分がたまった**水毒**によるものと考えます。冷えや悪寒、頭痛などの症状が見られるのもそのためです。

そこで、水の代謝を調整して、水はけをよくする漢方薬を用いて治療を行います。漢方薬は、抗ヒスタミン薬のような眠気を起こさずに、不快な症状を緩和させていきます。また、長期にわたって服用することで、アレルギー体質そのものが改善することも期待できます。

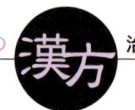

アレルギー性鼻炎・花粉症の漢方治療法

症状㉑ アレルギー性鼻炎・花粉症

季節限定型（春または秋）

まずはこれ！ 小青竜湯（しょうせいりゅうとう）
● アレルギー性鼻炎のくしゃみ、鼻水、鼻づまりへの効果が認められた薬。

虚証
□咳 □痰 □倦怠感 □頭痛
□悪寒 □くしゃみ □鼻水
→ 麻黄附子細辛湯（まおうぶしさいしんとう）
● 発汗作用があり、体の熱や腫れ、痛みなどを発散して改善。

中間
□くしゃみ □関節痛
□涙目 □むくみ
→ 越婢加朮附湯（えっぴかじゅつぶとう）
● 体の熱や腫れ、痛みなどを発散させ、水分バランスを整えてアレルギー症状を抑える。

実証
□鼻づまり □緊張型頭痛 □悪感
□肩こり □首のこり □発熱
→ 葛根湯加川芎辛夷（かっこんとうかせんきゅうしんい）
● 発汗作用で体の熱や腫れ、痛みを発散して治すほか、鼻の通りをよくする。

□頭痛 □鼻づまりがひどい
□汗が出ない
→ 大青竜湯（だいせいりゅうとう）
● 気管支を広げ、痰を出しやすくして呼吸を楽にする。ひどい咳にも有効。

通年型

まずはこれ！ 辛夷清肺湯（しんいせいはいとう）
● 鼻の通りをよくする薬。鼻の炎症症状が強く、乾燥あるいは化膿性の場合に有効。

虚証
□胃腸虚弱 □貧血
□冷え症 □咳
→ 苓甘姜味辛夏仁湯（りょうかんきょうみしんげにんとう）
● 咳や痰を抑えてアレルギー症状を和らげる。

中間
□不眠 □四肢の痛み
□汗かき □口渇
→ 柴葛解肌湯（さいかつげきとう）
● 鼻腔が乾燥してかゆみや痛みが続いている場合に効果的。

実証
□副鼻腔炎 □ニキビ
□のどの炎症が強い
→ 荊芥連翹湯（けいがいれんぎょうとう）
● 体の熱や腫れを抑え、病気の原因を発散させ、血液循環をよくする。

アレルギー性鼻炎・花粉症の ツボ 治療法

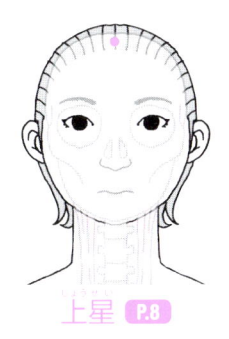

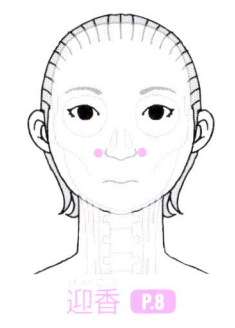

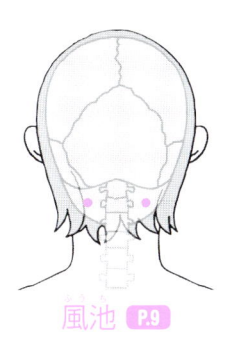

上星 P.8　　迎香 P.8　　風池 P.9

鼻づまりのツボ刺激は、妊娠中など、薬が使えない人に効果的です。**上星**は、頭や呼吸器系の血行を改善し、鼻水や鼻づまりの症状を和らげます。花粉症だけでなく、それに伴う頭痛や眼科疾患にも効果があります。**迎香**は、鼻が通って香りが分かるようになるという意味のツボで、鼻づまりをよくし、花粉症の諸症状にも効果があります。**風池**は、カゼを予防し、鼻の通りをよくするツボです。鼻づまりをよくし、鼻水、くしゃみなど、つらい鼻炎の症状を抑えてくれます。

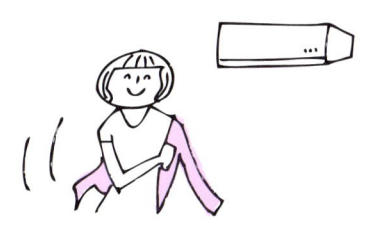

ワンポイントアドバイス
寒冷刺激に注意
適度な運動で体を鍛えましょう

アレルゲンがハウスダストやダニの場合は、空気を入れ替え、こまめに雑巾で掃除をしましょう。花粉症の場合は、窓を閉めて花粉の侵入を防ぎます。寒冷刺激は鼻炎を悪化させるので、夏のエアコンによる冷えにも注意。外出の際は、メガネやゴーグル、マスクなどを着用しましょう。体力の低下は症状を誘発するので、適度な運動で体を鍛え、充分な睡眠とバランスのよい食事も大切です。

アレルギー性鼻炎・花粉症の 治療法 食養

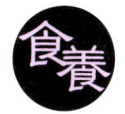

甘いものは、水毒を起こしやすい体質を悪化させます。洋菓子、和菓子はもちろん、黒砂糖、ハチミツや、糖度の高い果物の摂りすぎにも注意しましょう。また、とんかつ、天ぷら、から揚げなどの油っぽい食事、刺身、ビール、生野菜などの生もの・冷たいものも体に余分な水分をためるため、避けたいものです。

お勧めなのは、**シソ**です。体を温めて水分代謝を高め、気の巡りをよくします。鼻づまりなどの花粉症の炎症反応を抑える効果もあります。

五章　症状別治療　病気・アレルギー ── アレルギー性鼻炎・花粉症

症状㉒ アトピー性皮膚炎

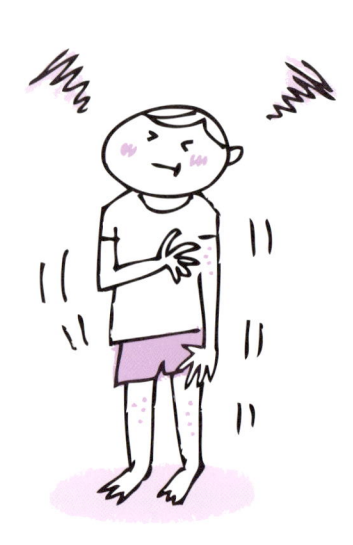

- ドライスキン
- 皮膚のかゆみ

小児に見られる症状が近年は成人にも増加

アトピー性皮膚炎は、アレルギー体質の人がストレスやダニ、ハウスダスト、汗、食物などのさまざまなアレルゲン（抗原）にさらされることでアレルギー反応を起こし、顔や頭、首、肘、膝の裏側などに強いかゆみと湿疹症状を生じるものです。悪化すると全身に広がることもあります。

肌の特徴として、皮膚の乾燥状態（ドライスキン）が挙げられます。乳幼児から思春期の子どもに多く見られる疾患で、かゆみに耐えられなくてかいてしまうと、皮膚がゴワゴワに厚くなることもあります。思春期になると自然に治るものですが、最近では成人しても治癒しない例が多く、さらに、成人してから発症するケースも増えています。

西洋医学での治療は、かゆみを和らげるために強力なステロイド剤や免疫抑制剤含有の外用剤が中心となります。かゆみがひどいときには内服薬を使います。ただし、治療には大変時間がかかり、完治することも難しい上、副作用に対する拒絶反応も少なくありません。

皮膚の状態だけでなく心身を総合的に捉える

漢方医学の基本は全身治療です。皮膚の状態だけを診るのでなく、特に胃腸の働きを重視します。内臓の状態やストレスなどを総合的に診ながら治療を行います。

どのような環境になると症状が悪化するのかを捉えて、腸の消化吸収力を整え、皮膚の防御力を高めてアレルゲンから守ります。また、アレルギーは食環境が大きく影響すると考えられています。根本原因であるアレルギー体質を、食生活からも改善することを目指します。

アトピー性皮膚炎の漢方治療法

成人タイプ

まずはこれ！ 十全大補湯（じゅうぜんたいほとう）
- 血行をよくして貧血を改善し、体力・気力を補って元気をつける薬。

虚証

□全身倦怠感　□貧血
□気力がない
→ 黄耆建中湯（おうぎけんちゅうとう）
- 胃腸の調子をよくして体力をつける。

□皮膚の乾燥化　□慢性化
□強いかゆみ
→ 当帰飲子（とうきいんし）
- 体を温め、皮膚に潤いを与えてかゆみを鎮める。分泌物の少ない湿疹に有効。

中間

□皮膚乾燥
□のぼせ　□手足のほてり
→ 温清飲（うんせいいん）
- 血液循環を改善し、体を温め、出血を抑え、のぼせや手足のほてりをとる。

実証

□顔色が赤い　□のぼせ
□イライラ　□不眠
→ 小柴胡湯加桔梗石膏湯（しょうさいことうかききょうせっこうとう）
- 熱を取り、皮膚の炎症を鎮める。

小児タイプ

まずはこれ！ 黄連解毒湯（おうれんげどくとう）
- 熱感が強く、妙に甘いものを摂りたがる場合に有効。

虚証

□食欲不振　□動悸
□頭痛　□腹痛
→ 小建中湯（しょうけんちゅうとう）
- 胃腸の調子をよくし、体力をつける薬。虚弱な子どもの体質改善に有効。

□イライラ　□夜泣き
□不眠
→ 抑肝散加陳皮半夏（よくかんさんかちんぴはんげ）
- 神経の高ぶりを抑え、筋肉のこわばりやつっぱりをゆるめて心身の状態を改善。

中間

□湿疹
□イライラ
→ 柴胡清肝湯（さいこせいかんとう）
- 炎症を和らげ、血液循環をよくし、神経の高ぶりを鎮めて心身の状態を改善。

実証

□皮膚のかゆみ　□脇腹のつかえ
□じんま疹
→ 梔子柏皮湯（ししはくひとう）
- 肝を強くして、熱や炎症を鎮める働きがある。

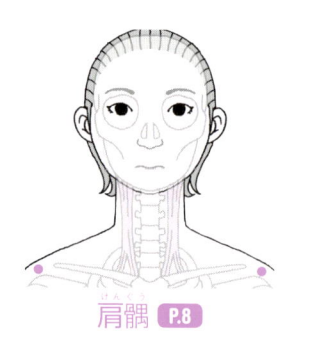

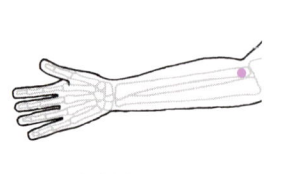

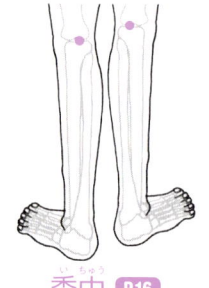

アトピー性皮膚炎の ツボ 治療法

症状㉒ アトピー性皮膚炎

肩髃 P.8　　尺沢 P.12　　委中 P.16

皮膚は、肺経と大腸経のツボが関係しています。**肩髃**は、皮膚全般の炎症を抑える働きがあります。**尺沢**は、アレルギーによる炎症を鎮める作用があります。**委中**には、免疫機能を整え過剰なアレルギーを抑える効果があります。アトピー性皮膚炎は、皮膚の表面に炎症が起きているときには、鍼灸ではなく棒灸（もぐさを紙で棒状にくるんだ灸）によるツボ刺激のみにしてください。

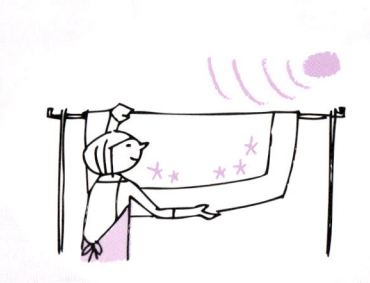

ワンポイントアドバイス
毎日の入浴・シャワーを心がけて室内は清潔に保ちましょう

毎日、お風呂かシャワーに入り肌を清潔に保ちます。風呂上がりには保湿剤を忘れずに。洗浄力の強い石けん、シャンプーは避けましょう。ダニ、ハウスダスト、カビなどのアレルゲンに触れないよう、こまめに掃除し、寝具のダニ対策も念入りに。また、生活習慣を見直し、不眠、便秘などを解消して体質を改善。ストレスはかゆみを悪化させるので、趣味やスポーツで上手に解消しましょう。

アトピー性皮膚炎の 治療法 食養

甘い菓子や果物、スナック菓子や揚げもの、唐辛子などの香辛料は、控えましょう。アルコールを避け、動物性タンパク質を少量にし、**白身魚**を摂りましょう。特に幼児は、同じものばかり食べないように気をつけ、**たくさんの種類を少しずつ食べることをお勧めします**。できるだけ**温野菜中心**の食生活にし、**緑黄色野菜**、**海藻類**を多く摂りましょう。ただし、豆とその加工製品はアレルギーを悪化させるため避けます。**キクラゲ**は血行をよくして貧血を改善し、皮膚を潤して肌荒れを防ぐ効果があります。

カゼ・インフルエンザ

症状 ㉓
- ●発熱
- ●のどの痛み

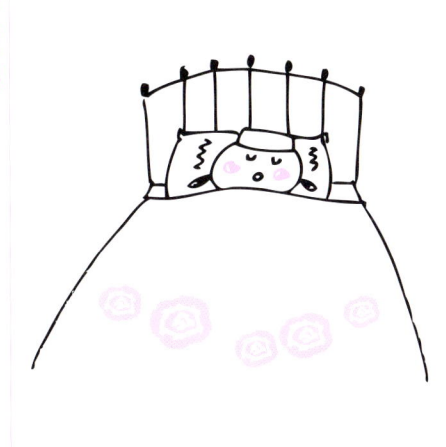

急性病のカゼと流行病のインフルエンザ

カゼは、主にウイルスの感染によって、のどや気管支などの呼吸器に炎症が起きるものです。原因となるウイルスは200種類以上あり、ウイルスの種類や感染した部位によって、発熱、悪寒、倦怠感、咳、くしゃみ、のどの痛み、鼻水、鼻づまりなど、さまざまな症状が出現します。

ウイルスを退治する薬がまだないため、熱を下げる、咳を止めるなど、症状の軽減と悪化を防ぐ程度で、カゼを根本から治すのは難しいとされています。しかし、急性病なので、重症化することはあまりありません。一定期間を過ぎれば治るため、まずは安静にし、栄養や水分を補給しながら、不快な症状を緩和します。

一方、インフルエンザは、インフルエンザウイルスに感染すると急激に発病し、39～40度の高熱、のどの痛み、咳などのほか、悪寒、倦怠感、頭痛、筋肉痛、関節痛などの全身症状が強く出るのが特徴です。

流行性疾患で、流行すると短期間で多くの人に感染し、幼児では中耳炎や熱性痙攣、高齢者では肺炎や気管支炎の悪化など、合併症の心配もあります。症状が出て48時間以内であれば、抗インフルエンザウイルス薬が使われます。

漢方治療の得意分野 抵抗力を高めて根本から治す

カゼは漢方治療の得意分野のひとつです。諸症状を抑え、抵抗力を高めて、カゼを根本から治治します。

なお、発熱は体温を上げてウイルスの増殖を防ごうとする防御反応と考えるため、あえて抑えず、熱が弱い場合は発熱を促す処方を用います。

漢方薬は、体力や症状はもちろん、引きはじめ、治りかけなど、カゼの発病した時期によっても使い分けます。

カゼ・インフルエンザ の 漢方 治療法

症状㉓ カゼ・インフルエンザ

初期

まずはこれ! 葛根湯
● 発汗作用で、熱や腫れ、痛みを発散させて治す。引きはじめの寒気、頭痛、肩こりに。

虚証
- □汗が出ている □熱がない
- □ぐったりしている □食欲不振
→ 真武湯・桂枝湯

● 発汗作用があり、体の熱や腫れ、痛みを発散させて治療。体を温めて痛みを和らげる。

- □不安 □不眠
- □倦怠感
→ 麻黄附子細辛湯

● 体の熱や腫れ、痛みを発散して治療。胃腸が弱く精神神経症状の強い人に有効。

中間
- □喘鳴 □うすい痰 □下痢
- □水様性鼻水 □くしゃみ
→ 小青竜湯・藿香正気散

● 水様の鼻汁や痰を伴う初期のカゼによい。

実証
- □関節痛 □筋肉痛
- □汗がない
→ 麻黄湯

● 発汗作用があり、体の熱や腫れ、痛みを発散させて治療。

こじらせた時期（遷延）・万年風邪

まずはこれ! 柴胡桂枝湯
● 体の熱や炎症を抑え、痛みを和らげる。悪心、嘔吐、熱が上下する場合に有効。

虚証
- □強い寒気 □顔色青白
- □口渇
→ 柴胡桂枝乾姜湯

● 体の熱や炎症を抑え、神経の疲れを癒して心身の状態をよくする。

- □慢性的な咳
- □喘鳴 □のどのつかえ感
→ 桂枝加厚朴杏仁湯

● 体の熱や腫れ、痛みを発散させて治療。咳を鎮め、痰を取る作用も。

中間
- □口が苦い □悪心
- □みぞおち辺りのつかえ感
→ 小柴胡湯

● 胃腸、肝臓、呼吸器などの働きを改善し、体の免疫機能を調整して炎症を和らげる。

実証
- □肩こり □耳鳴り □便秘
- □高血圧 □頭痛 □食欲不振
→ 大柴胡湯

● 体の熱を冷まして炎症を取り、痛みを改善し、便通をよくする。

カゼ・インフルエンザの ツボ 治療法

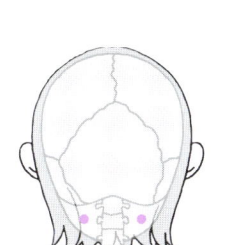

風池 P.9 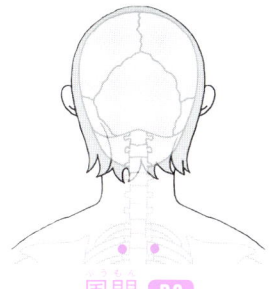 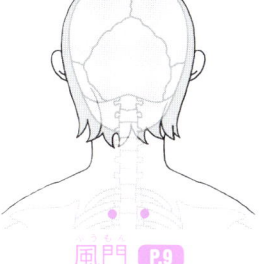　　**風門** P.9 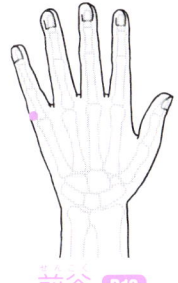　　**前谷** P.13

風池への刺激は、頭の血行をよくして頭痛、めまい、だるさなどのカゼの諸症状を緩和します。風門は、その名の通り「風」の邪が入ってくるところで、カゼの初期に起こる悪寒や背中のこわばり、咳、肩から首のこり、背中の痛みを緩和します。背筋がぞくぞくしてカゼを引きそうなときにこのツボを刺激すると、予防効果もあります。前谷は、熱の出はじめやのどの痛みはじめといった、初期症状に効果があります。

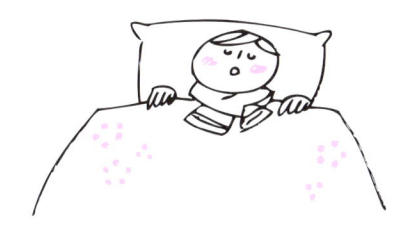

カゼ・インフルエンザの 食養 治療法

ワンポイントアドバイス
温かい水分をこまめに摂取して就寝時には首にタオルを

カゼかなと感じたら、体を温め、栄養と睡眠を充分取って抵抗力をつけましょう。脱水予防のために温かい水分をこまめに摂ります。引いてしまったら、首の周りと足首を温めます。発熱がない場合は、入浴で鼻やのどの粘膜を潤します。入浴後は体を冷やさないこと。のどの弱い人や肩こり、頭痛がある人は、首にタオルを巻いて寝ると、首から汗が蒸発して、のどの乾燥を防ぎます。

昔からカゼによいとされてきた**葛湯**、**卵酒**（卵、日本酒、砂糖または蜂蜜を混ぜて弱火にかける）、**大根あめ**（大根にハチミツまたは水あめを加えて漬ける）がお勧めです。大根の辛み成分が持つ殺菌作用とビタミンCは、のどの痛みや咳に有効です。そのほか、**ショウガ**は体を温め、発汗を促し熱を下げ、吐き気を抑える働きがあります。**ネギ**の白い部分は、体温を上げて体を温めるほか、疲労を回復するビタミンB_1が豊富です。さっと炒って丸ごと食べましょう。**ミントティー**は鼻づまりに効果があります。

五章　症状別治療　病気・アレルギー｜カゼ・インフルエンザ

症状24 気管支喘息・気管支炎

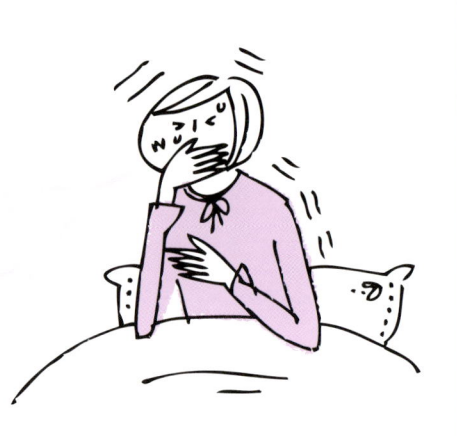

● 咳

外的要因から発症を起こすアレルギー性の炎症

気管支喘息は、気道粘膜の慢性的なアレルギー性の炎症です。ハウスダスト、カビ、花粉、気温や環境の変化などの刺激物質により、気道が過敏に反応して内腔が狭くなり、ゼーゼー・ヒューヒューという「喘鳴」がして、呼吸が苦しくなります。喘息発作のとき以外でも、気道に炎症があり、発作のたびに悪化します。発作は夜間から明け方に起こりやすく、重症の発作では命の危険性もあります。

気管支炎は、主に細菌やウイルス感染によって気管支に炎症が起きた状態で、激しい咳や膿性の痰などが見られます。カゼなどをきっかけに咳や痰だけが残る急性と、タバコや大気汚染、粉じんなどで痰を伴う咳が2年以上続く慢性があります。

喘息の治療は、発作を予防する薬と、発作に対する改善薬が中心になります。発作予防薬は、強力な抗炎症作用を持ち、気道の慢性的な炎症を抑える吸入ステロイド剤、発作改善薬は、気管支拡張薬の吸入β刺激薬が、重症度に応じて使われます。

気管支炎の治療は、急性の場合は抗生物質や去痰薬が、慢性の場合は気管支拡張薬、去痰薬が使われます。

西洋薬との併用が効果的 副作用を軽減し体質を改善も

漢方薬は、喘息発作の予防目的でステロイド薬と併用するのが効果的です。気管支炎の場合は、抗生物質と漢方薬の併用が有効です。西洋薬の副作用軽減にも役立ちます。

喘息はアレルギーだけではなく、感染を起こしやすい体質、心因的な要素、肺の機能低下なども原因となります。漢方薬で体質を改善し、発作回数を減らしたり、軽くしたりすることが可能です。

気管支喘息・気管支炎の漢方治療法

発作期

まずはこれ！ 麻杏甘石湯（まきょうかんせきとう）
● 気管支を広げ、咳を鎮め、痰を出しやすくして呼吸を楽にする。

虚証

☐咳 ☐水様性鼻水 ☐疲労感
→ 苓甘姜味辛夏仁湯（りょうかんきょうみしんげにんとう）
● 咳を抑え、痰を切りやすくする作用がある。薄い痰が多く長引く場合に有効。

☐乾いた咳 ☐喘鳴 ☐倦怠感
→ 神秘湯（しんぴとう）
● 気管支を広げ、咳を鎮め、痰を出しやすくして呼吸を楽にする。

中間

☐喘鳴 ☐呼吸困難 ☐口渇 ☐発汗
→ 五虎湯（ごことう）
● 気管支を広げ、咳を鎮め、痰を出しやすくして呼吸を楽にする。

実証

☐喘鳴 ☐呼吸困難 ☐口渇 ☐発汗 ☐悪寒
→ 大青竜湯（だいせいりゅうとう）
● 気管支を広げ、咳を鎮め、痰を出しやすくして呼吸を楽にする。激しい咳に。

寛解期

まずはこれ！ 柴朴湯（さいぼくとう）
● 炎症を和らげ、咳を鎮め、神経を安定させて心身の状態を改善。

虚証

☐激しい咳 ☐膿性の痰 ☐疲れやすい ☐足の冷え
→ 麦味地黄丸（ばくみじおうがん）
● のどを潤して咳を鎮める。乾いた咳、膿性の痰を伴う咳、のどや口の乾燥にも。

☐胃腸虚弱 ☐微熱 ☐倦怠感 ☐寝汗
→ 喘四君子湯（ぜんしくんしとう）
● 肺や呼吸器の機能を回復させ、痰を切り、咳を鎮める。高齢者に。

中間

☐胸痛 ☐食欲不振 ☐微熱
→ 柴陥湯（さいかんとう）
● 胸苦しさや吐き気を取り、炎症を和らげ、咳を鎮める。

☐膿性痰 ☐のどの痛みや違和感 ☐声がれ ☐咳
→ 清肺湯（せいはいとう）
● のどや気管の炎症を和らげ、膿性の痰を出しやすくし、咳を鎮める。

気管支喘息・気管支炎の ツボ 治療法

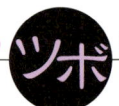

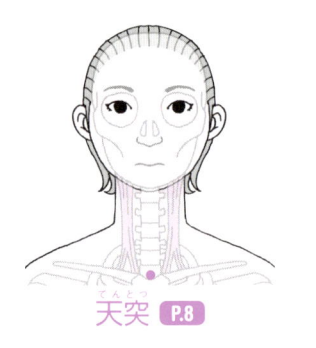

天突 P.8 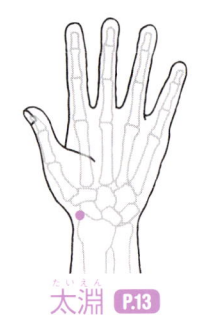　太淵 P.13 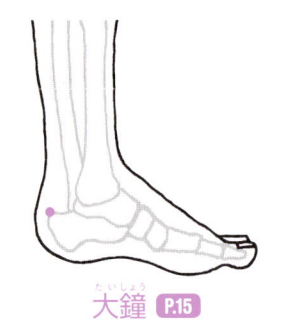　大鐘 P.15

天突は、咳の特効ツボです。気道を広げ呼吸を楽にしてくれ、長引く風邪にも効果があります。**太淵**は、呼吸器を調整する作用があり、刺激すると息が楽になり、咳も鎮まってきます。**大鐘**には咳を抑える作用があり、扁桃腺炎にも有効です。

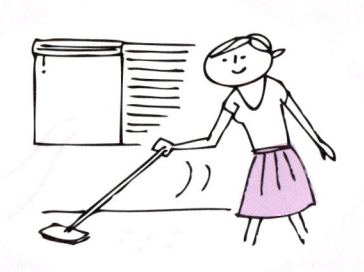

症状 24 気管支喘息・気管支炎

ワンポイントアドバイス
できるだけ刺激物質の排除を 花やペットにも注意して

室内はこまめに掃除をし、部屋の空気を入れ替え、空気を清潔に保ちましょう。ほこりがたまりやすいじゅうたんはなるべく使わず、カーテンもブラインドに替えるなどしましょう。部屋の中に花などの植物を持ち込まないようにしましょう。ペットの毛も発作の誘因となります。また、過労・ストレスは喘息発作を起こしやすくします。タバコは厳禁です。

気管支喘息・気管支炎の 治療法 食養

咳や喘息には、肺の働きをよくする食材がお勧めです。**レンコン**、**百合根**、**ギンナン**、**ナシ**などには、肺を潤し、咳を鎮める効果があります。ギンナンは肺を温め、痰を抑えて切れをよくします。レンコンに含まれるタンニン（ポリフェノール）は、細菌の繁殖や炎症を抑える作用があります。昔からレンコンをすりおろして絞った汁は痰を切り、咳止めに有効とされてきました。また、**ニンニク**は、気管支の粘膜に働きかけて痰を切る効果があります。さらに疲労回復や滋養強壮作用があるため、体力をつけて体質改善にも役立ちます。

症状㉕ 血圧変動

高血圧・低血圧

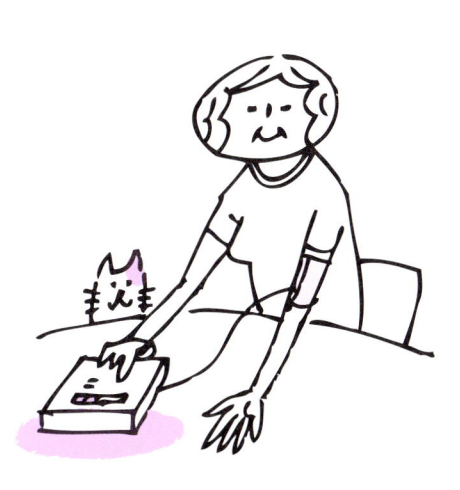

高血圧の多くは原因不明 放っておくと重病を引き起こす

健康な成人の血圧は、最大125mmHg以下、最低80mmHg以下とされています。血圧は常に変動しているため、一時的に上がることは問題ありませんが、血圧が最大140mmHg以上、最低90mmHg以上の状態が慢性的に続いている状態は「高血圧」と判断されます。

高血圧には、何らかの身体的異常が原因で起こる「二次性高血圧」と、原因不明の「本態性高血圧」とがあります。高血圧の多くは、後者の原因が特定されないタイプです。

高血圧状態が続くと、血管が徐々に侵されて動脈硬化が進み、心筋梗塞や脳卒中など、命に関わる合併症を引き起こす場合があります。そのため、まずは血圧を素早く下げることが重要になります。特に重症の高血圧の場合は、血圧を強力に下げる

体内の水分代謝を整え症状緩和 アレルギー体質の改善も

西洋薬の降圧剤を使います。それから食事療法などの治療が行われます。

漢方薬には、血圧そのものを下げる効果はありません。しかし、高血圧に伴う、耳鳴り、のぼせ、動悸や頭痛、イライラ、不眠などの症状を改善することで、心身の状態を良好にします。その結果、血圧が下がることも。重症の高血圧の場合は、西洋薬の降圧剤と漢方薬を併用します。

一方、**低血圧**は、高血圧のように重大な合併症を起こす危険性がないため、日常生活に支障がなければ治療の必要はありません。ただし、寝起きが悪い、頭痛、めまい、立ちくらみ、食欲不振などの苦痛を伴う症状がある場合は、漢方治療がお勧め。低血圧も原因が不明な場合が大半で、虚証の人に多く見られます。そのため体質の改善が重要になります。

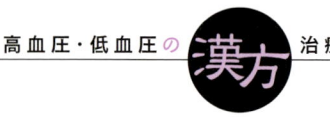

高血圧・低血圧の漢方治療法

高血圧

まずはこれ！
七物降下湯（しちもつこうかとう）
- 体の熱や炎症を取り、のぼせ、耳鳴り、頭重、肩こりなども改善する。

虚証
☐ 高齢者　☐ 夜間頻尿　☐ 口渇
☐ 腰痛　☐ 排尿困難　☐ 疲労感
→ **八味地黄丸（はちみじおうがん）**
- 体の弱った機能を改善する。血圧降下作用のある生薬が含まれている。

中間
☐ 頭痛　☐ 不眠　☐ 肩こり
☐ のぼせ　☐ めまい
→ **釣藤散（ちょうとうさん）**
- 血管を広げる作用があり、特に中年以降の慢性的な頭痛や頭重感に効果がある。

実証
☐ 動悸　☐ イライラ　☐ 不安
☐ 不眠　☐ 焦燥感　☐ 便秘
→ **柴胡加竜骨牡蠣湯（さいこかりゅうこつぼれいとう）**
- 体の熱や炎症を取り、神経の高ぶりを鎮めて心身の状態を改善。

☐ 肩こり　☐ 耳鳴り
☐ 便秘
→ **防風通聖散（ぼうふうつうしょうさん）**
- 体の熱を冷まして炎症を取り、便通をよくして脂質代謝を改善する。

低血圧

まずはこれ！
半夏白朮天麻湯（はんげびゃくじゅつてんまとう）
- 胃腸の働きをよくし、めまいや頭痛、手足の冷えも改善。

虚証
☐ 貧血　☐ 疲れやすい　☐ 食欲不振
☐ 虚弱体質　☐ 頭痛　☐ 寝汗
→ **補中益気湯（ほちゅうえっきとう）**
- 胃腸の働きを改善し、血行をよくして体力を回復させ、元気をつける薬。

☐ 冷え症　☐ 貧血　☐ めまい
☐ 倦怠感　☐ 頭重　☐ 腹痛
→ **当帰芍薬散（とうきしゃくやくさん）**
- 血液循環をよくして体を温め、貧血症状や痛みなどを改善する。

☐ めまい　☐ 立ちくらみ
☐ 頭痛　☐ のぼせ
→ **苓桂朮甘湯（りょうけいじゅつかんとう）**
- 水分循環をよくして水毒を改善し、めまいや立ちくらみを改善する。

中間
☐ 頭痛　☐ 頭重
☐ 神経質　☐ 抑鬱感
→ **半夏厚朴湯（はんげこうぼくとう）**
- 神経を鎮めて、頭痛や頭重に伴う吐き気などを改善する。

症状㉕　高血圧・低血圧

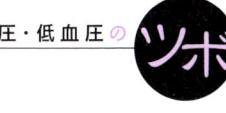

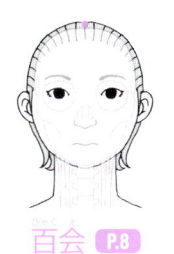

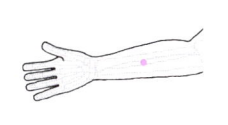

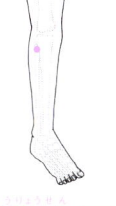

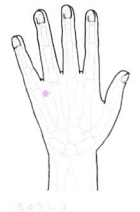

高血圧・低血圧の ツボ 治療法

百会 P.8　　**郄門** P.12　　**陽陵泉** P.14　　**中渚** P.13

ツボ指圧は血圧そのものを調整するものではありませんが、心臓の機能を調節しながら症状を改善させていきます。**百会**は、多くの経絡が合流しているツボで、経絡の流れを整えて全身を元気にし、頭痛や頭重感、めまいを解消します。高血圧、低血圧どちらにも有効なツボです。**郄門**は、心臓の機能を活性化するツボで、高血圧の血圧の調整に役立ちます。**陽陵泉**は高血圧による偏頭痛に有効です。低血圧には、血液の循環をよくし症状を和らげる**中渚**のツボがよいでしょう。

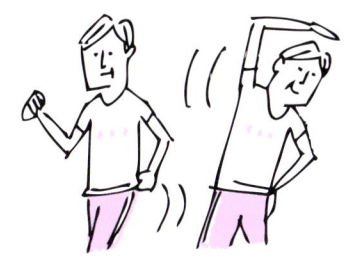

高血圧・低血圧の 食養 治療法

ワンポイントアドバイス
塩分を控えて薄味に ストレス発散も大切

肥満になると、血圧は上昇する傾向があります。コレステロールが多く含まれる動物性脂肪の摂りすぎに注意。塩分は1日6g未満に抑えましょう。ラーメンやうどんのつゆは残して。塩やしょうゆの代わりに、酢や香辛料などを活用して薄味に慣れるようにします。ウォーキング、軽い体操などの運動を毎日続けましょう。ストレスも血圧を上昇させます。趣味やスポーツなどで発散を。

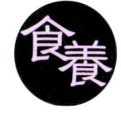

高血圧の場合は、血管を丈夫にする良質のタンパク質、血圧を下げる働きのある**カリウム・マグネシウム・カルシウム**、食物繊維などを充分に摂ることが大切です。**イモ類、海藻、キノコ類、キュウリ、豆腐、牛乳・乳製品**などを積極的に食べましょう。血圧を下げる**春菊、豆腐、セロリ、玉ネギ、トマト、柿**などがお勧めです。

低血圧の場合は、栄養価が高く、**タンパク質、ミネラル、ビタミン**に富んだ食事を。代謝を活発にする**ニンニク**、体力・気力をつける**エビ**、虚弱体質を改善する**ニンジン**などがお勧めです。

症状㉖ 糖尿病

●慢性膵炎

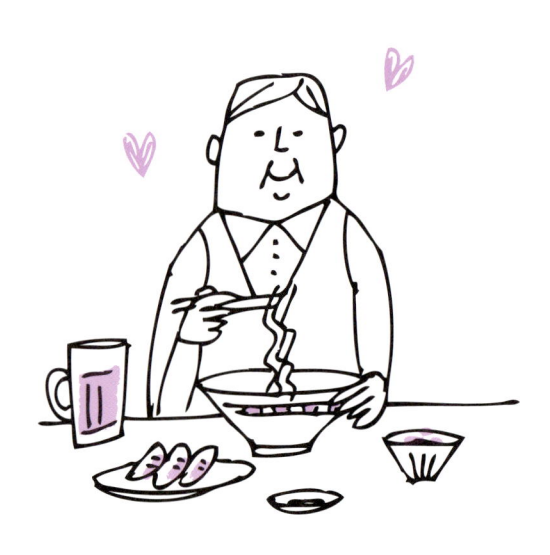

怖いのは合併症による危険性 糖尿病を合併する病気にも注意

糖尿病は、膵臓から分泌されるインスリンというホルモンが不足、または作用が低下することで、血液中のブドウ糖（血糖）が異常に増加し、高血糖が長く続く病気をいいます。インスリンを分泌する細胞が壊れてしまう「Ⅰ型糖尿病」（若年型）と、インスリンの働きが悪くなる「Ⅱ型糖尿病」（中高年型）などがあり、日本人患者の9割が、遺伝的要素に過食、運動不足、肥満、ストレスなどが絡んで起こる「Ⅱ型糖尿病」です。

初期症状はなく、むしろ元気ですが、血糖値の上昇と共に、のどが渇く、頻尿、倦怠感、体重が減少するなどの症状が見られます。糖尿病を放っておくと、三大合併症（糖尿病性網膜症、糖尿病性腎症、糖尿病性神経障害）を生じたり、動脈硬化による脳梗塞、脳出血、心筋梗塞などの重い合併症の危険性が高くなります。がんも多くなります。

また、糖尿病を合併する恐れがある病気もあります。慢性膵炎もそのひとつで、過度の飲酒により膵臓の細胞が破壊され、機能障害をきたします。中高年男性に多く、初期には下腹部痛、腰背部痛、吐き気、食欲不振など。後期には下痢や体重減少、インスリン分泌低下による糖代謝異常が認められます。

漢方薬で自覚症状を改善し 合併症を予防する

糖尿病を完治させる薬はなく、治療は、食事療法、運動療法、薬物療法で常に血糖値をコントロールしなくてはなりません。漢方薬には直接血糖値を下げる効果はありませんが、西洋医学的な治療と併用して、病気の段階別に、自覚症状の改善と合併症の予防に使われます。特に、糖尿病性神経障害には有効です。

糖尿病の漢方治療法

糖尿病初期

まずはこれ！ 続命湯(ぞくめいとう)
● 糖と脂質の代謝を改善して、糖尿病の進行を防ぐ。

虚証
- □ やせて冷え症
- □ 手足のしびれ　□ 足がつる

→ 桂枝加朮附湯(けいしかじゅつぶとう)

● 体を温めて強い冷えを取り、痛みを発散させる作用がある。冷えによる症状に。

中間
- □ 胃腸丈夫　□ 疲労感　□ 頻尿
- □ 排尿回数が多く尿量増　□ 口渇

→ 八味地黄丸(はちみじおうがん)

● 体を温め、弱った機能を補い元気をつける薬。

- □ 赤ら顔　□ 下腹部の抵抗感
- □ 頭痛　□ 尿量減少

→ 清心蓮子飲(せいしんれんしいん)

● 尿路の熱や腫れを取り、痛みを和らげ、排尿異常を改善する作用がある。

実証
- □ 口渇　□ 多汗　□ 便秘
- □ 不眠　□ 尿量増

→ 白虎加人参湯(びゃっこかにんじんとう)

● 体の熱を冷まし、機能の高ぶりを鎮め、水分循環を改善する。

糖尿病進行期・合併症(眼・腎・神経症状)

まずはこれ！ 牛車腎気丸(ごしゃじんきがん)
● 体を温め、体力をつけ、水分循環を改善する作用がある。

虚証
- □ 皮膚の化膿　□ 皮膚の変色
- □ 壊死

→ 千金内托散(せんきんないたくさん)

● 体力をつけて治癒機能を高めて、皮膚の化膿を治す。

- □ 血圧異常　□ 脳血管障害
- □ 神経症状

→ 小続命湯(しょうぞくめいとう)

● 脳や手足など、全身の血行を促し、全身の運動機能を回復。

- □ 腎機能低下　□ 眼の痛み
- □ 視力低下

→ 滋腎明目湯(じじんめいもくとう)

● 腎機能を改善し、体力をつける薬。

中間
- □ 腎機能低下　□ むくみ
- □ 視力低下

→ 柴苓湯(さいれいとう)

● 水分循環を改善し、循環や腎機能を高める。

五章　症状別治療　病気・アレルギー ― 糖尿病

糖尿病の ツボ 治療法

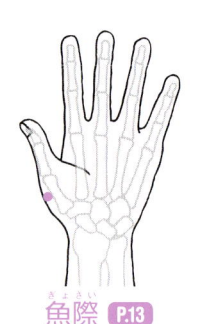

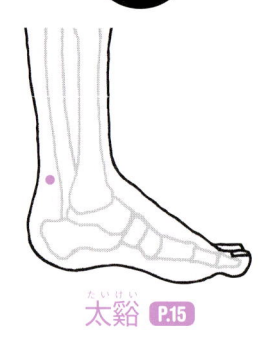

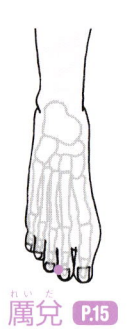

症状㉖ 糖尿病

魚際 P.13　　**太谿** P.15　　**厲兌** P.15

魚際は、糖尿病による脳の充血・心臓病など血管病変の予防に効果があるツボです。**太谿**は、糖尿病による腎臓の機能低下の予防に有効です。**厲兌**は、口渇、胃腸病変、過食の予防に効果的です。

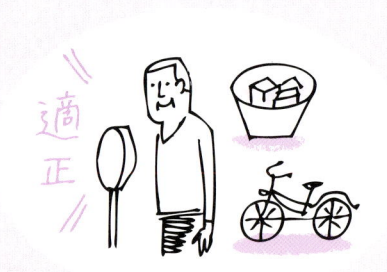

糖尿病の 治療法　食養

ワンポイントアドバイス
運動は食後1時間が効果的 ストレス・タバコも避けて

食事と運動療法で、適正体重を維持しましょう。運動時に血液中のブドウ糖を消費するため、血糖値が下がります。続ければ、インスリンの働きをよくし、膵臓の負担も減らせます。血糖値が高くなる食後1時間ごろに、ジョギングやサイクリングなどの有酸素運動や歌が効果的です。ストレスはインスリンの分泌や働きを低下させ、血糖値を上げます。リラックスを心がけて。タバコは動脈硬化を悪化させ、脳卒中や心筋梗塞のリスクを高めるので禁煙しましょう。

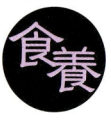

血糖値をコントロールするために、食事は3食規則正しくとり、よく噛んで食べましょう。間食・夜食は禁止です。食品のカロリーを調べ、自分の食事を管理して、食べすぎに注意しましょう。味つけの濃いおかずは、ごはんが進んでしまうので、薄味を心がけてください。果物、果糖も糖尿病の要因になるので、注意しましょう。お勧めなのは、血糖値を上げにくくする食材です。**こんにゃくや寒天**は、食物繊維が豊富で超低カロリーな上、胃の中で膨張し、満腹感を得やすいので、肥満対策にも役立ちます。また、**海藻類**、**根菜類**などの繊維を多く含む食材を摂りましょう。

慢性肝炎

症状㉗
- ●C型肝炎キャリア
- ●脂肪肝

多くはウイルス感染
自覚症状がない場合も

肝炎とは、何らかの原因により肝臓に炎症が起き、肝臓の細胞が破壊される病気です。原因はウイルス、アルコール、自己免疫などさまざまで、日本ではウイルス感染が約80％を占めています。ウイルス感染が持続して6カ月以上経過したものを慢性肝炎といい、放っておくと、肝硬変や肝細胞がんに進行する可能性があります。

肝炎を起こすウイルスは多数ありますが、慢性化しやすいのはC型、B型です。C型肝炎ウイルスは輸血など血液を介して感染し、半数以上が慢性肝炎を発症します。B型肝炎は輸血や性行為、母子間などで感染し、一部が慢性肝炎を発症します。症状としては、全身倦怠感、易疲労感、食欲不振、吐き気、黄疸などがありますが、一般的に強い自覚症状はなく、無症状のこともあります。

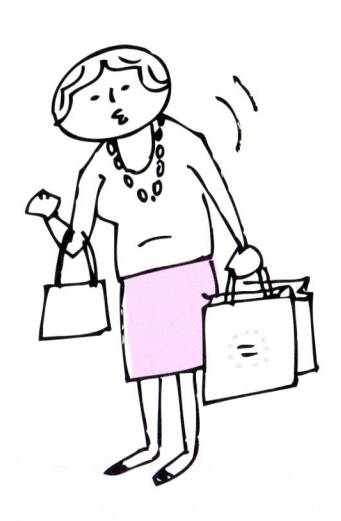

治療は、まず安静と食事療法した上で、インターフェロンやリバビリンなどを使った「抗ウイルス療法」、肝庇護薬により肝細胞破壊の速度を抑える「肝庇護療法」などが行われます。

肝炎の様々な症状を改善
まず小柴胡湯などの柴胡剤を

漢方医学では、発熱、悪寒、全身倦怠感、関節痛などの症状を軽減させ、全身状態を改善します。また、免疫力を高め、肝炎の進行や肝細胞がんの発症を抑制する効果が期待できます。

漢方薬は、胸脇苦満（肋骨下部の圧痛と重苦しさ）の程度を重視して選択します。肝庇護療法に使われる小柴胡湯に含まれる生薬の柴胡は、肝機能障害の改善作用が認められており、柴胡を含む柴胡剤がよく使われます。

慢性肝炎の漢方治療法

症状27 慢性肝炎

まずはこれ！ 小柴胡湯（しょうさいことう）
● 肝臓の炎症を抑制する成分が含まれ、B型・C型肝炎を問わず使える※

※インターフェロンと小柴胡湯の併用は、間質性肺炎を起こすことがあるので、禁忌とされています。また、「肝硬変と診断された人、慢性肝炎で血小板数が10万/mm³の人、肝がんの人」にも禁忌とされています。

虚証

- □全身倦怠感 □食欲不振
- □言葉や目に力がない □頭痛
- □虚弱体質 □寝汗 □貧血

→ **補中益気湯（ほちゅうえっきとう）**

● 病中・病後、術後などの体力低下時に、胃腸機能を高め、体力を回復させる。

- □全身倦怠感 □貧血
- □皮膚の乾燥 □食欲不振
- □寝汗 □気力低下

→ **人参養栄湯（にんじんようえいとう）**

● 病中・病後、術後などの体力低下時に、体力・気力を共に補い、貧血を治す。

中間

- □みぞおちから脇腹に苦満感
- □口が苦い □不眠

→ **柴胡桂枝湯（さいこけいしとう）**

● 胃腸や肝臓などの働きを改善し、体の免疫機能を調整して炎症を和らげる。

- □神経質気味 □のぼせ
- □脇腹に痛みがある

→ **柴胡疎肝湯（さいこそかんとう）**

● イライラしやすく、感情が不安定な場合に。気分を鎮めて安定させる。

- □足腰の痛みやしびれ
- □疲労倦怠感 □尿量減少

→ **六味丸（ろくみがん）**

● 体の弱った機能を補い、貧血症状を改善し、元気をつける。

実証

- □耳鳴り □頭痛 □食欲不振
- □便秘 □肩こり □高血圧

→ **大柴胡湯（だいさいことう）**

● 体の熱や炎症を取り、機能の高ぶりを鎮める効果がある。

- □黄疸（おうだん） □便秘傾向
- □口渇 □尿量減少

→ **茵蔯蒿湯（いんちんこうとう）**

● 古くから黄疸の治療薬として使われてきた薬。便通もよくする。

慢性肝炎の ツボ 治療法

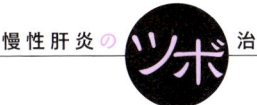

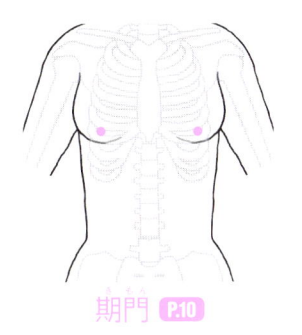

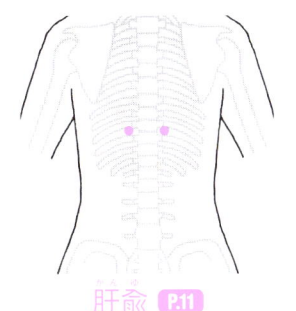

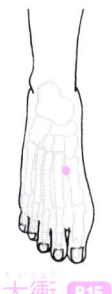

期門 P.10　**肝兪** P.11　**太衝** P.15

期門は、上腹部の張りと不快感を和らげる作用があります。**肝兪**は肝機能を高める働きがあり、吐き気、食欲不振、ノイローゼなどにも効果があります。**太衝**は肝機能障害に使われるツボで、のぼせ、めまいなどにも効果があります。そのほか、天枢（P.10）などが使われます。

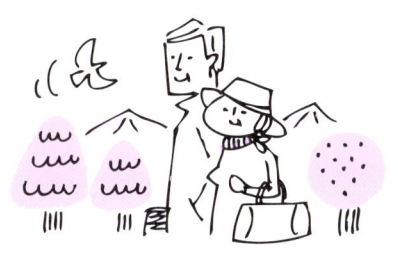

ワンポイントアドバイス
安静が第一　紫外線に注意しましょう

肝臓に負担をかけないためにも、安静が必要です。過労を避け、疲労をためないように規則正しい生活を心がけましょう。心身共にリラックスするには、軽い運動や、旅行なども効果的です。肝臓を保護するためにも、飲酒は控え目にしましょう。肥満も肝臓に負担をかけます。食べすぎを改め、適正体重の維持に努めましょう。また、皮膚が日焼けしやすくなっているため、紫外線に当たると女性はシミ、そばかすができやすくなるため注意が必要です。

慢性肝炎の 治療法 食養

食事は、1日3食、多種の食品を少量ずつ規則正しく摂りましょう。肝機能を高めるためには、**青魚**、**大豆**などの良質なタンパク質を食べることが大切です。また、**ウコン**に含まれるクルクミンには、肝機能を強化する作用があります。ちなみに、**カレー**に含まれるスパイスの約半分はウコン（ターメリック）なので、お勧めです。

そのほか、**緑茶**、**ゴマ**、**サツマイモ**なども、肝機能を高める食品です。脂肪分の多い食品や甘いもの（果糖、乳糖、砂糖など）は、中性脂肪を増やし、肝臓に負担をかけてしまうので控えましょう。

潰瘍性大腸炎・クローン病

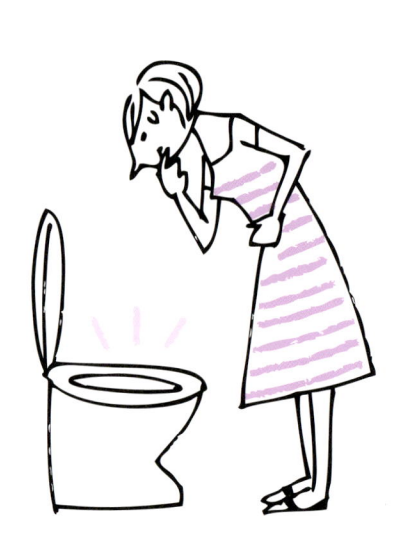

症状㉘

● 血便

原因不明の難病 重くなると全身症状も

潰瘍性大腸炎・クローン病は、大腸の粘膜にびらんや潰瘍ができる炎症性腸疾患で、共に厚生労働省の特定疾患に指定されている難病です。

原因不明の下痢や痙攣性の腹痛、粘血便（血や粘液が混じった軟便）、発熱などが続きます。

潰瘍性大腸炎の場合は血便が、クローン病の場合は肛門部の病変が多々見られます。症状はよくなったり悪くなったりを繰り返します。20〜30代の男女に多く発症しますが、近年は子どもから高齢者まで幅広く存在し、毎年増加傾向にあります。

自己免疫反応の異常、食生活の変化などが原因と考えられています。

重くなると、発熱、食欲不振、体重減少、貧血などの全身症状が起こり、不安、神経過敏、抑鬱などの精神症状も見られます。大量出血や大腸が破れるなど重症の場合は手術が必要です。

治療は、アミノサリチル酸製剤、ステロイド剤、免疫抑制剤などが使われます。心身の安静のために、精神安定剤が使われることもあります。

漢方治療で完治例あり 西洋薬との併用も有効

漢方治療は、潰瘍性大腸炎による下痢、出血、腹痛などの症状を軽減させる処方と、倦怠感や食欲不振など全身状態の改善に役立つ処方がよく使われます。

潰瘍性大腸炎の患者は、発症前は実証が多く、無理がきくことで悪化してしまいがちです。良好な体調を維持し、症状が再び悪化するのを防ぐ効果もあります。

また、適切な漢方治療で完治する例もあります。併用によって、副作用のあるアミノサリチル酸製剤やステロイド剤を減らしたり中止したりすることも可能です。

潰瘍性大腸炎・クローン病の漢方治療法

まずはこれ！ 啓脾湯（けいひとう）
● 顔色が悪く食欲がなく粘血便が続くときに。

虚証

□下痢 □腹部の張り □食欲不振
→ **茯苓四逆湯（ぶくりょうしぎゃくとう）**
● 体を温めて胃腸機能を高め、貧血症状を改善して元気をつける作用がある。

□出血傾向 □下痢 □疲労・倦怠感
→ **芎帰膠艾湯（きゅうききょうがいとう）**
● 出血を抑え、貧血症状を改善。下痢が続く人に有効。

□腹痛 □腹部の張り □下痢
→ **中建中湯（ちゅうけんちゅうとう）**
● 体を温めて、冷えや腹痛、腹部の張りを和らげ、胃腸の調子を改善する。

□残便感 □腹部の張り □下痢
→ **桂枝加芍薬湯（けいしかしゃくやくとう）**
● 体を温め、痛みを和らげ、腹痛や排便異常を改善する。

中間

□出血傾向 □消化不良 □下痢 □皮膚が乾燥
→ **温清飲（うんせいいん）**
● 血液循環をよくし、のぼせや手足のほてりをとる。

□下痢・軟便 □口渇 □むくみ □脇腹の張り
→ **柴苓湯（さいれいとう）**
● 免疫反応を調整し、炎症を和らげ、水分循環を改善。ステロイドに似た作用がある。

実証

□腹痛 □痔の痛み □痔出血 □痔ろう
→ **腸癰湯（ちょうようとう）**
● 腸管の急性または慢性の痛みを改善する。

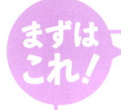

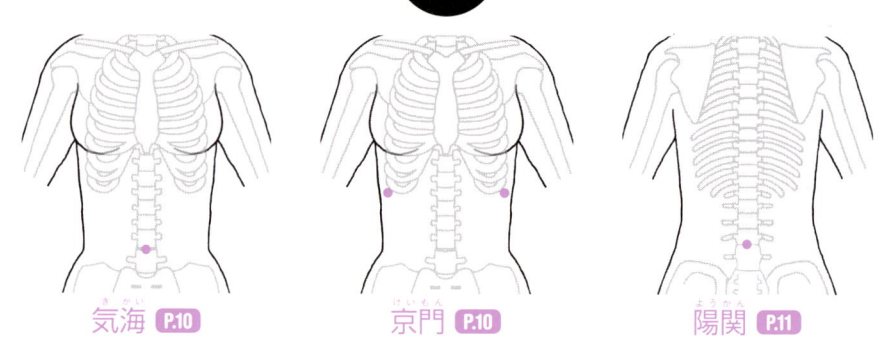

潰瘍性大腸炎・クローン病の ツボ 治療法

気海 P.10　**京門** P.10　**陽関** P.11

症状㉘ 潰瘍性大腸炎・クローン病

気海は神経性の下痢に有効なツボです。また、内臓の虚弱による元気不足を改善します。京門は慢性の胃腸病、神経衰弱などに使われています。腰の陽関は、下腹部の痛みや下痢、便秘に効果があります。

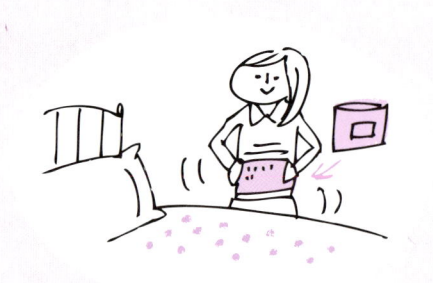

潰瘍性大腸炎・クローン病の 食養 治療法

腸を休めるために、間食、夜食は控えましょう。暴飲暴食を慎み、過度のアルコールをはじめ、唐辛子などの刺激の強い香辛料、牛乳やヨーグルトなどの乳製品など、下痢を起こしやすい飲食物は避けましょう。また、豆類（チョコレート、あんこ、コーヒーも含む）は症状を悪化させるため、厳禁です。お勧めの食材は**サンザシやヤマイモ**です。滋養作用がある上、消化を助けて慢性の下痢を止める働きがあります。生で食べると消化を高める作用が強くなります。**ハトムギやリンゴ、蓮の実**にも下痢を止める作用があります。

ワンポイントアドバイス
腸に過労は禁物 腹巻で体を温めよう

腸は、自律神経の影響を強く受けています。厳格に規則正しい生活を心がけ、過労や睡眠不足を避けましょう。もちろん夜更かしも慎みましょう。腹巻やカイロなどを使ってお腹を冷やさないようにすることも大切です。また、過度なストレスは症状の引き金になることも。ストレスをためないように、趣味や軽い運動、友だちとのおしゃべりなどで気分転換を図り、自分なりの発散方法を工夫しましょう。無理をしがちな「実証生活」を改め、「中庸の生活」に切り替えます。

症状㉙ ● 乾燥肌

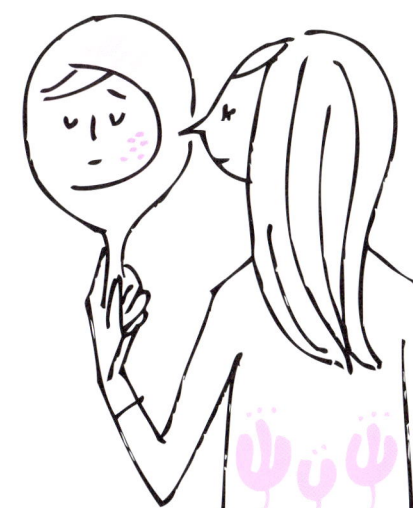

尋常性乾癬（じんじょうせいかんせん）

治療は組みあわせ 副作用が問題

尋常性乾癬は、皮膚から赤く盛り上がって境界線がはっきりした皮疹ができ、その上に白くて分厚いかさぶたができるものです。

皮疹は乾燥して、一部がポロポロとはがれ落ちます。初期には頭部、膝、肘などに出て、その後、全身に拡大します。かゆみには個人差があり、ある場合とまったくない場合があります。爪に発症した場合は、白くなり、でこぼこに変形します。症状はよくなったり悪くなったりを繰り返します。感染はせず、命にかかわることも、人にうつることもありません。

原因ははっきりしていませんが、近年、日本で急激に増加していることから、不規則な生活、薬剤、食生活の欧米化、気候、ストレスなどが関係していると考えられています。

中年の男性に多く、主に30～40代で発病します。最近では若い人の発症が増加しており、10代の患者も少なくありません。

西洋医学では、光線療法、副腎皮質ホルモン（ステロイド）、免疫抑制剤、抗真菌剤の外用、ビタミンA誘導体の内服などを組みあわせて症状をコントロールしますが、副作用が問題となっています。

まずは生活の見直しから 漢方薬で劇的な改善も期待

漢方医学では、まず生活全般の見直しをします。漢方薬は主に、消化器系の機能を改善したり、熱を冷まして乾燥を潤すものを用いて、治療に当たります。

また、西洋薬と併用することで、副作用を抑え、長期にわたって症状の管理をすることができます。また、劇的な改善効果も期待することができます。

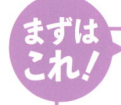

尋常性乾癬の漢方治療法

症状㉙ 尋常性乾癬（じんじょうせいかんせん）

まずはこれ！
温清飲（うんせいいん）
● 血液循環を改善し、体を温め、出血を抑え、のぼせや手足のほてりを取る。

虚証

☐ 多汗　☐ 水太り
☐ 肌が白い
→ **防已黄耆湯（ぼういおうぎとう）**
● 胃腸機能を高めて、異常発汗を抑えるために皮膚表面を強化し、体の水分循環を改善。

☐ 皮膚化膿　☐ 食欲低下
☐ 寝汗　☐ 腹痛
→ **黄耆建中湯（おうぎけんちゅうとう）**
● 体力が低下し、寝汗をかき、消化力も劣えている場合に有効。

☐ かゆみ　☐ 中高年
☐ 皮膚乾燥
→ **当帰飲子（とうきいんし）**
● 体を温め、皮膚に潤いを与えてかゆみを鎮める。分泌物の少ない湿疹に。

中間

☐ 肌荒れ　☐ 下腹部痛
☐ のぼせ　☐ 肩こり
→ **桂枝茯苓丸加薏苡仁（けいしぶくりょうがんかよくいにん）**
● 血液循環をよくして冷えやのぼせを改善し、肌の状態を良好にする。

☐ 傷が治りにくい
☐ かゆみ　☐ 化膿している
→ **千金内托散（せんきんないたくさん）**
● 体の熱や炎症を鎮めて、痛みや皮膚のかゆみを和らげる。

実証

☐ 口渇　☐ 慢性化
☐ 夏期に悪化
→ **消風散（しょうふうさん）**
● 経過が長くかゆみが激しくて分泌物が多い場合に。

☐ 便秘　☐ 皮膚の変色
☐ 下腹部痛
→ **大黄牡丹皮湯（だいおうぼたんぴとう）**
● 血液循環を改善し、熱や炎症を鎮め、たまった膿（うみ）を出し、便秘を解消する。

☐ 口内炎　☐ 舌の荒れ
☐ 胃炎
→ **加減涼膈散（かげんりょうかくさん）**
● 発疹を発散させることで皮膚病を治す作用がある。

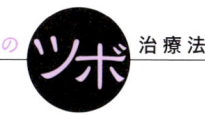

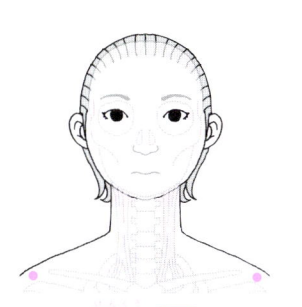

尋常性乾癬の ツボ 治療法

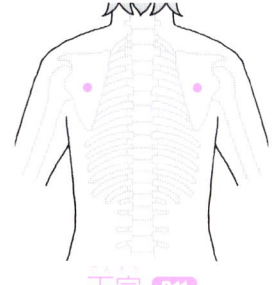

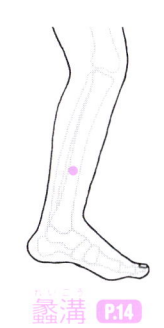

肩髃 P.8   **天宗** P.11   **蠡溝** P.14

肩髃は皮膚病の特効のツボで、かゆみを取る効果があります。湿疹、じんま疹にも有効です。**天宗**は、上半身の炎症を伴う皮膚病に使うツボです。**蠡溝**はじんま疹に使われるツボですが、滋養作用もあります。うっすら汗をかくまでツボを刺激すると効果的です。

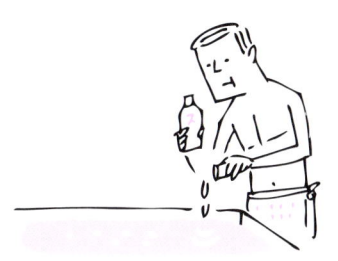

尋常性乾癬の 食養 治療法

ワンポイントアドバイス
太陽を浴びて お風呂には酢を入れましょう

乾癬には適度な日光浴が効果的。入浴は肌を清潔にし、リラックスもできてお勧めです。健康な皮膚は酸性ですが、乾癬の皮膚は中性になっています。浴槽に酢をキャップ2〜3杯入れて入浴を。シャンプーは乾癬を悪化させるので、普通の石けんを使います。衣服で肌がこすれないよう、刺激の少ないゆったりした服を着て、冬は皮膚が乾燥しないように、保湿薬を活用しましょう。

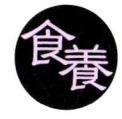

チョコレート、コーヒー、枝豆、甘納豆、納豆、きな粉、あんこ類などの豆類は厳禁です。間食、夜食は、腸に大きく負担をかけてしまうので、絶対にやめましょう。冷たい飲食物、甘いものもできるだけ控えてください。食事は1日3食バランスよく摂るように心がけます。腸に負担をかけない食事をすることが大切です。また、肉類の脂肪分は、乾癬を悪化させるといわれています。肉類よりも魚を多く摂るようにしましょう。

症状30 慢性腎炎・ネフローゼ症候群

● むくみ

抵抗力や免疫力が低下し感染症や再発の可能性も

慢性腎炎は、血液中の老廃物をろ過して尿をつくる腎臓の糸球体に、炎症が起きて、腎機能が障害され、機能低下が進行する病気です。急性腎炎が完治せずに慢性化する場合と、自覚症状がないまま発病している場合があります。尿検査でタンパク尿、血尿が1年以上続くもので、むくみや高血圧が見られます。症状が重くなると、食欲不振、疲労感、動悸、吐き気などが現れることもあります。

慢性腎炎によく似た腎臓障害に**ネフローゼ症候群**があります。これは、血液中のタンパク質が大量に尿に漏れ出して、全身にむくみをきたす状態をいいます。進行すると、抵抗力や免疫力が弱まり、感染症にかかりやすくなります。

腎臓は、精密機械のようなもので、一度壊れてしまうと、元の状態に戻すことは大変難しい臓器です。そのため、どちらの病気も治療は、西洋薬の強力なステロイドなどの薬物治療が中心になります。ステロイドに反応しない場合は、免疫抑制剤が使われます。

水毒を取り除いてむくみを解消 ステロイドとの併用も有効

漢方医学では、むくみを「水毒」によるものと考え、水分代謝をよくする処方で自覚症状を緩和させます。また、倦怠感や食欲不振などは「気虚」の状態と考え、気を補う処方が使われます。

ステロイド剤との併用も有効で、ステロイドの作用を強めることで、投与量を減らしたり、副作用を軽減することができます。さらに、再発予防も期待できます。

漢方治療で全身状態を良好にし、免疫力を高めて感染症にかかりにくい体質に改善することも可能です。

慢性腎炎・ネフローゼ症候群の漢方治療法

まずはこれ！ 柴苓湯（さいれいとう）
● ステロイド剤との併用でむくみを取り、免疫力を高める効果がある。

虚証

□水太り □肌が白い □多汗 → 防已黄耆湯（ぼういおうぎとう）
● 体の水分循環をよくして、疲れや痛みを和らげる作用がある。

□下腹部痛 □貧血 □手足の冷え → 当帰芍薬散加附子（とうきしゃくやくさんかぶし）
● 血行をよくして体を温め、痛みを和らげ、貧血症状を改善。利尿作用もある。

□中枢神経症状 □血圧不安定 □手足のしびれ → 補陽還五湯（ほようかんごとう）
● 本来は脳循環改善に用いるが、腎臓の循環も改善できる。

□便秘 □慢性下痢 □腹痛 □手足の冷え → 温脾湯（うんぴとう）
● 腎不全の進行を防止する効果が期待されている。

中間

□口渇 □胸のむかつき □尿量減少 □皮膚のかゆみ → 茵蔯五苓散（いんちんごれいさん）
● 水分循環をよくして無駄な水分を取り除く作用がある。

□尿量減少 □かゆみ □下肢に力が入らない → 六味丸（ろくみがん）
● 疲れやすく尿量が減少または多尿で、口渇がある場合に有効。

実証

□口渇 □関節痛 □発汗傾向 → 越婢加朮湯（えっぴかじゅつとう）
● 体の熱や腫れ、痛みを発散して治す薬。適宜、大黄、芒硝を追加する。

□腹部の張り □動悸 □息切れ → 九味檳榔湯（くみびんろうとう）
● 体内の余分な水分を取り除く。また、神経を鎮め体力を回復させる。

五章 症状別治療 病気・アレルギー — 慢性腎炎・ネフローゼ症候群

慢性腎炎・ネフローゼ症候群の ツボ 治療法

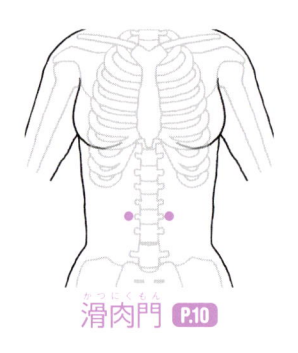

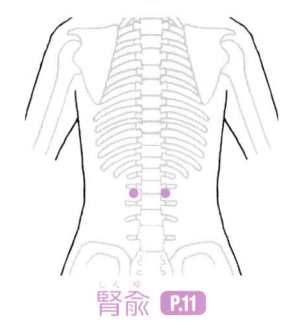

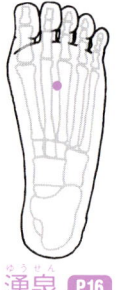

滑肉門 P.10　**腎兪** P.11　**湧泉** P.16

滑肉門は、腎炎やネフローゼ症候群に伴う胃腸障害、吐き気に効果があります。**腎兪**は、腎疾患を含む下腹部内臓の疾患に効果があるツボです。**湧泉**は、むくみ、腎炎に効果があるツボです。そのほか、**太谿**（P.15）などが使われます。

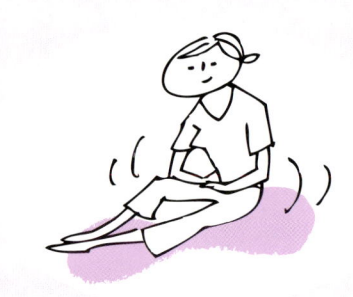

ワンポイントアドバイス
むくみ予防にはマッサージが効果的

規則正しい生活を心がけ、充分な安静と休養を取りましょう。うがい、手洗い、マスクなどで、カゼなどの感染症予防を。腎臓に負担をかけるような激しい運動は禁止です。むくみ予防にはマッサージが効果的。腋の下、もものつけ根、膝の裏にあるリンパ管の集まる場所を中心に、心臓に向かって揉み上げてください。入浴で体を温めるのも効果があります。衣服は体を締めつけないものを。体を冷やさないよう注意しましょう。血圧を上げないよう、体重のコントロールも大切です。

慢性腎炎・ネフローゼ症候群の 治療法 食養

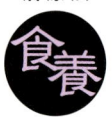

腎臓は、余分な水分と塩分、必要なタンパク質をより分ける仕事をしてる臓器です。そのため、腎臓への負担を減らすため、塩分の制限が必要です。タンパク質も制限しましょう。

むくみによい食材は、**冬瓜**、**ハトムギ**、**トウモロコシのひげ**（陰干しして乾燥させ煎じて飲むと効果的）など。これらは、利尿作用にすぐれ、余分な水分を体外へ排出してくれます。また、水分代謝をよくするためにも、腎機能を高める**シナモン**、**ショウガ**、**ニラ**、**エビ**、**黒ゴマ**、**キクラゲ**などを摂りましょう。

症状 30　慢性腎炎・ネフローゼ症候群

認知症

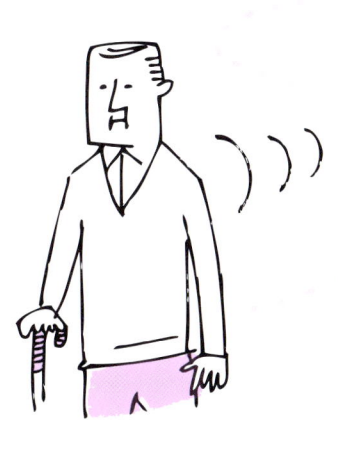

症状 ㉛
- 意欲低下
- 物忘れ

脳の障害によって認知機能が低下する病気

認知症は、単なる物忘れとは違い、何らかの理由で脳の神経細胞が障害され、記憶力や判断力などの認知機能が低下して、日常生活に支障をきたす病気です。

原因の多くは、脳血管の老化により起こるもの（脳血管性認知症）や、脳の神経細胞が変化して起こるもの（アルツハイマー型認知症、レビー小体型認知症）です。

認知症には、中心となる「中核症状」と、それに伴って起こる「周辺症状」があります。中核症状は必ず現れるもので、記憶力の低下、見当識障害、理解・判断力の低下などがあります。

周辺症状には、妄想、抑鬱、不安、焦燥感などの精神症状や、徘徊、暴力などの行動異常などがあります。周辺症状には、現れ方や程度に差があります。

あり、対応が異なるため、介護する人の負担が大きくなります。

治療は、アルツハイマー型認知症の初期には塩酸ドネペジル、幻覚・妄想、抑鬱などには抗精神病薬や抗不安薬が使われていますが、副作用の問題があります。

早期発見・早期治療がカギ 脳の衰えを漢方薬で正常化

漢方医学では、気と血の乱れを改善したり、脳の機能を回復して、認知症の周辺症状を改善する目的で漢方薬を用います。日常生活にかかわる動作の低下を改善して、問題行動などを軽減する効果が認められています。

漢方薬は、複雑に絡んだ脳の神経系の異常や衰えを、正常化する作用があります。漢方薬の認知症への効果は、現代医学的評価でも確認されて、現在広用されるようになってきています。

認知症の漢方治療法

症状㉛ 認知症

まずはこれ！
釣藤散（ちょうとうさん）
●脳の血管を広げて血液循環を改善する作用があります。慢性頭痛にも有効。

虚証
□冷え □貧血 □血色不良 □疲労感
□肩こり □めまい □腹痛 □頭重
→ **当帰芍薬散（とうきしゃくやくさん）**
●血行をよくして体を温め、貧血を改善し、痛みやむくみなどを去る作用がある。

中間
□しびれ □興奮しやすい
□咳 □めまい
→ **続命湯（ぞくめいとう）**
●神経の高ぶりを抑え、神経のこわばりやつっぱりをゆるめて、心身の状態を改善する。

□手足の冷え □しびれ
□首から肩のこり
→ **烏薬順気散（うやくじゅんきさん）**
●冷えると憎悪する体の片側のしびれを伴う場合に有効。

実証
□のぼせ □赤ら顔 □不眠
□頭痛 □動悸 □イライラ
→ **黄連解毒湯（おうれんげどくとう）**
●体の熱や炎症を取り、機能の高ぶりを鎮め、イライラや高血圧に伴う諸症状を改善する。

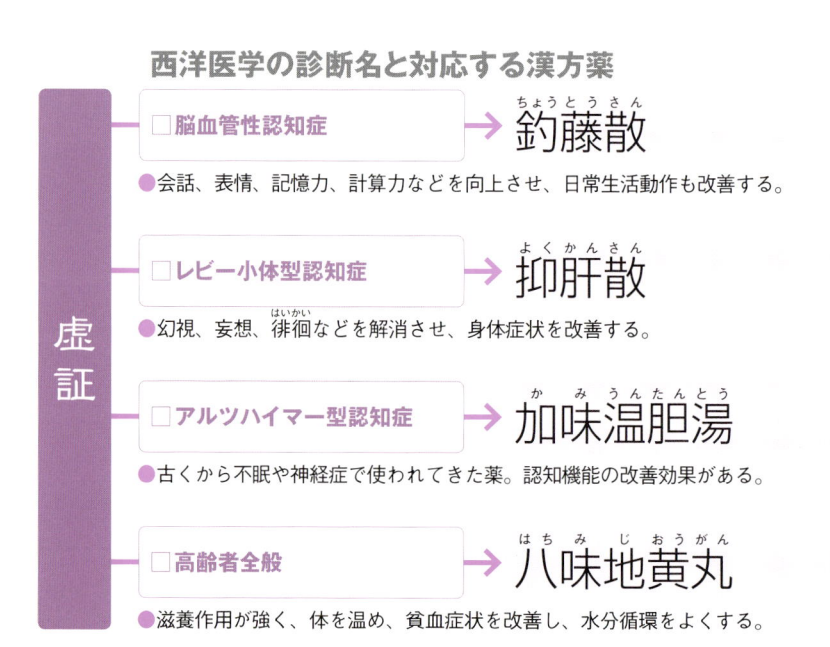

西洋医学の診断名と対応する漢方薬

虚証

□脳血管性認知症
→ **釣藤散（ちょうとうさん）**
●会話、表情、記憶力、計算力などを向上させ、日常生活動作も改善する。

□レビー小体型認知症
→ **抑肝散（よくかんさん）**
●幻視、妄想、徘徊（はいかい）などを解消させ、身体症状を改善する。

□アルツハイマー型認知症
→ **加味温胆湯（かみうんたんとう）**
●古くから不眠や神経症で使われてきた薬。認知機能の改善効果がある。

□高齢者全般
→ **八味地黄丸（はちみじおうがん）**
●滋養作用が強く、体を温め、貧血症状を改善し、水分循環をよくする。

認知症の ツボ 治療法

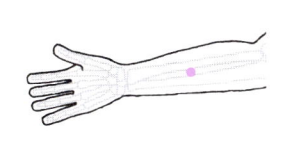

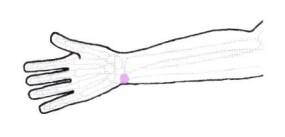

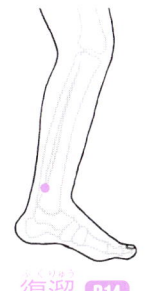

郄門 P.12　　神門 P.12　　復溜 P.14

郄門は心と神経の衰えによいツボです。**神門**は動悸・息切れ、不安感に有効です。**復溜**は気の衰え、耳鳴りやめまい精力減退などに効果があります。そのほか、体力の低下に**腎兪**（P.11）、五感の衰えに**会宗**（P.12）などが使われます。

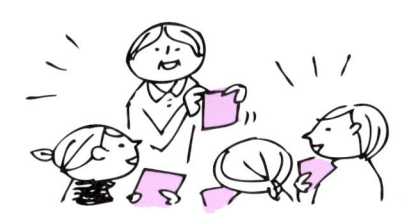

ワンポイントアドバイス
人との交流が大切
生きがいや役割を持って

認知症の予防には、人との交流がとても大切。家族や友人との会話を楽しみ、毎日日記をつける、手紙や読書感想を書く、俳句や短歌を詠むなど、脳を刺激しましょう。積極的に家事やボランティア活動などを行い、生きがいや役割を持ち、日々物ごとを前向きに捉え、明るい気持ちで過ごしましょう。ウォーキングなどの有酸素運動を定期的に行うこと。昼寝は20分以内に。長く昼寝すると認知症は進行します。過度の飲酒は認知症の発症リスクを高めるので止めましょう。

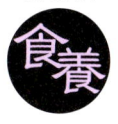

認知症の 食養 治療法

バランスの取れた食事を摂りましょう。よく噛んで食べることは脳を活性化させます。塩分、コレステロール、動物性脂肪を控え、**良質のタンパク質**を多く摂り、**野菜（温野菜）**、**海藻**など**食物繊維**、**ビタミン**、**ミネラル**もバランスよく摂取しましょう。**サンマ、サバ、イワシ**などの**青魚**には、脳を活性化し、アルツハイマー型認知症の予防・改善に有効なEPA（エイコサペンタエン酸）やDHA（ドコサヘキサエン酸）がたっぷり含まれているのでお勧めです。血流を促進するα-リノレン酸を含む**シソ油**も活用してください。排便（P.148）・排尿（P.198）を促す食材を摂りましょう。

不眠症

症状 32

● 昼間の眠気

原因の多くは心理的なもの 老人性不眠も増加

不眠症は、長期にわたり満足のいく睡眠が得られず、日中に倦怠感や意欲低下などの苦痛や生活上の支障を覚えるものをいいます。

不眠には、寝つきが悪く30分以上かかる「**入眠障害**」、眠りが浅く何度も眼が覚める「**中途覚醒**」、朝早く目が覚めた後眠れなくなる「**早朝覚醒**」、眠りが浅く充分に眠った気がしない「**熟眠障害**」があります。

不眠の多くは、心理的なものが原因です。神経症、うつ病、高血圧症、睡眠時無呼吸症候群などの病気や、頭痛・歯痛、騒音・温度などの環境、生活リズムの乱れ、薬や成分（カフェイン、アルコール）の影響などが挙げられます。

また最近では、加齢と共に眠れなくなる老人性不眠に悩む人も増えてきています。身体的な老化や退職など生活リズムが乱れたことにより、不眠症が発症すると考えられます。高齢化社会が進む昨今、今後さらに老人性不眠は増えるでしょう。

西洋医学では、睡眠薬や精神安定剤を処方します。高齢者がこれらの薬を服用すると、生活リズムが乱れ、認知症などに繋がりかねません。

眠らせるのではなく 自然な眠りに導く

漢方医学では、「**気血水**」の乱れから不眠症が起こると考え、心身のバランスを調整し、緊張を和らげます。不眠症によって起こるのぼせ、めまい、冷え、肩こり、便秘などの症状も治していきます。

漢方薬には、睡眠薬とは違って薬ですぐに眠らせるというような即効性はありません。むしろ昼間活発にして睡眠導入を助ける働きです。全身状態と精神状態を改善し、自然で穏やかな眠りに導くことを目指します。

不眠症の漢方治療法

まずはこれ！ 酸棗仁湯（さんそうにんとう）
● 鎮静作用がある薬で、神経を鎮めて寝つきをよくする。

虚証

☐ 食欲不振　☐ 動悸
☐ 抑鬱　☐ パニック障害
→ **温胆湯（うんたんとう）**
● 胃腸が弱くて体力がなく、心身共に疲れきっている人に有効。

☐ 熟眠障害　☐ 易疲労
☐ 精神不安
→ **加味帰脾湯（かみきひとう）**
● 不安や緊張、のぼせ、イライラを鎮めて寝つきをよくする。

☐ 神経の高ぶり　☐ 昼夜逆転
☐ イライラ
→ **抑肝散加陳皮半夏（よくかんさんかちんぴはんげ）**
● 胃腸が虚弱で、夜になると神経が高ぶる人に。

中間

☐ 早朝覚醒　☐ 抑鬱傾向
☐ 冷え　☐ 更年期障害
→ **加味逍遙散（かみしょうようさん）**
● 精神的ストレスや怒りなどで興奮状態を鎮める。

☐ 口内炎　☐ 胸部不快感
☐ のぼせ
→ **葛根黄連黄芩湯（かっこんおうれんおうごんとう）**
● スポーツで大いに発汗したときの不眠に有効。

☐ のどのつかえ　☐ 動悸
☐ めまい　☐ 胸やけ
→ **茯苓飲合半夏厚朴湯（ぶくりょういんごうはんげこうぼくとう）**
● 神胃炎やのどの異物などを伴う不眠に有効。

実証

☐ 熟眠障害　☐ 抑鬱　☐ 便秘
☐ のぼせ　☐ 不安　☐ 焦燥感
→ **柴胡加竜骨牡蠣湯（さいこかりゅうこつぼれいとう）**
● 神経の高ぶりを鎮めて心身の状態をよくする。

☐ のぼせ　☐ 肩こり　☐ 高血圧
☐ イライラ　☐ めまい　☐ 動悸
→ **黄連解毒湯（おうれんげどくとう）**
● 体の熱や炎症を取り、機能の高ぶりを鎮める。高血圧症や更年期に伴う不眠にも。

不眠症の ツボ 治療法

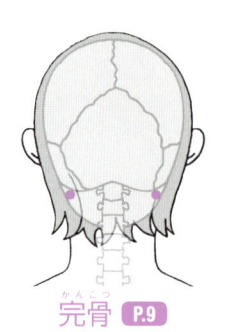

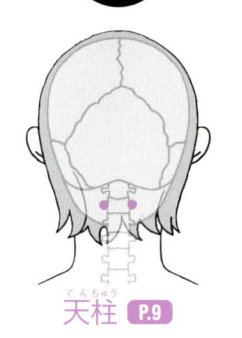

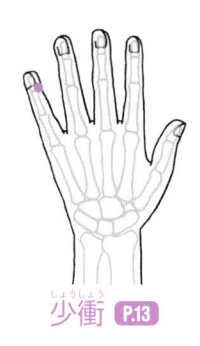

症状32 不眠症

完骨 P.9 ／ 天柱 P.9 ／ 少衝 P.13

完骨は心身をリラックスさせて、自然な眠りに誘う効果があるツボです。天柱には、緊張を和らげ、リラックスに導く効果があります。少衝は、気を鎮める効果があるツボで、精神的なストレスによる不眠に最適です。そのほか、百会（P.8）や肝兪（P.11）も眠れないときに効果があります。

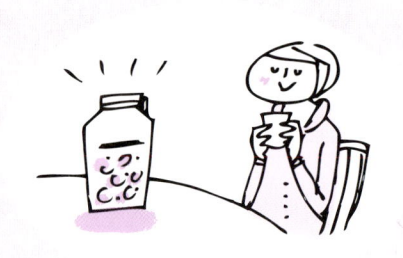

ワンポイントアドバイス
昼間はしっかり日光浴を 薬用酒も活用しましょう

脳内にある生体リズムをコントロールする体内時計に、正しいリズムを認識させるためにも、昼間はしっかり日光を浴びることが大切です。寝る前には、ぬるめのお風呂にゆっくりつかり、副交感神経を優位にして、神経の緊張をゆるめましょう。半身浴や足湯も効果的です。「絶対眠らなければ」と力まないこと。昼間眠い人は、10〜15分程度の昼寝で脳の疲れが和らぎます。お酒を活用するのもひとつの方法です。自分にあった薬用酒を作ってみてはいかが。

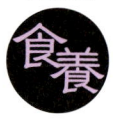

不眠症の 食養 治療法

玉ネギに含まれる硫化アリルには、神経を安定させ、眠りを誘う働きがあります。刻んだ玉ネギを生のまま枕元に置くという民間療法もあります。試してみてください。また、**牛乳**、**肉**、**魚**などに含まれるトリプトファンというアミノ酸には、眠りに関係の深いセロトニンを増やす働きがあります。さらに、**牛乳**、**干しエビ**、**煮干し**、**ゴマ**、**チーズ**などに含まれるカルシウムには神経を鎮める作用があります。眠れないときには、寝る前に**ホットミルク**を飲んで、心身をリラックスさせてから布団に入りましょう。寝る前のコーヒー、紅茶、緑茶などのカフェインは禁物です。

六章
症状別治療
男性特有の症状

ここからは性別や年齢別に現れる症状治療です。
まずは男性特有の症状をご紹介します。
なかなか人に相談しにくい不調や病気も
漢方医学で改善できます。

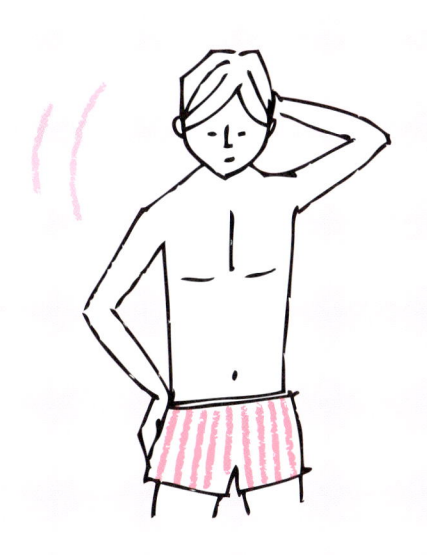

症状㉝ 精力減退

●インポテンツ（ED）

原因の多くは精神的なもの「腎」機能を改善して元気に

年齢を重ねるにしたがって、個人差はあっても、全身の体力が落ち、精力・性欲が減退することは自然なことです。西洋医学のインポテンツ（ED）治療剤で反応しない場合が、漢方医学の適応です。

精力減退は、糖尿病などの代謝異常や、睡眠薬の服用、アルコール依存などでも起こります。しかし、精力減退の原因の多くは、精神的なもの、心因的なものが関係し、EDに悩む人も少なくありません。器質的な問題がないのに、精神的なストレスや肉体的な疲労などで30〜40代で性的能力が衰える場合もあります。

漢方医学では、歳を取ると「気血水」すべてが停滞するため、減退していくと考えます。

なかでも精力減退は、「**腎虚**」（腎臓、副腎、膀胱、生殖器すべてを含んだ腎の機能低下）が原因と捉えて、腎機能を改善する薬を使います。また、精神的なストレスが関係しているケースも多いため、神経症に対する気を高める処方を用いて、体内のバランスを調えます。

🖐 **ワンポイントアドバイス**
生活を改善し、腰は常に温めて！

過剰なストレス、運動不足、栄養の偏り、睡眠不足などを改め、ウォーキングやジョギング、水泳などの適度な運動を無理のないペースで続けましょう。新陳代謝を高め、血行を促進することで、精力減退を改善します。腰に負担をかける運動は、骨盤自律神経を傷めてEDの原因になります。腰は常に温めることが重要です。また、ニコチンには血管収縮作用があり、EDの原因にもなるので禁煙を勧めます。飲酒はリラックスできる程度に楽しみましょう。

精力減退の漢方治療法

まずはこれ！ 八味地黄丸(はちみじおうがん)
- 足腰の痛みやしびれ、泌尿生殖器の衰えなど下半身の機能低下を改善する。

虚証

□下半身の脱力感 □冷え □しびれ
□排尿異常 □口渇 □腰痛
→ **抑肝散加陳皮半夏**(よくかんさんかちんぴはんげ)
- 神経の高ぶりを抑え、筋肉のこわばりや突っ張りをゆるめる。

□腰や足の脱力感 □冷え □しびれ
□排尿異常 □むくみ □倦怠感
→ **牛車腎気丸**(ごしゃじんきがん)
- 足腰の冷えや痛み、泌尿生殖器の衰えなどを改善。水分循環を促す作用もある。

□神経過敏 □不安 □めまい
□寝汗 □手足の冷え □頭痛
→ **桂枝加竜骨牡蠣湯**(けいしかりゅうこつぼれいとう)
- 神経の高ぶりを鎮め、気力をつけ心を穏やかにする。EDにも効果がある。

中間

□めまい □動悸 □息切れ
□のぼせ □尿量減少
→ **味麦地黄丸**(みばくじおうがん)
- 足腰の痛みやしびれ、泌尿生殖器の衰えなどを改善する。

実証

□不安 □不眠 □焦燥感 □動悸
□イライラ □便秘 □のぼせ
→ **柴胡加竜骨牡蠣湯**(さいこかりゅうこつぼれいとう)
- 神経の高ぶりを鎮め、心と体の状態を改善。EDに効果がある。

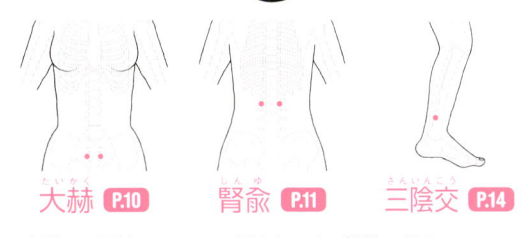

精力減退のツボ治療法

大赫 P.10　**腎兪** P.11　**三陰交** P.14

大赫は、男性ホルモンや精液をつくる機能に働きかけ、EDにも効果があります。**腎兪**は、全身のエネルギーを高めるツボ。疲労の蓄積による精力減退を改善します。**三陰交**は、精力を活発にする働きがあります。これらのツボは灸でもよく効きます。そのほか、**気海**(きかい)(P.10)や**長強**(ちょうきょう)(P.11)も有効。

精力減退の食養治療法

ヤマイモやオクラ、なめこなどに含まれるムチンは、タンパク質の代謝を助けてエネルギー化し、疲労回復、滋養強壮に役立ちます。**ヤマイモ**は、生薬名を山薬(さんやく)といい、ホルモンの原料となる成分を多量に含み、乾燥品を疲労、精力減退、虚弱体質に使います。ニンニクや玉ネギに含まれる硫化アリルは、疲労回復、精力増強に効果的。高齢者の精力減退には**クルミ**、**松の実**、**クコ**がお勧めです。

症状 34 男性不妊

- 乏精子症
- 男性更年期

身体を元気にして精子数や運動率を高める効果も

不妊の原因は、男女ほぼ半々といわれています。結婚して2年以上経過しても妊娠しない場合を不妊症といいますが、男性側にその原因がある場合を「男性不妊」といいます。

男性不妊では、精巣から腎臓へ向かう静脈にこぶができる精索静脈瘤、精子の通り道が詰まる精路通過障害など、原因がはっきりしている場合は、手術療法が行われます。

一方で、原因がはっきりしない、精巣でうまく精子がつくることができない特発性の造精機能障害があります。この造精機能障害で悩む人が多数を占めていますが、現在、特効的な治療薬はありません。精子濃度が低い乏精子症（2000万/ml未満）、精子の運動率が50％未満の無力精子症、奇形精子症（正常形態精子30％未満）などでは、ホルモン剤やビタミン剤の投与のほか、人工授精や体外受精、配偶子卵管内移植法、顕微授精などが行われています。

漢方医学では、体全体の調子をよくして造精機能障害の改善を試みます。有効精子数、運動率を高める補中益気湯を中心に、症状によって薬を使い分けます。

ワンポイントアドバイス

肥満に注意し、熱がこもる服も避けよう

過剰な脂肪は男性ホルモンを吸着し、効果を低めるので、肥満にならないように気をつけることが大切です。大腿筋から腰にかけて、生殖機能に作用するツボが集まっています。スクワットやランニングで刺激し、生殖能力を高めましょう。精子は熱に弱いので、ぴったりとした下着やジーンズでは、熱がこもって精巣の温度が上がり、精子の状態を悪くするので避けます。

男性不妊の漢方治療法

まずはこれ！ 補中益気湯（ほちゅうえっきとう）
- 精子数を増やし運動率を上げる研究報告がされている。ED（勃起不全）にも有効。

虚証

☐疲労感 ☐神経過敏 ☐不安
☐精神不安 ☐不眠 ☐めまい
→ **桂枝加竜骨牡蠣湯**（けいしかりゅうこつぼれいとう）
- 神経の高ぶりを鎮め、気力をつけ心を穏やかにする。EDにも有効。

☐強い疲労感 ☐気力の低下
☐食欲不振 ☐貧血 ☐寝汗
→ **十全大補湯**（じゅうぜんたいほとう）
- 体力・気力を補い、元気を取り戻す作用がある。病中・病後や手術後にも使用。

☐全身倦怠感 ☐耳鳴り
☐腰痛 ☐排尿異常 ☐下肢の冷え
→ **八味地黄丸**（はちみじおうがん）
- 足腰の痛みやしびれ、泌尿生殖器の衰えなど下半身の機能低下を改善する。

中間

☐のぼせ ☐めまい ☐頭痛
☐肩こり ☐足の冷え
→ **桂枝茯苓丸**（けいしぶくりょうがん）
- 血行をよくして熱のバランスを整え、男性更年期の症状を改善する。

実証

☐不安 ☐不眠 抑うつ
☐便秘 ☐動悸
→ **柴胡加竜骨牡蠣湯**（さいこかりゅうこつぼれいとう）
- 神経の高ぶりを鎮め、心と体のバランスを図る。EDにも有効。

男性不妊のツボ治療法

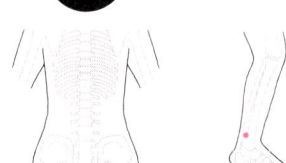

腎兪（じんゆ） P.11
長強（ちょうきょう） P.11
復溜（ふくりゅう） P.14

腎兪は全身の機能を正常にし、副腎皮質ホルモン分泌を高める効果があります。男女共に使用できるツボです。**長強**は、遺精に効果があるツボです。**復溜**は精力減退に効きます。そのほか、**命門**（めいもん）（P11）も使われます。

男性不妊の食養治療法

体を温める**ニンジン**、**ゴボウ**などの根菜類を摂りましょう。また、**ヤマイモ**、**オクラ**、**なめこ**、**モロヘイヤ**、**納豆**など、ネバネバ系の食品には、ムチンという成分が含まれていて、滋養強壮に効果があります。お酒は精子を作る能力を抑えることがあるので、飲みすぎに注意。**黒豆**や**黒ゴマ**には、滋養作用と腎機能を高めてホルモンバランスを整える作用があるのでお勧めです。

症状㉟ 前立腺肥大症

- 尿もれ尿失禁
- 夜間頻尿

頻尿、排尿困難、残尿感……「腎」機能を高めて排尿を改善

前立腺肥大症は、男性特有の臓器である前立腺の内部に、こぶ状の腫れものができて大きく肥大し、尿道を圧迫したり、膀胱周辺の神経や筋肉を刺激して排尿困難をきたすものです。主な原因は、加齢で性ホルモンのバランスが崩れることで、50歳を過ぎた人に多く見られ、夜間何度もトイレに行く、排尿に時間がかかる、残尿感があるなどの症状が現れます。

進行によって、肥大のため残尿感、夜間頻尿などを自覚する「刺激期」(第一期)、排尿障害が進み尿の勢いが弱くなる「残尿期」(第二期)、残尿が悪化して膀胱拡張や腎不全などが起こる「排尿不全期」(第三期)に分けられます。初期にはα受容体遮断薬やホルモン剤が使われますが、進行すると経尿道的前立腺切除術などの手術が必要になります。

漢方医学では、前立腺肥大で腎機能が低下する「腎虚」によって起こると考え、主に腎機能を高める処方を用います。また、西洋医学的治療と併用することで、外科手術の症状軽減や再発防止効果にも期待ができます。

🖐ワンポイントアドバイス
血行をよくして体を冷やさない!

尿をがまんせず、早めにトイレに行きましょう。夜間トイレに頻繁に行く場合は、夕方以降の水分を控えめに。血液循環を悪くする車の運転や長時間の同じ姿勢は避け、体を動かすようにしましょう。便秘になると、直腸にたまった便が尿道を圧迫するので、規則正しい食事をして、体を冷やさないことも大切です。また、夫婦生活を遠ざけると症状は悪化するので気をつけましょう。

前立腺肥大症の 漢方 治療法

まずはこれ！ 牛車腎気丸（ごしゃじんきがん）
● 尿量減少・多尿を改善し、足腰のしびれや痛みも改善する。

虚証
- □全身倦怠感　□頻尿
- □排尿痛　□残尿感　□冷え

→ 清心蓮子飲（せいしんれんしいん）
● 排尿の痛みを和らげ尿の出をよくする効果がある。

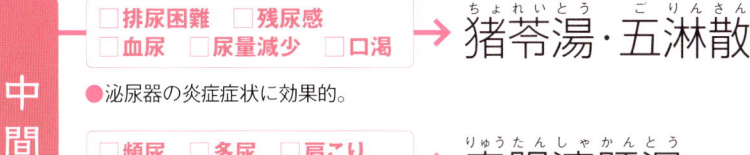

中間
- □排尿困難　□残尿感
- □血尿　□尿量減少　□口渇

→ 猪苓湯・五淋散（ちょれいとう・ごりんさん）
● 泌尿器の炎症症状に効果的。

- □頻尿　□多尿　□肩こり
- □手足の冷え　□のぼせ

→ 竜胆瀉肝湯（りゅうたんしゃかんとう）
● 排尿痛や尿道炎の症状がひどい場合に効果がある。

実証
- □便秘　□排尿困難　□頻尿
- □排尿痛　□下腹部緊張

→ 大黄牡丹皮湯（だいおうぼたんぴとう）
● 排尿痛や尿道炎の症状がひどい場合に効果がある。

- □多尿　□腰痛　□むくみ
- □口渇　□かすみ目

→ 知柏地黄丸（ちばくじおうがん）
● 体力のある中高年で手足のほてりを伴う場合に有効。

前立腺肥大症の ツボ 治療法

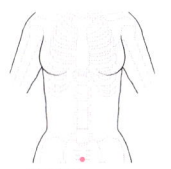

中極 P.10 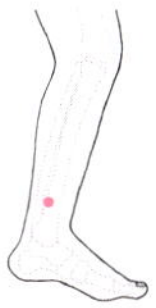　三陰交 P.14　太衝 P.15

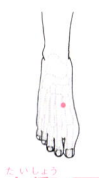

中極は、泌尿器の諸症状に効果があり、前立腺肥大症による排尿困難も改善するツボです。**三陰交**は、体の冷えを和らげて、下腹部の不快感を緩和する作用があります。**太衝**は、排尿を楽にする効果があるツボです。そのほか、**天枢**（P.10）も使われます。

前立腺肥大症の 食養 治療法

頻尿、夜間頻尿を改善するのは、**ヤマイモ**、**クルミ**です。腎の機能を高め、新陳代謝を活発にして老化を防止し、頻尿を改善します。クルミは腰の痛み、だるさ、冷えに効果的。収れん作用を持つ**ギンナン**は、頻尿のほか、子どもの夜尿症にお勧め。ただし、毒性があるので生食、大量摂取は避けます。排尿困難、排尿痛には、**小豆**（あずき）、**アサリ**、**シジミ**など利尿作用がある食材を使いましょう。

COLUMN

加齢臭（かれいしゅう）

「オヤジ臭」は女性にもあった！体の内側からもケアしよう

中高年に特有の加齢臭、いわゆる「オヤジ臭」。加齢と共に、皮脂腺の中の遊離した脂肪酸が増加して、過酸化脂質と反応し、分解されると、「ノネナール」という物質ができます。これこそが臭いの元。実はこのノネナールの生成は男女共通で、加齢臭も「オヤジ」だけの特別なものではないのです。ただし、臭いが際立つのはやはり男性。これは、男性のほうが発汗しやすく皮脂の分泌が多いこと、高タンパク・高脂肪の食事、酒やタバコも影響しています。

加齢臭を予防するには、ノネナールを増加させる活性酸素の抑制がカギ。そのためには、強い抗酸化作用を持つビタミンC、E、カロチンが有効です。抗酸化物質の代表は、赤ワインやチョコレート（ポリフェノール）、緑茶（カテキン）、ニンジン（βカロチン）、大豆（イソフラボン）、ゴマ（セサミノール）など。積極的に摂りましょう。また、活性酸素はストレスでも増加します。スポーツ、趣味などでストレス発散を心がけて。もちろん、汗をかいたらすぐにシャワーを浴びる、こまめに着替えるなども有効です。

漢方薬では、防風通聖散（ぼうふうつうしょうさん）、桃核承気湯（とうかくじょうきとう）、大承気湯（だいじょうきとう）がお勧めです。これらには脂肪の吸収を抑制し便通をよくする作用がある生薬の芒硝（ぼうしょう）が含まれています。体の内側からケアをして、加齢臭を撃退しましょう。

七章
症状別治療
女性特有の症状

毎月の月経による体の不調から
更年期に現れる体の変調まで
女性ならではの症状をご紹介します。

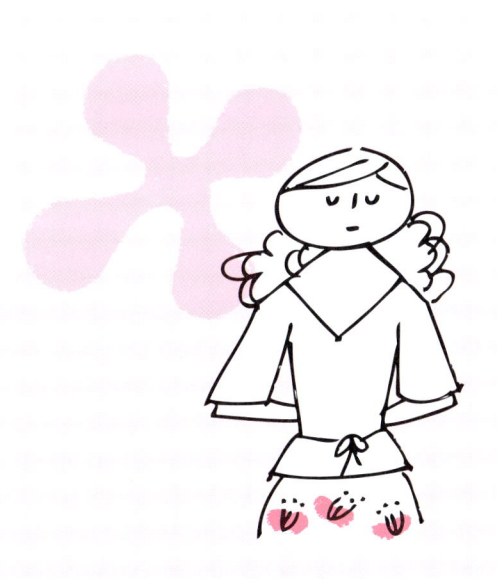

症状 36

月経痛・月経不順

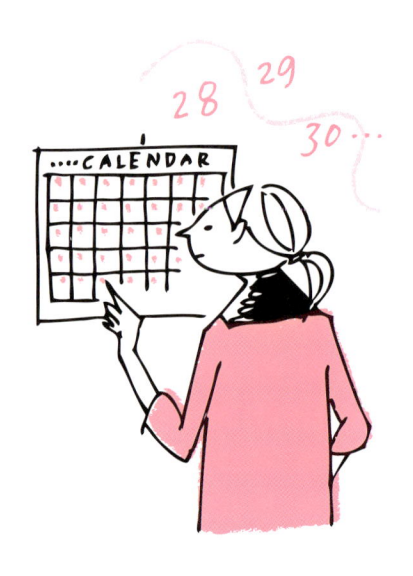

●月経前症候群（PMS）

「気血水」の異常を改善して月経に絡むトラブルを解消

月経痛は、月経時またはその直前から起こる、下腹部や腰などの鈍い痛みをいいます。ひどいときは、生活に支障が出るほどの痛みを感じます。ただし、あまりに強い痛みがある場合は、子宮内膜症や子宮筋腫の可能性もあるので、専門的な検査を受けましょう。

月経前症候群（PMS）は、排卵から月経開始までの間に、下腹部痛、頭痛、腰痛、めまい、吐き気、むくみ、めまい、吐き気、乳房の痛み、むくみ、イライラなどの身体的、精神的症状が現れるもので、月経がはじまると和らぎます。女性ホルモンのバランスの乱れが原因ではないかと考えられています。症状がひどい場合、むくみには利尿剤、痛みには鎮痛剤、イライラや不眠には精神安定剤などが使われます。

漢方医学では、月経に関連した症状を「気血水」の異常によるものと考えます。下腹部痛や頭痛などは血の滞り（瘀血）、むくみ、めまい、吐き気などは水の滞り（水毒）、イライラ、不安感などは気の異常（気逆）と捉え、症状にあわせて薬を選択します。漢方薬の併用により、西洋薬の効果を高めることも可能です。

🖐 ワンポイントアドバイス
血行不良・冷えに注意して体を温めよう

月経前は、特に疲れをためないように、規則正しい食事と充分な睡眠と休息を取りましょう。長時間同じ姿勢でいると、血行が悪くなります。ウォーキング、ヨーガなどの軽い運動は、血行をよくするだけでなく、気分転換にもなり効果的です。また、入浴は体の冷えを防ぎ、血の巡りをよくしてくれるのでお勧め。夏でもお腹を冷やさないように、衣服や飲食物に気をつけましょう。

月経痛・月経不順の漢方治療法

まずはこれ！ 桂枝茯苓丸
● 血行をよくして熱のバランスを整え、のぼせや冷えを改善し子宮の炎症も抑える。

虚証

☐ 貧血 ☐ 皮膚のシミ ☐ 手足の冷え → **芎帰膠艾湯**
● 出血を抑え貧血症状を改善する作用がある。

☐ 突然上半身がほてる ☐ 不安 ☐ 不眠 ☐ のぼせ ☐ 肩こり → **加味逍遙散**
● 血液循環をよくして体を温める一方、上半身の熱を冷ます作用がある。

☐ 皮膚乾燥 ☐ 色つやが悪い ☐ 手足の冷え → **四物湯**
● 血液循環をよくしながら、出血を抑え、のぼせやほてりを改善する。

☐ 関節痛 ☐ 下半身の冷え ☐ 腰痛 ☐ 月経痛 → **五積散**
● 血行や水分代謝をよくし、胃腸の働きを高めて冷えや冷えによる痛みを治す薬。

実証

☐ のぼせ ☐ めまい ☐ 不安 ☐ 頭痛 ☐ 動悸 ☐ イライラ → **女神散・桃核承気湯**
● 血行や水分循環をよくし、気の巡りを改善して神経の不調を治す。

月経痛・月経不順のツボ治療法

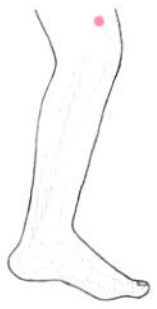

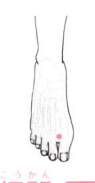

血海 P.14 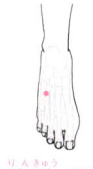　**臨泣** P.15　**行間** P.15

血海は、血液の循環をよくするツボで、経血量の異常にも効果があります。**行間**は、熱をコントロールして鎮める働きがあり、気分を和らげてくれます。足の**臨泣**は、めまい、肩こり、片頭痛などに効果があります。そのほか**三陰交**も（P.14）有効です。

月経痛・月経不順の食養治療法

便秘は症状を悪化させるので、繊維の多い食品がお勧めです。甘いもの、冷たいものを控え、体を温めて血流をよくする**サフラン**、**紅花**、**ニラ**などを食べましょう。イライラを鎮めたい人は**ゴマ**を、痛みや炎症を抑えたい人は、**マグネシウム**を豊富に含んだ**ナッツ類**、**魚介類**、**海藻類**、**大豆製品**などを積極的に摂りましょう。塩分を控えることも、むくみ解消に効果的です。

症状㊲ 女性不妊

- 卵巣機能障害
- 子宮発育不全

冷えやストレスを解消して妊娠しやすい体を作る

健康な男女が避妊をせず正常な夫婦生活を送りながら、2年以上妊娠しない場合を不妊症といいます。日本では、妊娠を望む男女の10%が不妊で悩んでいます。不妊は男女のどちらに原因があっても起こり、原因が男性側にある場合を男性不妊（P196）、女性側にある場合を女性不妊と呼びます。

女性不妊の場合、無排卵性月経や黄体機能不全などの卵巣機能障害、子宮発育不全や子宮内膜症などの子宮障害、卵管狭窄、卵管閉鎖などの卵管障害といったさまざまな病気や障害が関係していると考えられます。産婦人科で検査を行い、器質的な異常がある場合は西洋医学的な治療を優先させます。

しかし、精神的要因などで起こる原因不明の場合も少なくありません。漢方医学では、主に卵巣機能障害と、原因不明の不妊に有効です。西洋医学的な治療との併用も効果があります。漢方医学では、冷えやストレス、消化器系の機能低下などが不妊に繋がると考え、全身の状態を整えて、妊娠に備えた体づくりを目指します。

✋ワンポイントアドバイス
冷えと肥満を改善してSTDにも注意

冷えは不妊の大敵。冷たい飲食物を控え、過剰な冷暖房、喫煙、きつい服など冷えの原因を避けましょう。肥満もホルモンバランスを崩し不妊の原因になります。適度な運動で肥満とストレスを解消して。無理なダイエットは、栄養不足や無月経・無排卵になるので止めましょう。最近、男女共クラミジアなどの性感染症（STD）が原因の不妊が増えています。婦人科で検査、治療が必要です。

女性不妊の漢方治療法

まずはこれ！ 当帰芍薬散(とうきしゃくやくさん)
●血行をよくし体を温め、貧血症状を改善する。月経異常がある場合にも有効。

虚証

- ☐ 皮膚乾燥 ☐ 胃腸虚弱 ☐ 冷え症
- ☐ 子宮出血 ☐ 月経異常

→ 温経湯(うんけいとう)
●血の巡りをよくして体全体を温める。アトピー性皮膚炎の人にも有効。

- ☐ 疲労感 ☐ 低血圧 ☐ 貧血
- ☐ 立ちくらみ ☐ 顔色不良

→ 補中益気湯(ほちゅうえっきとう)
●胃腸の働きをよくして体力を回復させ元気をつける薬。

中間

- ☐ のぼせ ☐ 食欲不振 ☐ 不眠
- ☐ 肩こり ☐ 月経異常 ☐ 不安

→ 加味逍遙散(かみしょうようさん)
●血液循環をよくして体を温める一方、上半身の熱を冷ます作用がある。

実証

- ☐ 下腹部の抵抗と圧痛
- ☐ のぼせ ☐ 月経異常

→ 桂枝茯苓丸(けいしぶくりょうがん)
●血行をよくして熱のバランスを整え、のぼせや冷えを改善し子宮の炎症も抑える。

- ☐ 下腹部痛 ☐ 不安 ☐ 不眠
- ☐ 便秘傾向 ☐ 月経痛強い

→ 桃核承気湯(とうかくじょうきとう)
●血液循環をよくし便通をつけ、熱や炎症を鎮め、不安やイライラを改善。

女性不妊のツボ治療法

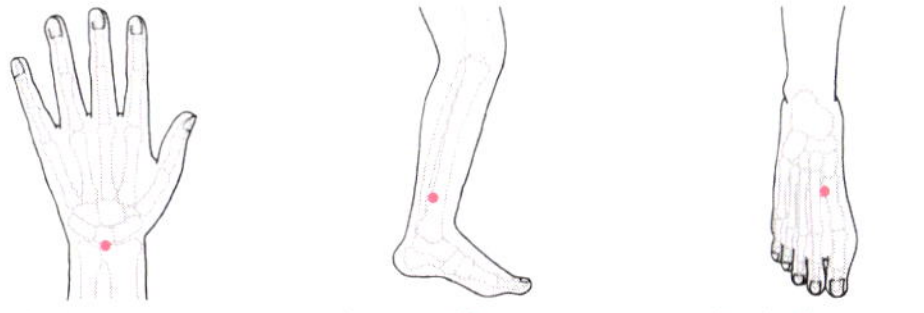

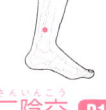

陽池(ようち) P.13　三陰交(さんいんこう) P.14　太衝(たいしょう) P.15

陽池は、子宮の異常や子宮後屈に有効です。三陰交は、体の冷えを取り、下腹部の不快感を和らげる作用があります。太衝は、子宮の働きを助けるツボです。子宮出血にも効果があります。このほか、湧泉(ゆうせん)（P.16）は婦人科全般に効くツボです。これらのツボは灸もお勧めです。

女性不妊の食養治療法

体を温めて新陳代謝を高める、エビ、羊肉(ようにく)、ネギ、ニラ、ヤマイモ、ショウガなどがお勧めです。また、セロリ、パセリ、三つ葉など香りのよい野菜や、みかん、オレンジ、レモンなどの柑橘(かんきつ)類は気の流れをよくして、ストレスを解消してくれる作用があるります。カキは、気の巡りをよくしてイライラを鎮める上、栄養豊富で滋養強壮効果もあるので積極的に摂りましょう。

症状 38 つわり

●妊娠悪阻

吐き気、嘔吐などのつらい症状も「水」「血」のバランスを整えて解消

つわりは、妊娠5～6週から起こり、妊娠12～16週には自然に治まるものです。時期や症状は人それぞれですが、主に、吐き気、嘔吐、食欲不振、胸やけなどをきたします。食べものの好き嫌いが変化し、食欲の増進または減退が見られます。また、匂いにも敏感になり、吐き気をもよおしたりします。

ホルモンや妊娠による体質変化、精神的な要因などが関係しているといわれていますが、はっきりした原因はまだわかっていません。

軽度のつわりなら、治療は行わず、安静にして症状が治まるのを待ちます。日常生活に支障が出るほど症状が強く、栄養が摂取できなくなった状態を**妊娠悪阻**(おそ)と呼び、必要であれば入院治療を行います。制吐剤は、胎児の器官形成期に重なるため、一般的に使われていません。

妊娠中の薬の使用は禁忌とされていますが、漢方薬の中には妊娠中にも有効なものがあります（P214）。漢方では主に、**水**(すい)と**血**(けつ)のバランスが乱れた状態と考え、これらを整える薬を用います。ただし、必ず医師の指示に従って使いましょう。

🖐 ワンポイントアドバイス
無理をせず、ストレスを解消しましょう

脱水を防ぐため、こまめな水分補給が大切です。散歩などで気分転換をするのもお勧め。ストレスも症状を悪化させることがありますので、できるだけ解消しましょう。症状がひどいときは、楽な姿勢をとり、できるだけ安静にして無理をしないように。肥満やむくみがつわりの引き金になることが多いので、できれば妊娠初期から漢方薬で体重とむくみをコントロールしましょう。

つわりの漢方治療法

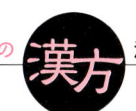

まずはこれ！ 小半夏加茯苓湯（しょうはんげかぶくりょうとう）
● 吐き気を抑える作用がある。胃から突き上げるような激しい吐き気に有効。

虚証

□急激な下腹部痛 □筋肉痛 □こむら返り → 芍薬甘草湯（しゃくやくかんぞうとう）
● さまざまな痛みを緩和する作用を持つ代表的な痛み止め。

□胃腸虚弱 □妊娠中毒症 □口中に薄い唾液（つえき）がたまりやすい → 人参湯（にんじんとう）
● 胃腸の働きを高めて食欲不振、胃もたれ、胃痛などを改善する。

□多汗 □軽い吐き気 □頭痛 → 桂枝人参湯（けいしにんじんとう）
● 胃腸の働きを高めるほか、頭痛を抑え動悸（どうき）を鎮める。

中間

□尿量減少 □嘔吐 □めまい □むくみ □口渇 □頭痛 → 五苓散（ごれいさん）
● 水分循環を改善。のどが渇いて水を飲むがすぐ吐いてしまう人に有効。

□激しい嘔吐 □不安 □不眠 □みぞおちの抵抗と圧痛 □下痢 → 茯苓飲合半夏厚朴湯（ぶくりょういんごうはんげこうぼくとう）
● 胃腸の働きをよくして吐き気や嘔吐を改善。不安や不眠など精神神経症状にも。

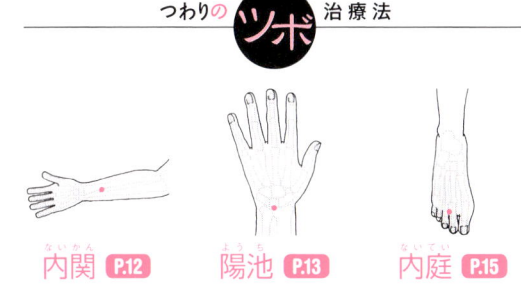

つわりのツボ治療法

内関（ないかん） P.12　陽池（ようち） P.13　内庭（ないてい） P.15

内関は、つわり以外にも、乗りもの酔い、二日酔いなどで起こる吐き気に効果があります。**陽池**は、冷えや胃腸虚弱を改善する作用があります。消化器系の症状を軽減し、食欲不振も解消してくれます。**内庭**も消化器系に作用し、吐き気や下痢に効くツボです。

つわりの食養治療法

つわりがひどく、食事がのどを通らない場合は、体調がよい時間に食べたいものを数回分けて少しずつ摂りましょう。匂いが気になるときは、温かい食事は冷まして、匂いの強い食品は避けるなど工夫しましょう。**ショウガ**は、吐き気を抑え、唾液（だえき）の分泌を促す作用があります。つわりになると栄養不足を心配しますが、**ビタミン**と**マルチミネラル**だけ充分に摂っていれば問題ありません。

子宮筋腫

●子宮内膜症

症状39

筋腫に伴い現れる諸症状改善 更年期前から服用して

子宮筋腫は、子宮の筋肉にできる良性の腫瘍で、成人女性の4人に1人の割合で見られます。原因はわかっていませんが、女性ホルモンの影響と考えられています。

筋腫は、できた場所によって、筋層内筋腫、漿膜下筋腫、粘膜下筋腫の3つに分類されます。筋腫の場所や大きさによって症状が異なりますが、大きくなると圧迫症状が現れ、過多月経や下腹部痛、腰痛、排尿障害、便秘、不妊などが起こりやすくなります。過多月経による貧血は、子宮筋腫に伴ってよく見られる症状のひとつです。

痛みがある場合は、鎮痛剤や鎮痙剤を、将来妊娠を希望する場合は、女性ホルモンの分泌を抑えて月経を止めるホルモン剤などが使われます。

さらに、重症の場合や筋腫が大きい場合には、筋腫または子宮全体の摘出手術が行われます。最近では、腹腔鏡で侵襲の少ない部分切除法もあります。

漢方薬は、筋腫を縮小させたり、筋腫に伴って現れる諸症状を改善するのに役立ちます。特に更年期前から服用すると効果的です。

ワンポイントアドバイス
ストレスや冷えに注意

ストレスや冷えは、血の巡りを悪くさせます。ストレッチなど軽い運動で筋肉を動かし、気分転換をしながら血流をよくしましょう。下腹部を締めつける下着は冷えるので注意。特に月経中は下半身を温めて。子宮筋腫は、実証のキャリアウーマンに多い傾向があります。月経中の過激な労働は避け、できれば生理休暇を取得して充分な睡眠をとり、無理のないスケジュールで生活しましょう。

子宮筋腫の漢方治療法

まずはこれ！ 桂枝茯苓丸加薏苡仁（けいしぶくりょうがんかよくいにん）
● 血行障害を改善し、ホルモン剤の副作用も軽減させる。

虚証

☐ 疲れやすい ☐ 顔色不良
☐ 手足の冷え ☐ 貧血
→ 当帰建中湯（とうきけんちゅうとう）

● 体を温めて貧血症状を改善し、痛みを取る作用がある。

中間

☐ 下腹部痛 ☐ 子宮出血
☐ 腰痛
→ 折衝飲（せっしょういん）

● 血液循環をよくして瘀血（おけつ）による月経痛や子宮出血を伴う婦人科疾患に使用。

☐ 下腹部痛 ☐ 頭重
☐ めまい ☐ 胸やけ
→ 甲字湯（こうじとう）

● 月経痛や月経不順があり、のぼせと冷えも伴う場合に使用。

実証

☐ 顔が赤い ☐ のぼせ ☐ 便秘
☐ 月経不順 ☐ 月経困難症
→ 桃核承気湯（とうかくじょうきとう）

● 血液循環をよくし、便通をつけ、熱や炎症を鎮め、不安やイライラを改善。

☐ 便秘・月経不順 ☐ 月経困難症
☐ 更年期障害
→ 大黄牡丹皮湯（だいおうぼたんぴとう）

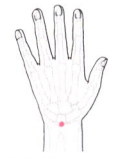

● 血液循環をよくし、熱や炎症を取り、ホルモンバランスを整える。

子宮筋腫のツボ治療法

陽池 P.13　三陰交 P.14　照海 P.15

陽池は、冷えや胃腸虚弱を改善する作用があります。**三陰交**は、女性の特効のツボで、瘀血を解消し生殖器機能を整え、冷えを取る効果があります。**照海**は、婦人科疾患全般に使われるツボで、血行をよくし冷えを和らげます。

子宮筋腫の食養治療法

冷たい飲みもの、冷たい料理は禁止です。体を冷やすと、子宮に血が滞りやすくなり、筋腫ができやすくなります。温かい飲食物を摂るように心がけましょう。また、体を温める食材を積極的に摂ることが大切です。**サンショウ、シナモン、コショウ、唐辛子**などのスパイスは、血行を促進し、新陳代謝を活発にしてくれます。

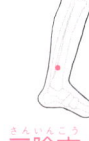

症状㊵ 不正出血

- ●子宮がん
- ●卵管がん

出血の原因・頻度は人それぞれ ホルモンバランスの乱れも

不正出血は、月経時以外の性器からの出血をいいます。おりものに血が混じる程度から、多量の出血まで、頻度も期間もさまざまです。

不正出血は、「器質性出血」と「機能性出血」に分けられます。器質性出血には、子宮筋腫、子宮内膜症、子宮膣部びらん、子宮頸管ポリープなどの良性の原因と、子宮頸がん、子宮体がん、卵管がんなどの悪性の原因があります。一方、機能性出血は、卵巣機能の未発達や衰えによってホルモンバランスが崩れたことで起こり、思春期や更年期に見られる出血です。ストレスや不規則な生活、無理なダイエットによりホルモンバランスが乱れて出血することもあります。重大な病気の可能性もあるため、出血が少量でも自己判断せず、基礎体温を記録してから、早めに婦人科を受診しましょう。

治療は、原因に応じて止血剤、低用量ピル、排卵誘発剤などの薬剤を使うことがあります。

漢方医学は、主に機能性出血が対象となります。血の巡りの改善を中心に、心身のバランスを整えて症状を改善します。

> **ワンポイントアドバイス**
> ### ホルモンの乱れを決めつけない!
> 悪性出血かどうかの判別が最も大切です。基礎体温を記録し、出血のあった日に印をつけてから専門医に相談しましょう。単なる排卵日で出血することもあり、この場合は問題ありません。ストレスや不規則な生活によりホルモンバランスを崩すことがあります。規則正しい生活を心がけ、適度な運動などでストレスを発散しましょう。無理なダイエットも禁物です。

不正出血の漢方治療法

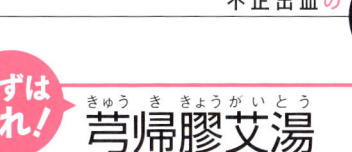

まずはこれ！ 芎帰膠艾湯
● 止血作用があり、過多月経、月経が長引く場合などに使われる。

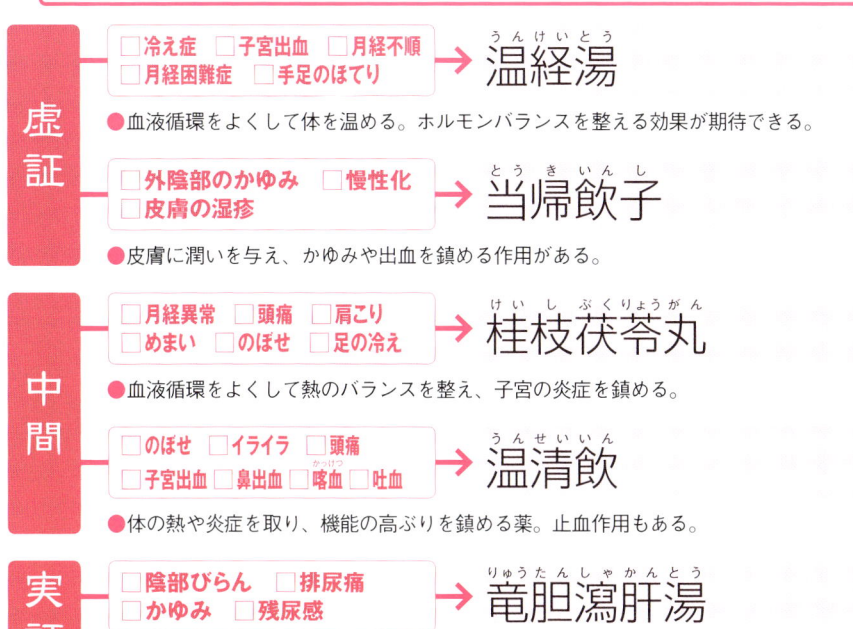

虚証

☐ 冷え症 ☐ 子宮出血 ☐ 月経不順
☐ 月経困難症 ☐ 手足のほてり
→ **温経湯**
● 血液循環をよくして体を温める。ホルモンバランスを整える効果が期待できる。

☐ 外陰部のかゆみ ☐ 慢性化
☐ 皮膚の湿疹
→ **当帰飲子**
● 皮膚に潤いを与え、かゆみや出血を鎮める作用がある。

中間

☐ 月経異常 ☐ 頭痛 ☐ 肩こり
☐ めまい ☐ のぼせ ☐ 足の冷え
→ **桂枝茯苓丸**
● 血液循環をよくして熱のバランスを整え、子宮の炎症を鎮める。

☐ のぼせ ☐ イライラ ☐ 頭痛
☐ 子宮出血 ☐ 鼻出血 ☐ 喀血 ☐ 吐血
→ **温清飲**
● 体の熱や炎症を取り、機能の高ぶりを鎮める薬。止血作用もある。

実証

☐ 陰部びらん ☐ 排尿痛
☐ かゆみ ☐ 残尿感
→ **竜胆瀉肝湯**
● 生殖器や尿路の熱や炎症を冷まして取る作用がある。

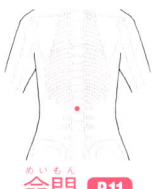

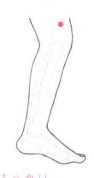

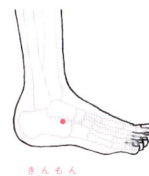

不正出血のツボ治療法

命門 P.11　**血海** P.14　**金門** P.15

命門は婦人科疾患に使われるツボです。気・血の流れをよくし、下半身を温めて不正出血を止めます。**血海**は、婦人科疾患の特効穴です。出血量をコントロールする働きがあり、貧血、冷えや痛み、こりにも効果があります。**金門**は、子宮からの出血を止める作用があります。

不正出血の食養治療法

体を冷やす食材は、ホルモンをますます乱して、症状を悪化させます。冷たい飲みものに気をつけましょう。**ヨモギ、レンコン、ナス、きくらげ**など、腹部を温めて、不正出血を止める作用のある食材がお勧めです。また、不正出血が続くと鉄欠乏性貧血を起こしやすくなります。鉄分の補給が大切です。**レバー、昆布、シジミ、ヒジキ**などを積極的に摂りましょう。

症状㊶

更年期障害

● ホルモン欠落症状

つらい身体的・精神的な症状を心身両面から改善する

女性の更年期とは、閉経を含めた前後数年をいい、一般的に、45〜55歳程度を指します。更年期には、卵巣機能が衰え、女性ホルモンの分泌が急激に減少するため、ホルモンバランスが崩れて、さまざまな身体的、精神的な症状が出現。これを**更年期障害**といいます。婦人科の手術、急激な卵巣機能不全でも同様です。個人差はありますが、のぼせ、発汗、動悸、手足のほてり、疲労感、肩こり、冷え、イライラ、不眠、めまいなど症状はさまざまです。

また、身体的変化に加え、子供の独立、夫の定年退職、親の介護などの環境の変化や、本人の性格、精神的なストレスなどが絡み合い、症状を悪化させる場合もあります。治療は、減少・欠乏した女性ホルモン・エストロゲンを補うホルモン補充療法や、精神安定剤などが使われます。

更年期障害は、漢方医学の得意分野。ひとつの処方で複数の症状を改善できるため、多彩な症状の治療に適しているのです。漢方医学では女性特有の不定愁訴（P31）を「血の道症」といい、主に、**血と気**のバランスを整える処方で治します。

ワンポイントアドバイス
趣味や生きがいで気分転換を

ものごとをくよくよ考えず、趣味や生きがいを持ち、前向きに過ごしましょう。ホルモン量は自分でコントロールできませんが、ホルモンの循環は運動などで改善できます。ウォーキング、水泳などの適度な運動は、自律神経の働きを安定させ、冷えを改善し、寝つきをよくします。ストレスを軽減させるには、リラックスが大切。お風呂上りの夫婦でのマッサージは血行も促進するのでお勧めです。

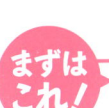

更年期障害の漢方治療法

まずはこれ！ 加味逍遙散
● 血行をよくして体を温め、上半身の熱を冷ます。神経質でイライラしがちな人に。

虚証

☐ 卵巣手術後のホルモン欠落症状
☐ 手足の冷え ☐ 貧血
→ **十全大補湯（じゅうぜんたいほとう）**
● 血行をよくし貧血症状を改善。気力と体力をつける作用がある。

☐ 冷え ☐ めまい
☐ 動悸 ☐ 貧血
→ **当帰芍薬散加人参（とうきしゃくやくさんかにんじん）**
● 血行をよくして貧血症状を改善。ホルモンバランスを整える効果もある。

☐ 神経過敏 ☐ のぼせ
☐ 手足の冷え ☐ 月経異常
→ **柴胡桂枝乾姜湯（さいこけいしかんきょうとう）**
● 体の熱や炎症を取り、神経の疲れを癒やして心身の状態を改善。

実証

☐ 月経異常 ☐ のぼせ ☐ 頭痛
☐ 肩こり ☐ 足の冷え ☐ めまい
→ **桂枝茯苓丸（けいしぶくりょうがん）**
● 血液循環をよくしてのぼせや冷えを改善し、ホルモンバランスを整える。

☐ 下腹部の抵抗感や圧痛 ☐ 便秘
☐ のぼせ ☐ めまい ☐ 不眠
→ **桃核承気湯（とうかくじょうきとう）**
● 血液循環をよくして便通をつけ、熱や炎症を鎮め、不安やイライラを改善。

更年期障害のツボ治療法

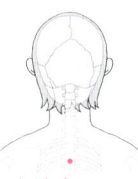

身柱（しんちゅう） P.9
三陰交（さんいんこう） P.14 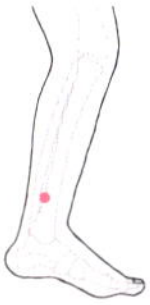
湧泉（ゆうせん） P.16 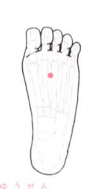

身柱は、イライラやストレスに効果があり、不眠症、神経症にも。**三陰交**は、冷えを取るだけでなく、ホルモンの分泌を改善する作用があります。**湧泉**にも、副腎の機能を高めてホルモンバランスを改善する働きがあります。そのほか、**期門**（きもん）（P.10）などが使われます。

更年期障害の食養治療法

更年期には、血の巡りを改善する食材を選びます。貧血気味のときは血行を改善する**サフラン**、イライラしたときには熱を冷ます**牡蠣**がお勧め。気を補うのは**ヤマイモ**。疲労感を改善します。**黒豆**は、血を補い血行をよくする上、老化防止の働きも。**百合根**は気の巡りをよくし精神を安定させるため、のぼせや不眠などに効果的です。便秘がある場合は**玄米**、**キノコ類**、**ゴボウ**を食べましょう。

COLUMN

妊娠・授乳中の漢方薬

つらくてもがまんしないで！流・早産の予防効果も

妊娠中に薬を飲んで、赤ちゃんに悪い影響が出たらどうしよう…。自分の体がつらくても、薬の服用をがまんしてしまうお母さんも多いことでしょう。また、授乳中のお母さんも、母乳を通して薬が赤ちゃんへ与える影響が心配です。

漢方薬には、妊娠中や授乳中も安心して服用できるものがあります。例えば、**当帰芍薬散**。昔から、母体の調子を整え、赤ちゃんの順調な成長を助ける「安胎薬」として使われてきました。流産や早産を予防するだけでなく、妊孕性（妊娠しやすさ）を高め、奇形の発生率を下げるなどの報告もあります。

つわりには**小半夏加茯苓湯**（P207）。カゼを引いたときには、**麦門冬湯**。のどを潤し咳を抑え、流・早産を予防します。産前・産後の神経症には**女神散**。産後の体の回復には**十全大補湯**。授乳中には、母乳の出をよくする**葛根湯**が使われます。ただし、漢方薬も薬剤ですから、特に妊娠初期の服用は慎重にする必要があります。

なお、注意が必要なものもあります。**牡丹皮、桃仁、牛膝、紅花**などを含む漢方薬は、流・早産の危険性があります。また、**大黄、芒硝**には子宮収縮作用、**麻黄**は心臓の奇形の発生が疑われます。**附子**は副作用が現れやすくなります。少なくとも妊娠初期には、これらを含む漢方薬の服用は、できるだけ避けてください。

八章

症状別治療
小児特有の症状

漢方医学は小児特有の症状にも効果があります。
子どもに漢方薬を飲ませるときは
3歳以下は大人の4分の1、4〜8歳は3分の1、
9〜12歳は2分の1を目安として服用してください。

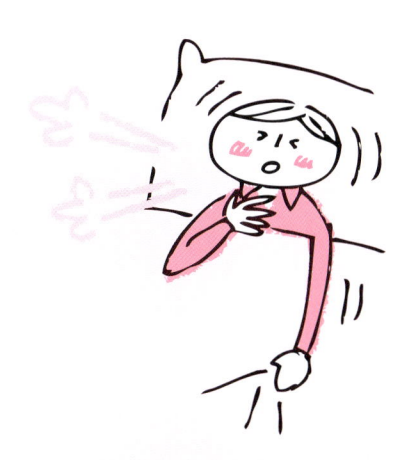

症状42 夜尿症

● 夜泣き

**原因は気と水の異常
不安・緊張を除いておねしょを改善**

夜尿症とは、子どもが睡眠中に尿意で起きることができず、無意識に排尿し、布団や寝具をぬらしてしまう「おねしょ」のことです。幼児期のおねしょは生理的なもので、多くは自然に治ります。5～6歳を過ぎても頻繁だったり、本人が気にしている場合には治療が必要です。

夜泣きは、はっきりした原因がないのに夜中起きて激しく泣くこと。昼間に行動異常（暴力、自閉症）が見られるときは、そちらの治療が優先されます。子どもの発達には個人差があります。すぐに病気と決めつけず、様子を見ているうちに治ることもしばしばです。

主な原因として、心理的な要因（親に叱られた、自我の発達が抑えられているなど）、おねしょをした罪悪感によるストレスなどが挙げられます

が、腎臓、膀胱などの泌尿器の疾患、アレルギーが関係している場合もあります。

漢方医学は、原因が器質的な疾患以外の場合が適応です。特に気と水の異常を重視し、排尿をコントロールしながら、不安や緊張を取り除く処方を用います。

✋ ワンポイントアドバイス
起こさず、焦らず、怒らず

寝る2時間ぐらい前は興奮させないように。親は「起こさず、焦らず、怒らず」をモットーに、夜間に無理に起こしてトイレに行かせない、治らなくても焦らない、失敗しても叱らない、を心がけましょう。夕方以降の水分摂取を控え、朝と昼に多めに与えましょう。また、おしっこをがまんする訓練をしましょう。冬はナイトキャップ（帽子）をさせると夜尿が止むことがあります。

夜尿症の漢方治療法

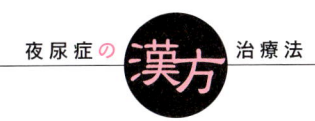

まずはこれ！ 小建中湯（しょうけんちゅうとう）
- 胃腸の調子をよくし、体力をつける薬。

虚証

□ 腰に冷えや痛みがある
□ 虚弱　□ 尿量多い
→ **苓姜朮甘湯（りょうきょうじゅつかんとう）**
- 体を温め水分循環をよくし、足腰の痛みを和らげる。

□ 虚弱　□ 下痢　□ 手足の冷え
□ 下腹部に緊張感　□ 神経過敏
→ **抑肝散加芍薬黄連（よくかんさんかしゃくやくおうれん）**
- 神経の高ぶりを鎮め気力をつける薬。よく寝ぼける子どもに有効。

□ 夜泣き　□ 引きつけ
□ 不安
→ **甘麦大棗湯（かんばくたいそうとう）**
- 心身の興奮を鎮め、精神を安定させる作用がある。

中間

□ 頭痛　□ 食欲不振
□ 腹痛　□ 不安　□ 不眠
→ **柴胡桂枝湯（さいこけいしとう）**
- 体の熱や炎症を取り、痛みを和らげる。精神神経症状がある子どもに有効。

実証

□ 暑がり　□ 多汗
□ 冷たい飲み物を好む
→ **白虎加人参湯（びゃっこかにんじんとう）**
- 体の熱を冷まし、のどの渇きを癒す。

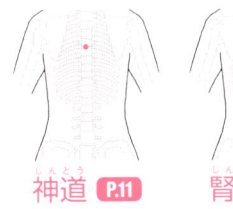

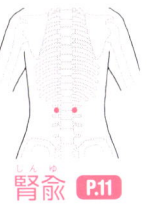

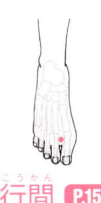

夜尿症のツボ治療法

神道（しんどう） P.11
腎兪（じんゆ） P.11
行間（こうかん） P.15

神道は、精神的なストレスに効果があり、気持ちが楽になる作用があります。腎兪は、腰から下にかけての冷えを和らげるツボです。子どもの引きつけにも使われます。行間には、興奮を静め気持ちを和らげる作用があります。

夜尿症の食養治療法

ギンナンを1日3〜5個、炒って食べると夜尿症や頻尿に効果があります。塩分の摂りすぎは、のどが渇き、冷たい水分や甘いものを摂りすぎることに繋がるので注意。菓子類の塩分・糖分に気をつけましょう。また、便秘があると膀胱を圧迫したり、尿意を感じにくくなることがあるので、便秘を改善する食材を選びましょう。**クルミ**は体を温め、腸を潤し、便通をよくしてくれます。

症状43 起立性調節障害（OD）

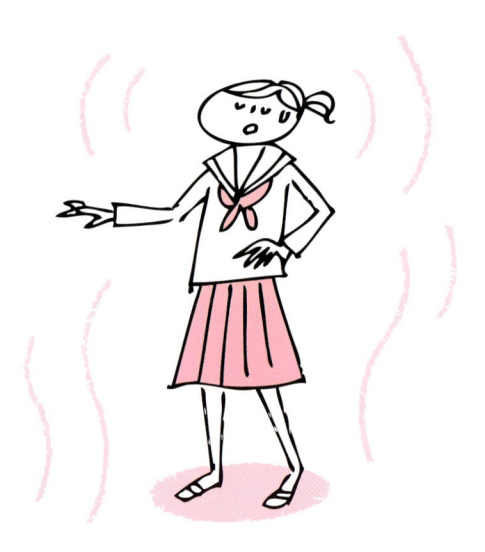

●虚弱体質

思春期特有の自律神経失調症 気虚と水毒を改善して症状を取る

小学校高学年から中学校低学年の成長期に、低血圧で朝起きられない、立っていると気持ちが悪くなる、乗り物に酔うなどの症状が見られます。

これを**起立性調節障害（OD）**といい、虚弱児童に多い自律神経失調症の一種です。

急速な体の成長に自律神経系や循環器系の成長がついていけず、めまい、立ちくらみ、動悸などが起こります。顔色は青白く、食欲も元気もなく、午前中は調子が悪くて勉強にも身が入りません。夏バテのような症状でゴロゴロして、不登校と間違えられるケースも。ほかに、頭痛、腹痛、肩こり、微熱、軟便、下痢、イライラなどが見られます。

治療は、低血圧には昇圧剤、不安に対しては精神安定剤などが投与され、長期間服用する必要があります。

薬の副作用でよけいに虚弱になる傾向があります。

漢方医学では、起立性調節障害の原因を気が不足している状態（**気虚**）、または水の滞り（**水毒**）と考え、漢方薬を選択します。心身両面の治療と体質改善により、さまざまな不定愁訴（P31）を取り除いていきます。

🖐ワンポイントアドバイス
思春期前後の漢方薬が有効

起き上がるときは、いきなり立ち上がらず、ゆっくり起立を。朝食は、できるだけ早めにしっかりと食べ、学校に行く1時間前には終わるようにします。気温の高い場所は、汗によって脱水を起こし血圧が下がるので避けましょう。症状を繰り返さないために、早足でのウォーキング、乾布摩擦や水泳などを長く続けましょう。また、思春期前後の漢方薬の服用が有効です。

起立性調節障害（OD）の漢方治療法

まずはこれ！ 黄耆建中湯（おうぎけんちゅうとう）
- 体力をつけ体を丈夫にする。虚弱な子どもの体質改善に有効。

虚証

☐ 胃腸虚弱　☐ 乗りもの酔い　☐ 頭痛
☐ 倦怠感　☐ 食欲不振　☐ めまい
→ 半夏白朮天麻湯（はんげびゃくじゅつてんまとう）
- 水分循環を改善し、めまいや頭痛を治す。

☐ 食欲不振　☐ 倦怠感　☐ 寝汗
☐ 低血圧　☐ 微熱　☐ 体重低下
→ 補中益気湯（ほちゅうえっきとう）
- 胃腸の働きをよくし、体力を回復させて元気にする薬。

☐ 食欲不振　☐ 動悸　☐ めまい
☐ 腹痛　☐ 頭痛　☐ 頻尿
→ 苓桂朮甘湯（りょうけいじゅつかんとう）
- 水毒を取り、めまい、耳鳴り、頭痛などを改善する。

☐ 食欲不振　☐ 疲労感　☐ 貧血
☐ 胃腸虚弱　☐ 手足の冷え
→ 六君子湯（りっくんしとう）
- 胃腸の働きをよくして、水毒を改善し元気にする薬。

☐ 虚弱体質　☐ カゼを引きやすい
☐ 疲労倦怠感　☐ 寝汗
→ 玉屏風散（ぎょくへいふうさん）
- 外的刺激から体を守る力をつけ、元気にして虚弱体質を改善する。

起立性調節障害（OD）のツボ治療法

天枢（てんすう）P.10　腎兪（じんゆ）P.11　太白（たいはく）P.15

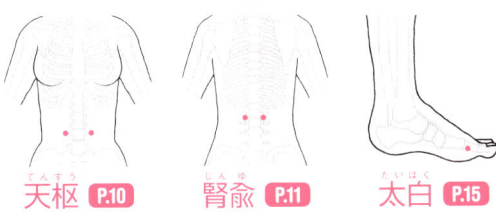

天枢は胃の調子を整え、便秘を解消してくれます。自律神経の働きを助ける作用もあります。**腎兪**は、体の緊張をほぐし、気力を高める作用があります。**太白**は、足が冷える、お腹の調子が悪いときに有効なツボです。小児の頭痛や引きつけにも使われます。

起立性調節障害（OD）の食養治療法

朝食を早めに摂って、登校するころには消化が済んでいるようにしましょう。血流が胃腸に集まって、脳虚血が起こりやすくなるため、冷たいもの、特にジュースやアイスクリームなどの冷たくて甘い飲食物は避けてください。体を温め、腸を潤し、便通をよくする**クルミ**、血液循環をよくしイライラを鎮める**ゴマ**などを積極的に摂りましょう。

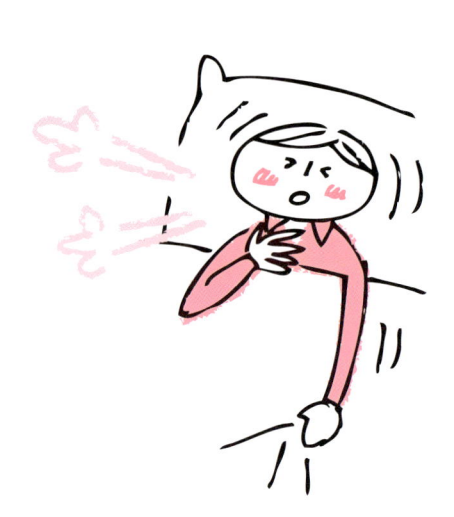

症状44 小児気管支喘息（ぜんそく）

● 喘息様気管支炎

患者のほとんどがアトピー体質
アレルギーを抑える漢方薬もあり

気管支喘息は、アレルギー疾患のひとつで、発作性の呼吸困難とゼーゼー・ヒューヒューという「喘鳴（ぜんめい）」がして、呼吸が苦しくなる病気です。発症には、遺伝と環境が複雑に関係しており、小児の気管支喘息患者の多くは、アレルギーを起こしやすいアトピー体質です。

発作は、ダニ、ハウスダスト、動物の毛、フケ、カビ、花粉、食物（卵・牛乳・小麦・大豆・ソバなど）と、さまざまな因子で誘発されます。また、副交感神経の緊張により、気管支が狭くなり気管支喘息を起こすこともあります。

治療は、気道の慢性的な炎症を抑え、発作を予防する吸入ステロイド剤、発作時には気管支拡張薬の吸入β刺激薬や抗アレルギー剤などが使われます。

漢方医学では、体質改善と、発作の回数や症状の軽減などを目標に治療します。漢方薬には、アレルギーそのものを抑える効果を持つものもあり、発作のない時期に予防的に服用することもできます。発作が重い場合は、西洋医学的な治療を優先し、漢方治療を補助的に行います。

✋ ワンポイントアドバイス
運動や歌がお勧め

喘息の子どもは、肺活量は年齢以上のことが多く運動が適しています。運動や歌は、気分転換になるほか、自律神経を整える効果も。家族で取り組みましょう。心因性からくる症状も多く、一人っ子や、長男で下の子ができたときによく見られます。母親にべったりで、父親との関係が希薄な場合が多いようです。発作が起きたら父親がケアを。日ごろから一緒に遊ぶことも大切です。

小児気管支喘息の漢方治療法

まずはこれ！ 五虎湯（ごことう）
● 抗アレルギー作用を持つ喘息発作の予防にも有効。

虚証
☐ 食欲不振 ☐ 動悸 ☐ 不安
☐ 息切れ ☐ 不眠 ☐ イライラ
→ 柴胡桂枝乾姜湯（さいこけいしかんきょうとう）
● 体の熱や炎症を引き、神経の疲れを癒して心身の状態を改善する。

中間
☐ のどの異物感 ☐ 食欲不振
☐ 咳 ☐ 吐き気
→ 柴朴湯（さいぼくとう）
● 咳を鎮め、高ぶる神経を安定させて、心身の状態をよくする薬。

☐ 咳 ☐ 喘息
☐ 抑鬱
→ 柴胡清肝湯（さいこせいかんとう）
● 炎症を和らげ、血行をよくする。神経の高ぶりを鎮めて心身の状態を改善。

実証
☐ 粘り気のある痰 ☐ 呼吸困難
☐ 喘鳴 ☐ 激しい咳 ☐ 発汗
→ 麻杏甘石湯（まきょうかんせきとう）
● 気管支を広げて痰を出しやすくし、呼吸を楽にする作用がある。

☐ うすい痰 ☐ 口渇
☐ 鼻水
→ 小青竜湯合麻杏甘石湯（しょうせいりゅうとうごうまきょうかんせきとう）
● 激しい咳と水様の鼻汁、痰を伴う場合に有効。

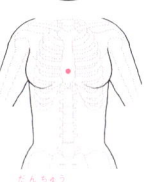

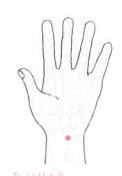

小児気管支喘息のツボ治療法

風門 P.9　膻中 P.10　大陵 P.13

風門は呼吸器症状を改善し、カゼ予防にも使われます。膻中は、精神的なストレスに効果があるツボです。ここを温めると喘息も改善します。大陵は、発熱を抑え、イライラ、息苦しさなどにも効果的です。そのほか、天突（てんとつ）（P.8）、腎兪（じんゆ）（P.11）も有効。小児の場合は弱く押してください。

小児気管支喘息の食養治療法

栄養のバランスに留意し、甘味の強い食べものや生もの、冷たい食べもの、油もの、塩分の多い食品を避けて、**ヨーグルト**、**納豆**、**漬物**などの発酵食品を積極的に摂りましょう。**小魚**、**ワカメ**、**海苔**などの海産物、**旬の野菜**などもよいでしょう。体を温める**ニンニク**、**ネギ**、**玉ねぎ**、**カボチャ**、**シソ**などの食材を活用しましょう。野菜は温野菜にして食べます。

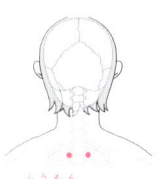

症状 45 摂食障害

- 神経性食思不振症
- 神経性大食症

拒食と過食を繰り返すケースも補剤を中心に補助的に使う

摂食障害は、大きく神経性食欲不振症（拒食症）と神経性大食症（過食症）に分けられます。共に思春期の女性に多く、原因となる器質的な疾患が見つかりません。

拒食症は、体重の増加や肥満に対する強い恐怖感から、食事を極端に制限し、その結果、著しい体重減少（標準体重の85％以下）と、低栄養状態による無月経、ビタミン不足による肌荒れ、貧血、不整脈などを起こす病気です。やせていても太っていると思い込む障害もあります。拒食症は、放っておくと、栄養失調で衰弱死する可能性もあります。体重の減少が激しい場合は、入院治療の上、栄養療法で全身の状態を改善し、心理療法、行動療法などを行います。

一方、過食症は食べることが制御できず、異常な量を食べ、そのあと後悔して食べたものを吐いたり下剤を使ったりする病気です。ある時期には拒食していた人が、その後過食に転じたり、その逆もあります。

漢方医学は、心理療法、行動療法の補助的な役割として使われます。低栄養状態による諸症状などにも有効です。

✋ ワンポイントアドバイス
家族の協力が重要

その日のできごとや食事の内容を日記につけましょう。ストレスがいちばん悪影響を及ぼすので、無理をせず、ゆったりした気持ちで過ごすよう心がけます。食事、睡眠は時間を決めて規則的な生活に努め、間食、夜食は避けて家にお菓子や果物を置かないように、家族で協力しましょう。また、母親からの自立も必要です。結婚して自分の家族を持つと治ることが多いです。

摂食障害の漢方治療法

まずはこれ！ 抑肝散（よくかんさん）
● 神経の高ぶりを抑え、筋肉の強ばりをゆるめて心身の状態を改善する。

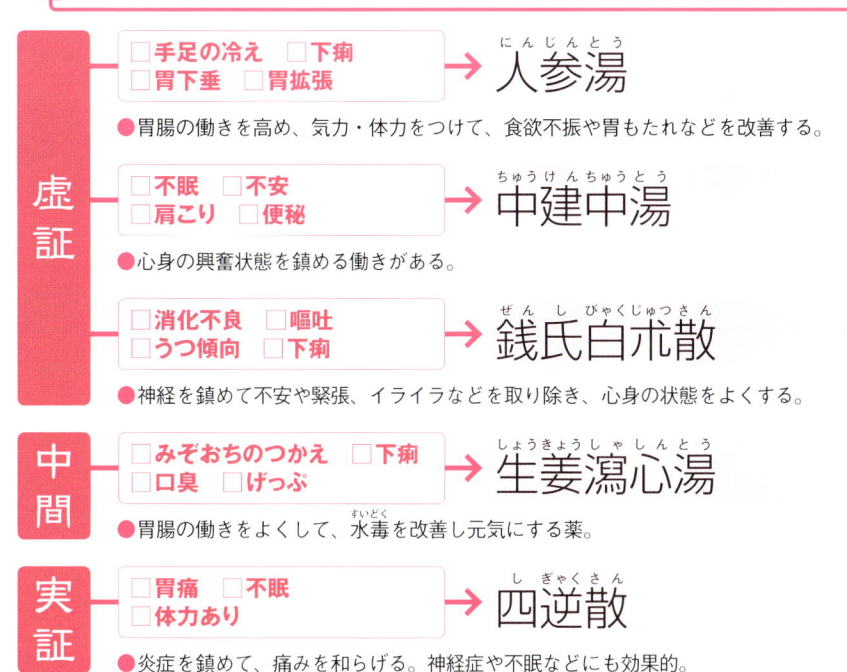

虚証

- □手足の冷え □下痢
- □胃下垂 □胃拡張
→ 人参湯（にんじんとう）

● 胃腸の働きを高め、気力・体力をつけて、食欲不振や胃もたれなどを改善する。

- □不眠 □不安
- □肩こり □便秘
→ 中建中湯（ちゅうけんちゅうとう）

● 心身の興奮状態を鎮める働きがある。

- □消化不良 □嘔吐
- □うつ傾向 □下痢
→ 銭氏白朮散（ぜんしびゃくじゅつさん）

● 神経を鎮めて不安や緊張、イライラなどを取り除き、心身の状態をよくする。

中間

- □みぞおちのつかえ □下痢
- □口臭 □げっぷ
→ 生姜瀉心湯（しょうきょうしゃしんとう）

● 胃腸の働きをよくして、水毒（すいどく）を改善し元気にする薬。

実証

- □胃痛 □不眠
- □体力あり
→ 四逆散（しぎゃくさん）

● 炎症を鎮めて、痛みを和らげる。神経症や不眠などにも効果的。

摂食障害のツボ治療法

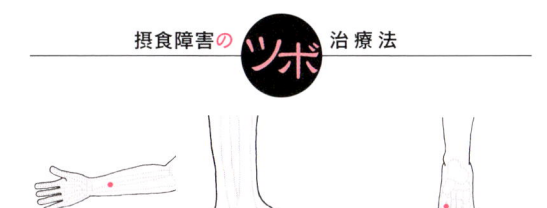

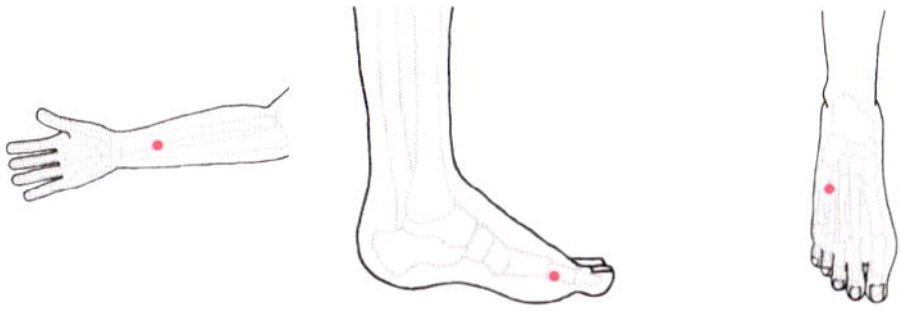

内関（ないかん） P.12　太白（たいはく） P.15　臨泣（りんきゅう） P.15

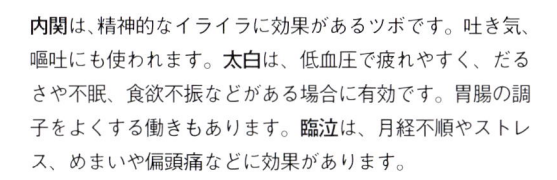

内関は、精神的なイライラに効果があるツボです。吐き気、嘔吐にも使われます。**太白**は、低血圧で疲れやすく、だるさや不眠、食欲不振などがある場合に有効です。胃腸の調子をよくする働きもあります。**臨泣**は、月経不順やストレス、めまいや偏頭痛などに効果があります。

摂食障害の食養治療法

食事は、和食を中心とし、パン、菓子類は控えましょう。ジュースなどの冷たくて甘いものは禁止です。また、一人で食事を摂らないように、周りが注意しましょう。楽しい雰囲気で食事をする環境づくりも大切です。ビタミン不足から脚気（かっけ）などにならないよう、**マルチビタミン**、**マルチミネラル**の補給が大切です。

八章　症状別治療　小児特有の症状｜摂食障害

COLUMN

小児の発達障害

無理に異常な部分を抑えず正常な機能を最大限に伸ばす

発達障害とは、行動や認知機能に遅れや偏りがあり、社会生活に支障をきたす心身の障害をいいます。原因は、脳の中枢神経の機能障害と考えられています。代表的なものに、学習障害（LD）、広汎性発達障害（自閉症）、アスペルガー症候群、注意欠陥・多動性障害（ADHD）などがあります。根本的な治療法はなく、社会適応のためには、障害への理解と適切な支援が必要です。

漢方医学は、無理に異常な部分を抑えるのではなく、正常な機能を最大限に伸ばして遅れている部分をカバーする治療方針です。発達障害がある子どもを持つお母さんは、神経過敏になりがちで、それが伝わると子どもの心身に悪影響を及ぼすことも。そこで、お母さんが子どもと同じ薬を飲む「母児同服」がお勧めです。最初に選びたい漢方薬は**抑肝散加陳皮半夏**。神経の高ぶりを抑え、心身の状態を改善する薬です。ほかにも**甘麦大棗湯**、**六味丸**など、緊張をほぐし心を穏やかにする薬が使われます。

イライラやストレスにはツボ刺激も有効です。**身柱**、**労宮**、**日月**などへの軽い刺激は、興奮を鎮め気持ちを落ち着かせてくれます。

日常生活では、興味を持つ科目やそれ以外の分野を見つけてあげましょう。子どもが好むスポーツなどがあれば、一緒に体を動かすようにして。お父さんとの時間を確保することも大切です。

特別治療

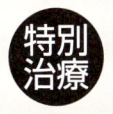

がん治療サポート

日本人の死亡原因の第一位を占める「がん」。
漢方薬ではがんを直接治すことはできませんが
副交感神経系から免疫系までの働きを整えて
予防、再発防止、薬の副作用の軽減に有効です。

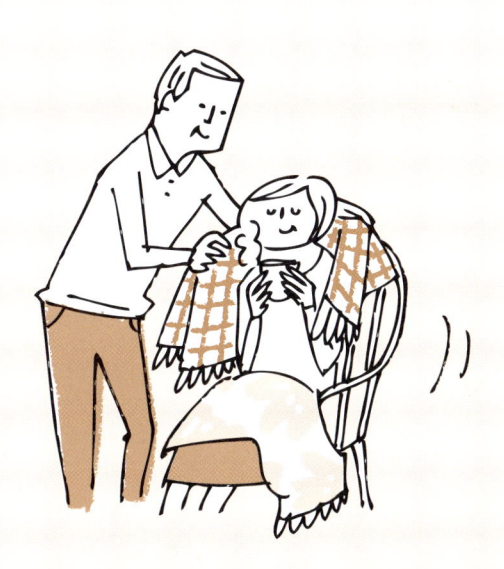

特別治療 01

予防と未病（みびょう）

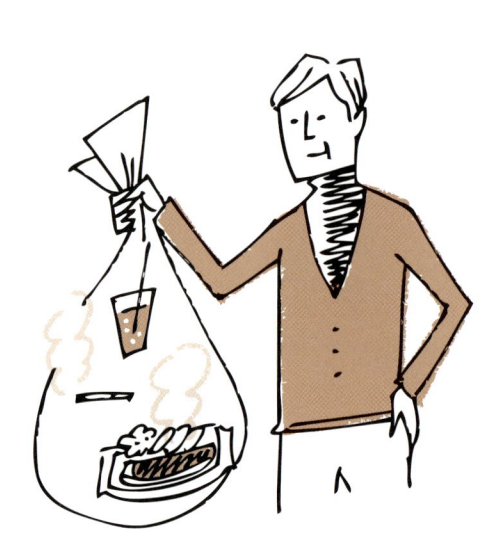

がんは予防できる病気
未病のうちにがん化を防ぐ

　診断、治療技術の進歩により、早期発見・早期治療が可能になったものの、依然として、がんは日本人の死亡原因の第一位です。しかし、がんは予防できる病気です。

　「未病」とは、病気の一歩手前、「半病状態・半健康状態」のことをいいます。自覚症状はなくても検査値で異常が見つかる場合も「未病」ですし、自覚症状があっても検査結果に異常がない状態も「未病」です。

　がんでいえば、C型肝炎（かん）持続感染者、喫煙者、腫瘍（しゅよう）マーカー値が高い人、などのハイリスク群は「未病」状態といえます。また、がんにかかって標準治療を行い、画像上の腫瘍が消失して自覚症状がなくなっても、組織検査などで再発の可能性がありと判断されれば、それもがんの「未病」状態です。

　漢方医学には「未病を治す」という言葉があります。本格的な病気になる前に予防するという考え方です。漢方薬と養生（ようじょう）で免疫機能を高めてがんになりにくい体質を作ることで、がんの予防とリスクは高いもののまだ発症していないがんの「未病」状態を改善します。

✋ ワンポイントアドバイス
免疫力を高めてがんを排除する環境を

　まず禁煙を。他人のタバコの煙も避けます。夜更かしや細切れの睡眠は、がんになりやすい体をつくるので早寝し、7〜8時間は続けて寝て、免疫力を高めることが大切です。冷たい飲食物や体を締めつける服などで、体を冷やすのもNG。体を温めることで免疫力が高まり、がんが居づらい環境になります。バランスの取れた食事と適度な運動で、標準体重前後を維持しましょう。

予防と未病の漢方治療法

まずはこれ！ 四逆散合三黄瀉心湯（しぎゃくさんごうさんおうしゃしんとう）
●過剰な実証体質を中庸に戻し、免疫力を強化。

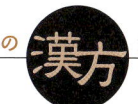

虚証
- □ 病中病後で疲労衰弱した人の全身倦怠感
- □ 食欲不振　□ 貧血　□ 冷え　□ 下痢

→ 人参養栄湯（にんじんようえいとう）

●血行を改善し、体力と気力を補う薬。C型肝炎持続感染者にも有効。

中間
- □ 食欲不振
- □ 口渇　□ 全身倦怠感

→ 小柴胡湯（しょうさいことう）

●胃腸や肝臓、呼吸器の働きを改善。免疫機能を調整して炎症を和らげ、疲れを取る。

- □ 各種疾患による運動障害
- □ 冷え　□ 胃腸炎　□ 頭痛

→ 五積散（ごしゃくさん）

●脳や手足など全身の血流をよくし、消化機能を高めて、全身の機能を回復。

実証
- □ みぞおちのつかえ　□ 便秘または下痢
- □ 耳鳴り　□ 肩こり

→ 大柴胡湯（だいさいことう）

●体の熱や炎症を取り、機能の高ぶりを鎮める作用がある。

- □ 月経不順　□ 骨盤内の炎症
- □ 体の痛み

→ 折衝飲（せっしょういん）

●体を温め発汗させて、ホルモンの乱れを調節する。

特別治療　がん治療サポート｜予防と未病

予防と未病のツボ治療法

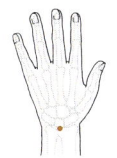

陽池（ようち）P.13 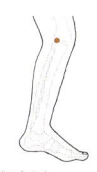　　曲泉（きょくせん）P.14 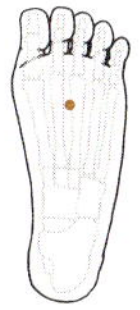　　湧泉（ゆうせん）P.16

陽池は、冷えを取り、胃腸虚弱などを改善します。**曲泉**は、肝機能障害に欠かせないツボ。肝機能低下によるだるさを和らげます。**湧泉**も冷えを改善し、体力・気力を高めて体を元気にします。そのほか、**合谷**（ごうこく）（P.13）、**天枢**（てんすう）（P.10）などは副交感神経を活発にし、免疫力を高めます。

予防と未病の食養治療法

同じ食品を続けて食べないようにしましょう。食塩や塩辛い食品の摂取を最小限にし、カビの生えたもの、肉や魚の焦げた部分は食べないように。がん予防にはビタミンA、C、Eと食物繊維が重要です。**緑黄色野菜と果物**をたっぷり摂るようにし、野菜は温野菜で。食品添加物を多く含む加工肉は控えること。代謝を上げる**コショウ**、**サンショウ**などのスパイスを活用します。

特別治療 02

副作用軽減

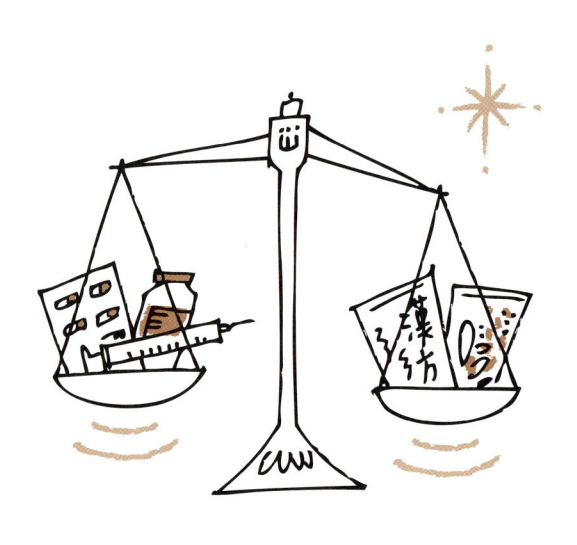

治療に支障をきたす強い副作用症状を和らげ元気をつける

がんの治療は、外科手術、抗がん剤投与、放射線治療、免疫療法などを組みあわせて行います。抗がん剤、放射線治療は、がん細胞を破壊し縮小させる効果がありますが、同時に、正常な細胞も攻撃してしまい、免疫力を著しく低下させ、悪心・嘔吐、食欲不振、倦怠感、下痢、便秘、脱毛、白血球減少などの強い副作用をもたらします。重い副作用により気力も体力も低下した状態では、治療を中段することもあります。

漢方薬は、抗がん剤治療や放射線治療と併用することで、これらの効果を強めると共に、免疫力を高め、副作用の軽減が可能です。なかでも**補中益気湯**や**十全大補湯**などの「補剤」は、さまざまな副作用を軽減し、痛みを和らげます。さらに、消化機能を高めて食欲を改善させる効果もあり、低下した気力や体力を改善し元気をつけるため、早い回復や延命効果も期待できます。

漢方薬は、つらい副作用の症状を和らげ、全身状態を改善して、患者さんのクオリティ・オブ・ライフ（生活の質）を向上させることができるのです。

✋ **ワンポイントアドバイス**
冷えを防ぎ　総合ビタミン剤も活用

温かい水分を充分に補給して、体を温めることが大切です。睡眠時に、腹巻とナイトキャップもつけて眠ると冷えを防ぎます。便は軟便を目標に調整しましょう。むくみ対策には、リンパマッサージが有効です。弾性ストッキングもお勧めです。また、総合ビタミン剤の服用は、抗がん剤と放射線治療の副作用抑制に有効といわれています。活用しましょう。

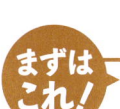

副作用軽減の漢方治療法

まずはこれ！ 清熱補血湯（せいねつほけつとう）
● 抗がん剤や放射線にある舌や口腔内の荒れや痛みを軽減。

虚証

- ☐ 疲労倦怠　☐ 食欲不振
- ☐ 貧血　☐ 寝汗　☐ 気力低下

→ **十全大補湯**（じゅうぜんたいほとう）

● 体力・気力を補い、元気を取り戻す作用がある。病中・病後や手術後にも使用。

- ☐ 冷え　☐ 嘔吐
- ☐ 腹痛

→ **大建中湯**（だいけんちゅうとう）

● 体を温め胃腸の調子を改善する。

中間

- ☐ 関節痛　☐ 疼痛
- ☐ 胃腸は丈夫

→ **大防風湯**（だいぼうふうとう）

● 血行を改善し、痛みを和らげたり、術後の回復促進などの効果が期待できる。

- ☐ 下痢　☐ 吐き気　☐ 嘔吐
- ☐ 食欲不振　☐ 不安　☐ 不眠

→ **半夏瀉心湯**（はんげしゃしんとう）

● 胃腸の働きを改善して食欲不振や吐き気、嘔吐、下痢などを治す。

実証

- ☐ 便秘　☐ 黄疸　☐ 口渇
- ☐ 悪心　☐ 尿量減少

→ **茵蔯蒿湯**（いんちんこうとう）

● 体の熱や炎症を鎮める。肝臓や胆のうの機能低下に伴う黄疸を治す。

※ 症状により、気力を高める黄耆（おうぎ）や晋耆（しんぎ）、紅参（こうじん）、解毒・排泄を高める黄連（おうれん）、黄芩（おうごん）、芒硝（ぼうしょう）などを追加。

特別治療 | がん治療サポート | 副作用軽減

副作用軽減のツボ治療法

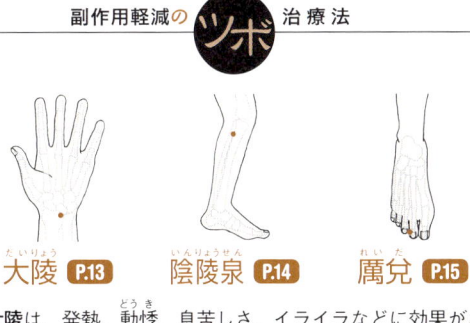

大陵（だいりょう） P.13　**陰陵泉**（いんりょうせん） P.14　**厲兌**（れいだ） P.15

大陵は、発熱、動悸（どうき）、息苦しさ、イライラなどに効果があるツボです。**陰陵泉**は、下痢などの消化器疾患、腰痛、婦人科疾患などに有効です。**厲兌**は吐き気、胃腸の不快感、ノイローゼなどに効きます。

副作用軽減の食養治療法

焦って無理に食べる必要はありません。放射線や抗がん剤で、がん細胞が弱っているときに、余分な栄養を摂らないほうが、治療効果が高まります。

ただし、温かい水分は充分に補給してください。**参鶏湯**（さむげたん）スープやおかゆなどがお勧めです。消化の悪い肉類は控えます。

特別治療 03 再発・転移防止

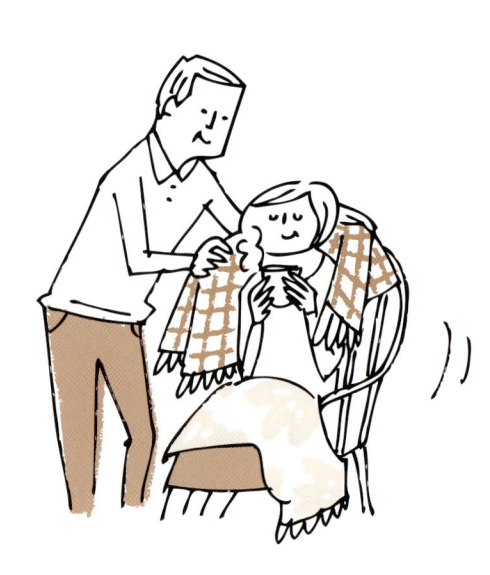

免疫力の低下が再発を招く
漢方医学と免疫療法を併用

再発とは、手術や抗がん剤・放射線治療を行った後に、再びがんが発生することをいいます。手術後に残った微小ながん細胞が成長したり、検査で発見できなかったり、手術後に残った微小ながん細胞が成長すると、再発につながります。がん細胞が離れた臓器に飛んで新たな腫瘍を形成する（転移）こともあります。

免疫力の低下は、がんの再発を招きます。漢方医学は、漢方薬、鍼灸、食養などで免疫力を高め、自己治癒力を上げることで、がんに対する対抗力をつけ、再発や転移を防ぐ治療を行います。

さらに治療効果を高めるには、漢方医学と免疫療法（活性化自己リンパ球療法）との併用が有効です。がん細胞が発生すると、血液中のリンパ球ががん細胞の増殖を抑える役割を担いますが、生体が弱っていると、リンパ球の働きも弱まり、がん細胞が増殖します。そこで、弱ったリンパ球を活性化し、体内に戻すことで免疫力を高めるのが免疫療法です。漢方薬と鍼灸を併用して体の免疫能力を上げ、リンパ球療法の効果を高めることで、がんの再発・転移を防止します。

🖐 ワンポイントアドバイス
リラックスしてたっぷりな睡眠を

1日3食、バランスの取れた食事が免疫を高める大切な要素です。寝つきをよくすることも重要で、寝る時間を決め、2時間前には一切の食物を口にしないように。夜は副交感神経を優位にする工夫をしましょう。部屋を暗くして静かな環境を作り、体を温めリラックスしましょう。間食、夜食をせず、腸をゆっくり休めます。朝型の生活にし、昼寝はせず、しても30分以内にします。

再発・転移防止の漢方治療法

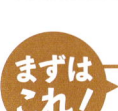

まずはこれ！ 十六味流気飲（じゅうろくみりゅうきいん）
● 気鬱を伴い上半身に主要が認められる状態に応用。

虚証

□言語障害 □呼吸困難 □頭痛 → **小続命湯**（しょうぞくめいとう）
● 脳や手足など全身の血流をよくし、消化機能を高めて、全身の運動機能を回復。

□疲労倦怠感 □食欲不振 □手足の冷え □貧血 → **八珍湯**（はっちんとう）
● 血液循環を促して体を温め、胃腸の働きをよくし、気力・体力をつける。

中間

□貧血 □咳 □歩行困難 → **続命湯**（ぞくめいとう）
● 貧血や呼吸器の症状と共に脳神経の症状を伴うときに。

実証

□不安 □消耗状態 □肥満 → **紫根牡蠣湯**（しこんぼれいとう）
● 肥満で体力はあるが、がんが残っている、特に乳がんに応用される。

□便秘 □のぼせ □月経異常 → **大黄牡丹皮湯**（だいおうぼたんぴとう）
● 血液循環をよくし熱や炎症を取り、便通をつける。ホルモンバランスを調整する。

※便秘・腸通過障害には大黄（だいおう）、芒硝（ぼうしょう）、うっ血には紅花（こうか）、黄疸（おうだん）、肝機能低下には艾葉（がいよう）、茵蔯蒿（いんちんこう）、免疫力の全般的な強化には胡黄連（こおうれん）、烏薬（うやく）、天花粉（てんかふん）など、低体温には附子（ぶし）、細辛（さいしん）を追加。

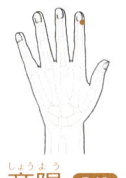

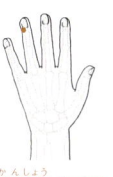

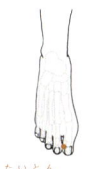

再発・転移防止のツボ治療法

商陽（しょうよう） P.13　関衝（かんしょう） P.13　大敦（たいとん） P.15

商陽は胃腸の働きを高め、食べものの消化吸収をよくする作用があります。**関衝**は自律神経を強化し、また食欲を高める働きがあります。腸管免疫を活発にしてくれます。**大敦**は肝臓の機能を高めるツボです。

再発・転移防止の食養治療法

朝食にスパイシーなものを摂るのはお勧めですが、夕食に刺激物の摂取は避けましょう。カフェインの多い飲みもの、糖分（乳糖、果物の果糖を含む）や高濃度のアミノ酸を含有する食品、乳製品も控えます。なるべく薄味の純和食にしましょう。新鮮な**青味魚**は免疫力をアップします。毎日1品摂ってください。

漢方薬のインデックス

漢方薬名	読み方	適応症状
▼あ		
○★ 安中散	あんちゅうさん	疲労・倦怠感（P.124）、胃痛（P.142）
★ 胃風湯	いふうとう	下痢（P.150）
○★ 胃苓湯	いれいとう	疲労・倦怠感（P.124）
○★ 茵蔯蒿湯	いんちんこうとう	食欲不振（P.122）、慢性肝炎（P.175）、がん治療／副作用軽減（P.228）
○★ 茵蔯五苓散	いんちんごれいさん	嘔吐・二日酔い（P.138）、慢性腎炎・ネフローゼ症候群（P.184）
● 烏薬順気散	うやくじゅんきさん	肩こり（P.144）、認知症（P.187）
○★ 温経湯	うんけいとう	女性不妊（P.204）、不正出血（P.210）
★ 温清飲	うんせいいん	アトピー性皮膚炎（P.160）、潰瘍性大腸炎・クローン病（P.178）、尋常性乾癬（P.181）、不正出血（P.210）
★ 温胆湯	うんたんとう	うつ・精神不安（P.128）、不眠症（P.190）
● 温脾湯	うんぴとう	慢性腎炎・ネフローゼ症候群（P.184）
○★ 越婢加朮湯	えっぴかじゅつとう	関節リウマチ・変形性膝関節症（P.154）、慢性腎炎・ネフローゼ症候群（P.184）
○★ 越婢加朮附湯	えっぴかじゅつぶとう	アレルギー性鼻炎・花粉症（P.157）
○★ 黄耆建中湯	おうぎけんちゅうとう	アトピー性皮膚炎（P.160）、尋常性乾癬（P.181）、起立性調節障害（P.218）
○★ 黄連解毒湯	おうれんげどくとう	めまい（P.114）、動悸・息切れ（P.120）、アトピー性皮膚炎（P.160）、認知症（P.187）、不眠症（P.190）
○★ 黄連湯	おうれんとう	嘔吐・二日酔い（P.138）
○★ 乙字湯	おつじとう	便秘（P.148）
▼か		
● 加減涼膈散	かげんりょうかくさん	尋常性乾癬（P.181）
★ 藿香正気散	かっこうしょうきさん	カゼ・インフルエンザ（P.163）
★ 葛根黄連黄芩湯	かっこんおうれんおうごんとう	不眠症（P.190）
★ 葛根紅花湯	かっこんこうかとう	ニキビ・肌荒れ（P.134）
○★ 葛根湯	かっこんとう	頭痛（P.132）、肩こり（P.144）、カゼ・インフルエンザ（P.163）
○★ 葛根湯加川芎辛夷	かっこんとうかせんきゅうしんい	アレルギー性鼻炎・花粉症（P.157）
★ 加味温胆湯	かみうんたんとう	認知症（P.187）
○★ 加味帰脾湯	かみきひとう	うつ・精神不安（P.128）、不眠症（P.190）
● 加味四物湯	かみしもつとう	関節リウマチ・変形性膝関節症（P.154）
○★ 加味逍遙散	かみしょうようさん	めまい（P.114）、のぼせ（P.118）、不眠症（P.190）、月経痛・月経不順（P.202）、女性不妊（P.204）、更年期障害（P.212）
★ 乾姜人参半夏丸	かんきょうにんじんはんげがん	嘔吐・二日酔い（P.138）
★ 甘草瀉心湯	かんぞうしゃしんとう	胃痛（P.142）

○＝医療用エキス製剤　●＝医師の処方箋で調剤　★＝薬局製剤

○★	甘麦大棗湯	かんばくたいそうとう	夜尿症 (P.216)
★	帰耆建中湯	ききけんちゅうとう	疲労・倦怠感 (P.124)
○★	芎帰膠艾湯	きゅうききょうがいとう	潰瘍性大腸炎・クローン病 (P.178)、月経痛・月経不順 (P.202)、不正出血 (P.210)
★	玉屏風散	ぎょくへいふうさん	起立性調節障害 (P.218)
○★	九味檳榔湯	くみびんろうとう	疲労・倦怠感 (P.124)、頭痛 (P.132)、慢性腎炎・ネフローゼ症候群 (P.184)
○★	荊芥連翹湯	けいがいれんぎょうとう	ニキビ・肌荒れ (P.134)、アレルギー性鼻炎・花粉症 (P.157)
★	桂姜棗草黄辛附湯	けいきょうそうそうおうしんぶとう	頭痛 (P.132)
○★	桂枝加厚朴杏仁湯	けいしかこうぼくきょうにんとう	カゼ・インフルエンザ (P.163)
○★	桂枝加芍薬大黄湯	けいしかしゃくやくだいおうとう	便秘 (P.148)
○★	桂枝加芍薬湯	けいしかしゃくやくとう	下痢 (P.150)、潰瘍性大腸炎・クローン病 (P.178)
○★	桂枝加朮附湯	けいしかじゅつぶとう	肩こり (P.144)、腰痛 (P.146)、関節リウマチ・変形性膝関節症 (P.154)、糖尿病 (P.172)
○★	桂枝加竜骨牡蠣湯	けいしかりゅうこつぼれいとう	うつ・精神不安 (P.128)、精力減退 (P.194)、男性不妊 (P.196)
○★	桂枝湯	けいしとう	カゼ・インフルエンザ (P.163)
★	桂枝二越婢一湯	けいしにえっぴいちとう	関節リウマチ・変形性膝関節症 (P.154)
○★	桂枝人参湯	けいしにんじんとう	食欲不振 (P.122)、下痢 (P.150)、つわり (P.206)
○★	桂枝茯苓丸	けいしぶくりょうがん	冷え症 (P.116)、のぼせ (P.118)、しびれ・ふるえ (P.126)、男性不妊 (P.196)、月経痛・月経不順 (P.202)、女性不妊 (P.204)、不正出血 (P.210)、更年期障害 (P.212)
○★	桂枝茯苓丸加薏苡仁	けいしぶくりょうがんかよくいにん	ニキビ・肌荒れ (P.134)、尋常性乾癬 (P.181)、子宮筋腫 (P.208)
○★	啓脾湯	けいひとう	潰瘍性大腸炎・クローン病 (P.178)
★	甲字湯	こうじとう	子宮筋腫 (P.208)
★	香砂六君子湯	こうしゃりっくんしとう	下痢 (P.150)
★	杞菊地黄丸	こぎくじおうがん	眼精疲労 (P.136)
○★	五虎湯	ごことう	気管支喘息・気管支炎 (P.166)、小児気管支喘息 (P.220)
○★	五積散	ごしゃくさん	冷え症 (P.116)、関節リウマチ・変形性膝関節症 (P.154)、月経痛・月経不順 (P.202)、がん治療／予防と未病 (P.226)
○★	牛車腎気丸	ごしゃじんきがん	しびれ・ふるえ (P.126)、腰痛 (P.146)、糖尿病 (P.172)、精力減退 (P.194)、前立腺肥大症 (P.198)
○★	呉茱萸湯	ごしゅゆとう	頭痛 (P.132)
○★	五淋散	ごりんさん	前立腺肥大症 (P.198)
○★	五苓散	ごれいさん	めまい (P.114)、嘔吐・二日酔い (P.138)、つわり (P.206)

漢方薬名	読み方	適応症状
▼さ		
● 柴葛解肌湯	さいかつげきとう	アレルギー性鼻炎・花粉症 (P.157)
★ 柴陥湯	さいかんとう	咳・痰 (P.140)、気管支喘息・気管支炎 (P.166)
○★ 柴胡加竜骨牡蠣湯	さいこかりゅうこつぼれいとう	動悸・息切れ (P.120)、しびれ・ふるえ (P.126)、うつ・精神不安 (P.128)、高血圧 (P.169)、不眠症 (P.190)、精力減退 (P.194)、男性不妊 (P.196)
○★ 柴胡桂枝乾姜湯	さいこけいしかんきょうとう	のぼせ (P.118)、うつ・精神不安 (P.128)、カゼ・インフルエンザ (P.163)、更年期障害 (P.212)、小児気管支喘息 (P.220)
○★ 柴胡桂枝湯	さいこけいしとう	下痢 (P.150)、カゼ・インフルエンザ (P.163)、慢性肝炎 (P.175)、夜尿症 (P.216)
○★ 柴胡清肝湯	さいこせいかんとう	アトピー性皮膚炎 (P.160)、小児気管支喘息 (P.220)
● 柴胡疎肝湯	さいこそかんとう	慢性肝炎 (P.175)
○★ 柴朴湯	さいぼくとう	咳・痰 (P.140)、気管支喘息・気管支炎 (P.166)、小児気管支喘息 (P.220)
○★ 柴苓湯	さいれいとう	めまい (P.114)、関節リウマチ・変形性膝関節症 (P.154)、糖尿病 (P.172)、潰瘍性大腸炎・クローン病 (P.178)、慢性腎炎・ネフローゼ症候群 (P.184)
○★ 三黄瀉心湯	さんおうしゃしんとう	のぼせ (P.118)
○★ 酸棗仁湯	さんそうにんとう	不眠症 (P.190)
○★ 四逆散	しぎゃくさん	胃痛 (P.142)、摂食障害 (P.222)
★ 四逆散合三黄瀉心湯	しぎゃくさんごうさんおうしゃしんとう	がん治療／予防と未病 (P.226)
○★ 四君子湯	しくんしとう	胃痛 (P.142)
● 紫根牡蠣湯	しこんぼれいとう	がん治療／再発・転移防止 (P.230)
○★ 梔子柏皮湯	ししはくひとう	アトピー性皮膚炎 (P.160)
● 滋腎明目湯	じじんめいもくとう	糖尿病 (P.172)
○★ 七物降下湯	しちもつこうかとう	高血圧 (P.169)
○★ 四物湯	しもつとう	月経痛・月経不順 (P.202)
○★ 炙甘草湯	しゃかんぞうとう	動悸・息切れ (P.120)
○★ 芍薬甘草湯	しゃくやくかんぞうとう	腰痛 (P.146)、つわり (P.206)
○★ 十全大補湯	じゅうぜんたいほとう	食欲不振 (P.122)、アトピー性皮膚炎 (P.160)、男性不妊 (P.196)、更年期障害 (P.212)、がん治療／副作用軽減 (P.228)
○★ 十味敗毒湯	じゅうみはいどくとう	ニキビ・肌荒れ (P.134)
● 十六味流気飲	じゅうろくみりゅうきいん	がん治療／再発・転移防止 (P.230)
○★ 潤腸湯	じゅんちょうとう	便秘 (P.148)
★ 生姜瀉心湯	しょうきょうしゃしんとう	摂食障害 (P.222)
○★ 小建中湯	しょうけんちゅうとう	アトピー性皮膚炎 (P.160)、夜尿症 (P.216)
○★ 小柴胡湯	しょうさいことう	カゼ・インフルエンザ (P.163)、慢性肝炎 (P.175)、がん治療／予防と未病 (P.226)
○★ 小柴胡湯加桔梗石膏湯	しょうさいことうかききょうせっこうとう	アトピー性皮膚炎 (P.160)

○=医療用エキス製剤　●=医師の処方箋で調剤　★=薬局製剤

漢方薬のインデックス

	漢方薬	よみ	適応
○★	小青竜湯	しょうせいりゅうとう	アレルギー性鼻炎・花粉症（P.157）、カゼ・インフルエンザ（P.163）
★	小青竜湯合麻杏甘石湯	しょうせいりゅうとうごうまきょうかんせきとう	小児気管支喘息（P.220）
●	小続命湯	しょうぞくめいとう	糖尿病（P.172）、がん治療／再発・転移防止（P.230）
○★	小半夏加茯苓湯	しょうはんげかぶくりょうとう	つわり（P.206）
○★	消風散	しょうふうさん	尋常性乾癬（P.181）
○★	辛夷清肺湯	しんいせいはいとう	アレルギー性鼻炎・花粉症（P.157）
○★	神秘湯	しんぴとう	咳・痰（P.140）、気管支喘息・気管支炎（P.166）
○★	真武湯	しんぶとう	めまい（P.114）、カゼ・インフルエンザ（P.163）
○★	清上防風湯	せいじょうぼうふうとう	ニキビ・肌荒れ（P.134）
○★	清暑益気湯	せいしょえっきとう	食欲不振（P.122）
○★	清心蓮子飲	せいしんれんしいん	糖尿病（P.172）、前立腺肥大症（P.198）
●	清熱補血湯	せいねつほけつとう	がん治療／副作用軽減（P.228）
○★	清肺湯	せいはいとう	咳・痰（P.140）、気管支喘息・気管支炎（P.166）
★	折衝飲	せっしょういん	子宮筋腫（P.208）、がん治療／予防と未病（P.226）
●	洗肝明目湯	せんかんめいもくとう	眼精疲労（P.136）
●	千金内托散	せんきんないたくさん	糖尿病（P.172）、尋常性乾癬（P.181）
●	端四君子湯	ぜんしくんしとう	気管支喘息・気管支炎（P.166）
★	銭氏白朮散	ぜんしびゃくじゅっさん	摂食障害（P.222）
★	続命湯	ぞくめいとう	しびれ・ふるえ（P.126）、糖尿病（P.172）、認知症（P.187）、がん治療／再発・転移防止（P.230）
○★	疎経活血湯	そけいかっけつとう	肥満（P.130）、腰痛（P.146）

▼た

	漢方薬	よみ	適応
○★	大黄甘草湯	だいおうかんぞうとう	便秘（P.148）
○★	大黄牡丹皮湯	だいおうぼたんぴとう	尋常性乾癬（P.181）、前立腺肥大症（P.198）、子宮筋腫（P.208）、がん治療／再発・転移防止（P.230）
○★	大建中湯	だいけんちゅうとう	便秘（P.148）、がん治療／副作用軽減（P.228）
○★	大柴胡湯	だいさいことう	肥満（P.130）、嘔吐・二日酔い（P.138）、胃痛（P.142）、カゼ・インフルエンザ（P.163）、慢性肝炎（P.175）、がん治療／予防と未病（P.226）
○★	大承気湯	だいじょうきとう	肥満（P.130）
●	大青竜湯	だいせいりゅうとう	アレルギー性鼻炎・花粉症（P.157）、気管支喘息・気管支炎（P.166）
○★	大防風湯	だいぼうふうとう	関節リウマチ・変形性膝関節症（P.154）、がん治療／副作用軽減（P.228）
★	知柏地黄丸	ちばくじおうがん	前立腺肥大症（P.198）
★	中建中湯	ちゅうけんちゅうとう	潰瘍性大腸炎・クローン病（P.178）、摂食障害（P.222）
○★	調胃承気湯	ちょういじょうきとう	便秘（P.148）
○★	釣藤散	ちょうとうさん	しびれ・ふるえ（P.126）、頭痛（P.132）、高血圧（P.169）、認知症（P.187）

漢方薬名	読み方	適応症状
○★ 腸癰湯	ちょうようとう	潰瘍性大腸炎・クローン病（P.178）
○★ 猪苓湯	ちょれいとう	前立腺肥大症（P.198）
○★ 通導散	つうどうさん	冷え性（P.116）
○★ 桃核承気湯	とうかくじょうきとう	肥満（P.130）、月経痛・月経不順（P.202）、女性不妊（P.204）、子宮筋腫（P.208）、更年期障害（P.212）
○★ 当帰飲子	とうきいんし	アトピー性皮膚炎（P.160）、尋常性乾癬（P.181）、不正出血（P.210）
○★ 当帰建中湯	とうきけんちゅうとう	子宮筋腫（P.208）
○★ 当帰四逆加呉茱萸生姜湯	とうきしぎゃくかごしゅゆしょうきょうとう	冷え症（P.116）、頭痛（P.132）
○★ 当帰芍薬散	とうきしゃくやくさん	ニキビ・肌荒れ（P.134）、肩こり（P.144）、低血圧（P.169）、認知症（P.187）、女性不妊（P.204）
● 当帰芍薬散加黄耆釣藤	とうきしゃくやくさんかおうぎちょうとう	のぼせ（P.118）
★ 当帰芍薬散加人参	とうきしゃくやくさんかにんじん	更年期障害（P.212）
★ 当帰芍薬散加附子	とうきしゃくやくさんかぶし	冷え症（P.116）、慢性腎炎・ネフローゼ症候群（P.184）
★ 独活葛根湯	どっかつかっこんとう	肩こり（P.144）
● 独活寄生湯	どっかつきせいとう	腰痛（P.146）、関節リウマチ・変形性膝関節症（P.154）
▼な		
○★ 二朮湯	にじゅつとう	肩こり（P.144）
○★ 女神散	にょしんさん	のぼせ（P.118）、月経痛・月経不順（P.202）
○★ 人参湯	にんじんとう	食欲不振（P.122）、つわり（P.206）、摂食障害（P.222）
○★ 人参養栄湯	にんじんようえいとう	疲労・倦怠感（P.124）、慢性肝炎（P.175）、がん治療／予防と未病（P.226）
▼は		
● 麦味地黄丸	ばくみじおうがん	気管支喘息・気管支炎（P.166）
○★ 麦門冬湯	ばくもんどうとう	眼精疲労（P.136）
○★ 八味地黄丸	はちみじおうがん	眼精疲労（P.136）、腰痛（P.146）、高血圧（P.169）、糖尿病（P.172）、認知症（P.187）、精力減退（P.194）、男性不妊（P.196）
★ 八珍湯	はっちんとう	がん治療／再発・転移防止（P.230）
○★ 半夏厚朴湯	はんげこうぼくとう	うつ・精神不安（P.128）、低血圧（P.169）
○★ 半夏瀉心湯	はんげしゃしんとう	嘔吐・二日酔い（P.138）、胃痛（P.142）、下痢（P.150）、がん治療／副作用軽減（P.228）
○★ 半夏白朮天麻湯	はんげびゃくじゅつてんまとう	めまい（P.114）、低血圧（P.169）、起立性調節障害（P.218）
○★ 白虎加人参湯	びゃっこかにんじんとう	糖尿病（P.172）、夜尿症（P.216）
○★ 茯苓飲	ぶくりょういん	食欲不振（P.122）
○★ 茯苓飲合半夏厚朴湯	ぶくりょういんごうはんげこうぼくとう	不眠症（P.190）、つわり（P.206）

○=医療用エキス製剤　●=医師の処方箋で調剤　★=薬局製剤

漢方薬のインデックス

●	茯苓四逆湯	ぶくりょうしぎゃくとう	嘔吐・二日酔い (P.138)、潰瘍性大腸炎・クローン病 (P.178)
★	附子理中湯	ぶしりちゅうとう	胃痛 (P.142)
○★	平胃散	へいいさん	食欲不振 (P.122)
○★	防已黄耆湯	ぼういおうぎとう	肥満 (P.130)、尋常性乾癬 (P.181)、慢性腎炎・ネフローゼ症候群 (P.184)
○★	防風通聖散	ぼうふうつうしょうさん	肥満 (P.130)、高血圧 (P.169)
○★	補中益気湯	ほちゅうえっきとう	疲労・倦怠感 (P.124)、低血圧 (P.169)、慢性肝炎 (P.175)、男性不妊 (P.196)、女性不妊 (P.204)、起立性調節障害 (P.218)
●	補陽還五湯	ほようかんごとう	しびれ・ふるえ (P.126)、慢性腎炎・ネフローゼ症候群 (P.184)
●	奔豚湯	ほんとんとう	動悸・息切れ (P.120)
	▼ま		
○★	麻黄湯	まおうとう	カゼ・インフルエンザ (P.163)
○★	麻黄附子細辛湯	まおうぶしさいしんとう	アレルギー性鼻炎・花粉症 (P.157)、カゼ・インフルエンザ (P.163)
○★	麻杏甘石湯	まきょうかんせきとう	咳・痰 (P.140)、気管支喘息・気管支炎 (P.166)、小児気管支喘息 (P.220)
○★	麻杏薏甘湯	まきょうよくかんとう	関節リウマチ・変形性膝関節症 (P.154)
○★	麻子仁丸	ましにんがん	便秘 (P.148)
●	味麦地黄丸	みばくじおうがん	精力減退 (P.194)
●	明朗飲加菊花	めいろういんかきくか	眼精疲労 (P.136)
○★	木防已湯	もくぼういとう	動悸・息切れ (P.120)
	▼や		
○★	薏苡仁湯	よくいにんとう	関節リウマチ・変形性膝関節症 (P.154)
○★	抑肝散	よくかんさん	認知症 (P.187)、摂食障害 (P.222)
●	抑肝散加芍薬黄連	よくかんさんかしゃくやくおうれん	夜尿症 (P.216)
○★	抑肝散加陳皮半夏	よくかんさんかちんぴはんげ	アトピー性皮膚炎 (P.160)、不眠症 (P.190)、精力減退 (P.194)
	▼ら		
○★	六君子湯	りっくんしとう	食欲不振 (P.122)、起立性調節障害 (P.218)
○★	竜胆瀉肝湯	りゅうたんしゃかんとう	前立腺肥大症 (P.198)、不正出血 (P.210)
○★	苓甘姜味辛夏仁湯	りょうかんきょうみしんげにんとう	咳・痰 (P.140)、アレルギー性鼻炎・花粉症 (P.157)、気管支喘息・気管支炎 (P.166)
○★	苓姜朮甘湯	りょうきょうじゅつかんとう	冷え症 (P.116)、夜尿症 (P.216)
○★	苓桂朮甘湯	りょうけいじゅつかんとう	めまい (P.114)、動悸・息切れ (P.120)、低血圧 (P.169)、起立性調節障害 (P.218)
★	連珠飲	れんじゅいん	めまい (P.114)、眼精疲労 (P.136)
○★	六味丸	ろくみがん	慢性肝炎 (P.175)、慢性腎炎・ネフローゼ症候群 (P.184)

未病・病気・アレルギーの索引（五十音順）

あ
アトピー性皮膚炎	160
アレルギー性鼻炎	157
息切れ	120
胃・十二指腸潰瘍	142
胃痛	142
意欲低下	187
インフルエンザ	163
インポテンツ（ED）	194
うつ	128
嘔吐	138
黄斑変性	136

か
潰瘍性大腸炎	178
カゼ	163
肩こり	144
過敏性腸症候群	150
花粉症	157
眼精疲労	136
関節リウマチ	154
乾燥肌	181
がん治療／再発・転移防止	230
がん治療／副作用軽減	228
がん治療／予防と未病	226
顔面神経痛	132
気管支炎	140・166
気管支喘息	166
逆流性食道炎	142
虚弱体質	218
起立性調節障害（OD）	218
クローン病	178
頸椎症	144
血圧変動	169
月経痛	202
月経不順	202
月経前症候群（PMS）	202
血便	178
下痢	150
倦怠感	124
高血圧	169
光線皮膚症	134
更年期障害	212

さ
C型肝炎キャリア	175
子宮がん	210
子宮筋腫	208
子宮内膜症	208
子宮発育不全	204
しびれ	126
脂肪肝	175
小児気管支喘息	220
食欲不振	122
女性不妊	204
自律神経失調症	118・128
神経性食思不振症	222
神経性大食症	222
尋常性乾癬	181
心臓神経症	120
頭痛	132
精神不安	128
精力減退	194
咳	140・166
脊柱管狭窄症	146
摂食障害	222
線維筋痛症	124
喘息様気管支炎	220
前立腺肥大症	198

た
脱水症	138
多発性関節炎	154
痰	140
男性更年期	196
男性不妊	196
チック	132
腸管癒着症	148
腸閉塞	148
椎間板ヘルニア	146

	ふるえ	126	つわり	206
	変形性膝関節症	154	低血圧	169
	便秘	148	低髄液圧症候群	114
	乏精子症	196	動悸	120
	ホットフラッシュ	118	糖尿病	172
	ホルモン欠落症状	212	ドライアイ	136
	奔豚気	120	ドライスキン	160
ま	慢性胃炎	122	**な** ニキビ	134
	慢性肝炎	175	尿もれ尿失禁	198
	慢性腎炎	184	妊娠悪阻	206
	慢性膵炎	122・172	認知症	187
	慢性疲労症候群	124	ネフローゼ症候群	184
	むくみ	184	脳梗塞	126
	むち打ち症	144	のどの痛み	163
	メタボリックシンドローム	130	のぼせ	118
	メニエール病	114		
	めまい	114	**は** パーキンソン病	126
	物忘れ	187	肌荒れ	134
			発熱	163
や	夜間頻尿	198	鼻水	157
	夜尿症	216	パニック障害	128
	腰痛	146	冷え症	116
	夜泣き	216	皮膚のかゆみ	160
			肥満	130
ら	卵管がん	210	昼間の眠気	190
	卵巣機能障害	204	疲労	124
	レイノー症候群	116	不正出血	210
	冷房病	116	二日酔い	138
			不眠症	190

参考文献

- 『スキルアップのための漢方相談ガイド』丁 宗鐡、佐竹元吉編（南山堂）
- 『臨床医の漢方治療指針 改訂版』長谷川弥人、大塚恭男、丁 宗鐡編（メジカルビュー社）
- 『図説 東洋医学』山田光胤、代田文彦著（学習研究社）
- 『標準漢方医学入門』丁 宗鐡、小野村雅久共著（薬事日報社）
- 『アトピー性皮膚炎を治す漢方療法』丁 宗鐡監修、田中盛久著（池田書店）
- 『小児ぜんそく・ぜんそく様気管支炎の漢方療法』丁 宗鐡、田中盛久共著（池田書店）
- 『漢方治療指針』矢数圭堂、松下嘉一監修（緑書房）
- 『小児科疾患 漢方治療マニュアル』広瀬滋之著（現代出版プランニング）
- 『漢方処方のしくみと服薬指導』丁 宗鐡監修、森由雄著（南山堂）
- 『体質・症状・病気で選ぶ漢方薬の手引き』永田勝太郎編著（小学館）
- 『図解 症状でわかる漢方療法』杵渕彰・稲木一元著（主婦と生活社）
- 『もっと知りたい! 今日から始める! 漢方とツボの本』丁 宗鐡総監修（主婦と生活社）
- 『健康と療法の全書 自分のからだを自らの手で守る方法がわかる』大島良雄、芹沢勝助、藤平健監修（社会保険法規研究会）
- 『臨床にすぐ役立つ はり入門』森 秀太郎著（医道の日本社）
- 『基礎から学ぶハリ・漢方療法の実際』鎌野俊彦著（医道の日本社）

著者

丁 宗鐵（ていむねてつ）

1947年東京生。横浜市立大学医学部入学直後より、漢方の大家、石原明・大塚敬節・大塚恭男に師事して学ぶ。同大学大学院修了。医学博士。その後、北里研究所に入所。その間に米国スローン・ケタリング記念癌研究所に客員研究員として留学。北里研究所東洋医学総合研究所研究部門長、東京大学医学部生体防御機能学講座助教授などを歴任し、現在は日本薬科大学教授、東京女子医科大学特任教授、未病システム学会理事、東亜医学協会理事、百済診療所院長を務める。著書に『医者を信じると病気になる』（講談社＋α新書）、『クスリに頼らない生き方』（サンマーク出版）、『自分で長寿をデザインする』（ビジネス社）、『最新漢方実用全書』（池田書店）など多数。

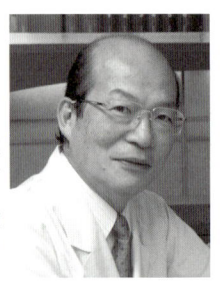

百済診療所
http://www.kampochiryou.com

生薬提供

株式会社ウチダ和漢薬

栽培から製造、供給まで一貫した管理体制で、安全・安定・安心の生薬、漢方薬製剤を提供。

本社：東京都荒川区東日暮里4-4-10
Tel. 03-3806-3846
http://www.uchidawakanyaku.co.jp

STAFF

執筆協力	刀根由香　山田真知子
イラスト	赤澤英子　柿崎こうこ
デザイン	亀貝亜矢子（株式会社ユーホー・クリエイト）
写　真	橋本伊礼
校　正	有限会社玄冬書林
ＤＴＰ	ニシ工芸株式会社
編集制作	株式会社童夢
編集担当	木村結（ナツメ出版企画株式会社）

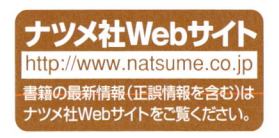

ナツメ社Webサイト
http://www.natsume.co.jp
書籍の最新情報（正誤情報を含む）はナツメ社Webサイトをご覧ください。

図解　東洋医学のしくみと治療法がわかる本

2010年2月11日発行

著　者	丁　宗鐵
発行者	田村正隆
発行所	株式会社ナツメ社
	東京都千代田区神田神保町1-52 加州ビル2F（〒101-0051）
	電話 03-3291-1257（代表）　FAX 03-3291-5761
	振替 00130-1-58661
制　作	ナツメ出版企画株式会社
	東京都千代田区神田神保町1-52 加州ビル3F（〒101-0051）
	電話 03-3295-3921（代表）
印刷所	図書印刷株式会社

Printed in Japan　ISBN978-4-8163-4841-9

定価はカバーに表示してあります。乱丁・落丁本はお取り替えします。本書の一部または全部を著作権法で定められている範囲を超え、ナツメ出版企画株式会社に無断で複写、複製、転載、データファイル化することを禁じます。